现代临床麻醉学

邹小华 史 静 谭 立 主编

天津出版传媒集团

天津科学技术出版社

图书在版编目（CIP）数据

现代临床麻醉学／邹小华，史静，谭立主编．— 天津：天津科学技术出版社，2018.3

ISBN 978-7-5576-4933-3

Ⅰ．①现… Ⅱ．①邹… ②史… ③谭… Ⅲ．①麻醉学 Ⅳ．①R614

中国版本图书馆 CIP 数据核字（2018）第 068049 号

责任编辑：王朝闻

天津出版传媒集团

天津科学技术出版社

出版人：蔡 颢
天津市西康路 35 号　邮编 300051
电话：（022）23332400
网址：www.tjkjcbs.com.cn
新华书店经销
廊坊市海涛印刷有限公司印刷

开本 710×1000　1/16　印张 13　字数 240 000
2018 年 3 月第 1 版　2020 年 6 月第 2 次印刷
定价：65.00 元

目 录

第一章 绪 论 ... 1
- 第一节 概 述 ... 1
- 第二节 麻醉学的发展 ... 1
- 第三节 麻醉科的组织结构与内涵 ... 4

第二章 手术患者术前病情评估与准备 ... 9
- 第一节 术前访视与术前病情评估门诊 ... 10
- 第二节 手术前病情评估的流程和方法 ... 11
- 第三节 麻醉前准备和用药 ... 20

第三章 局部麻醉 ... 26
- 第一节 局麻药 ... 26
- 第二节 局部麻醉 ... 33
- 第三节 神经阻滞 ... 36

第四章 椎管内麻醉 ... 46
- 第一节 椎管内解剖与麻醉生理 ... 46
- 第二节 蛛网膜下隙阻滞 ... 50
- 第三节 硬膜外阻滞 ... 54
- 第四节 蛛网膜下隙-硬膜外联合阻滞 ... 63

第五章 全身麻醉 ... 65
- 第一节 全身麻醉药 ... 65
- 第二节 全身麻醉的实施 ... 75
- 第三节 全身麻醉的并发症及其处理 ... 80

第六章 气道管理 ... 83
- 第一节 影响气道通畅的原因 ... 83
- 第二节 维持气道通畅的方法 ... 87
- 第三节 困难气道的处理 ... 102

第七章 围术期控制性降压 ... 106

第八章 围术期体温管理 ... 111

第九章　麻醉后苏醒室 … 118
第一节　概述 … 118
第二节　工作常规和离室标准 … 118
第三节　PACU常见并发症 … 120

第十章　重症监测治疗病房 … 125

第十一章　呼吸功能监测和临床应用 … 131
第一节　呼吸功能的一般监测 … 131
第二节　通气功能的监测 … 131
第三节　氧合功能的监测 … 135
第四节　小气道功能的监测 … 139
第五节　呼吸力学监测 … 141

第十二章　急性呼吸衰竭 … 147
第一节　概述 … 147
第二节　病理生理及发病机制 … 148
第三节　临床表现 … 151
第四节　诊断与治疗 … 154

第十三章　呼吸治疗 … 162
第一节　氧治疗 … 162
第二节　胸部物理疗法 … 165
第三节　机械通气治疗 … 167

第十四章　体外循环和体外膜肺氧合 … 176
第一节　体外循环 … 176
第二节　体外膜肺氧合 … 180

第十五章　血流动力学的监测和临床应用 … 185
第一节　血流动力学的临床监测 … 185
第二节　血流动力学的调控 … 195

参考文献 … 203

第一章 绪 论

第一节 概 述

19世纪40年代,乙醚麻醉成功应用于手术患者,揭开了近代麻醉学的序幕,迄今已有170多年历史。由于社会和医学科学发展的推动,以及学科间的互相交叉、渗透与支撑,麻醉科医师追求的目标与内涵也与时俱进。因此,现今麻醉科医师的任务不仅是为手术顺利进行提供镇静、无痛、肌松及合理控制应激等必需条件,更要对围术期患者生命功能进行监测、调节与控制,维护重要脏器功能,确保患者在术后顺利康复。麻醉科的工作已从手术室内拓展到手术室外,包括门诊和病房;其时间跨度也延伸到围术期,除术中外,还包括术前和术后;其内涵包括一切与患者安全、生存质量有关的领域;不仅有专业技术,更有系统的专业理论。因此,现代麻醉学已是一门研究临床麻醉、生命功能监控、重症监测治疗和疼痛学诊疗的科学。虽然目前疼痛学与重症医学已发展成为一个新的专业,但这两个专业均具有明显的多学科性,与麻醉学的联系更是源远流长、难以分割。因此,疼痛诊疗及围术期重症监测治疗既是麻醉科的责任,更是麻醉学的一个重要组成部分。

第二节 麻醉学的发展

随着社会的不断发展和社会文明的进步,提高生活质量是人类生命活动的一个永恒主题,疼痛及其控制理所当然地成为其重要内容之一。对疼痛的控制以及麻醉实施的探索虽可追溯到几千年以前,但是从追求无痛或镇痛1(analgesia)演变到麻醉术(anesthetic technique),再发展为临床麻醉(clinical anesthesia)和麻醉学(anesthesiology),却是近代的事态。

近代麻醉学的发展始于19世纪40年代。1846年10月Morton在哈佛大学麻省总医院(MGH)公开演示在乙醚麻醉下行外科手术并获得成功,揭开了近代麻醉学的序幕。"麻醉"(an-esthesia)一词源于1846年11月Oliver Wendell Holmes给Morton的建议,希腊语中an是"没有",而esthesia是"知觉"的意思。近代麻醉学虽然只经历了170余年的历史,但是,由于社会的发展、人类的需求以及医学科学发展的驱动,使得其迅猛发展。综观170余年的发展历史,可将近代麻醉学的发展分为三个互相衔接而又各具特征的重要阶段。

(一)麻醉术(anesthetic technique)

这是近代麻醉学发展的第一阶段,其时间跨度较长,从19世纪40年代起大致经历了近100年的发展历程,是麻醉学的起步阶段。

在这一发展阶段中,麻醉工作者的主要任务是解决手术创伤所造成的疼痛,即以无痛为目的,为了能有效地控制疼痛,麻醉工作的先驱们致力于药物和(或)麻醉方法的开发、创新和临床应用。继吸入麻醉后,还相继应用了局部麻醉及神经阻滞麻醉,诸如Carl Roller在1884年用可卡因滴眼进行表面麻醉,William Halsted进行皮肤神经传导阻滞;1898年August Bier应用可卡因进行蛛网膜下隙阻滞麻醉;1911年G.Hirschel用2%普鲁卡因进行臂丛神经阻滞;1921年Fidel Pages应用普鲁卡因进行硬膜外阻滞等。在全身麻醉领域中,气管内插管成功应用于临床麻醉(William Macewen,1878),便携式喉镜、紧闭式麻醉机以及CO_2吸收罐(Ralph Waters,1923)等相继问世。麻醉迅速风靡世界,推动着外科学乃至整个医学的发展。但当时麻醉工作者的主要职责是掌握并使用这些技术。因此,麻醉学具有明显的医技科室特征。但这一发展阶段是十分重要的,因为它奠定了现代麻醉学的方法学基础,至今临床麻醉方法学仍以局部麻醉(含表面麻醉)、阻滞麻醉(包括神经阻滞、神经丛阻滞和椎管内阻滞)和全身麻醉为其三大重要内涵。与此同步,麻醉技术的发展与临床应用迫切要求麻醉工作者去解决许多相应的理论问题和临床实际问题,诸如解剖、生理、病理生理、并发症的防治等。因而积累和丰富了麻醉学的理论内容,麻醉学理论的发展不仅对临床实践起到指导作用,而且还是学科不断发展的重要基础。

(二)临床麻醉(clinical anesthesia)

麻醉学发展的第二阶段时间跨度相对较短,大约从20世纪30年代初至50年代末。其特点是:①由于第一阶段理论与技术的积累,使麻醉学初步具有自身的技术与理论特征;②由于麻醉技术的专业性以及保障患者安全的需要,麻醉工作者不再是兼职而是专职,必须经过专门的培训,已形成了麻醉专业队伍;③麻醉科医师在实施麻醉操作的同时,还要监测并早期处理因手术创伤、失血、并存疾病及麻醉本身引起的各种并发症,临床诊治是麻醉学科从医技科室向临床科室发展的重要标志。

临床麻醉学具有六大组成部分,即:①对患者进行术前检查、评估与准备;②麻醉的实施与管理;③专科患者的麻醉;④危重疑难患者的麻醉;⑤麻醉期间的监测;⑥麻醉并发症的防治。不难发现,在这一阶段中麻醉学已迅速地从医疗技术向临床诊治方面发展,麻醉工作者的工作领域已从术中拓展到围术期包括术前与术后,临床麻醉除了为手术的顺利进行提供镇静、无痛、肌松、无不愉快记忆、合理控制应激及其他所必需的条件外,更要能保障患者的术中安全,减少并发症并促进患者术后顺利康复。麻醉学已具备明显的临床诊疗特征,因此也就理所当然地成为临床医学的重要组成部分,即外科学中的一个重要分支学科。

在这一发展阶段中,麻醉学曾以其卓越的成就为推动外科学的发展而瞩目于世,诸如肌肉松弛药的临床应用(右旋筒箭毒碱,Harold R.Griffith 和 Enid Johnson, 1942);气管内插管和人工通气使胸外科能打开胸腔禁区;支气管麻醉技术(Carlens 和 Bjork,1950)使"湿肺"患者获得安全保障;低温麻醉(Bigelow,1950)的应用为阻断循环、打开心脏禁区进行心内直视手术奠定了基础。此外,控制性降压及"人工冬眠"等也相继应用于临床。在麻醉学的支撑下,外科学所属各专科如颅脑外科、心脏外科、胸外科、小儿外科等专科手术以及危重疑难患者的手术治疗均有迅猛的发展。为保障患者麻醉恢复期的安全,1951 年麻醉后恢复室(recovery room, RR)正式成立。因此,临床麻醉是麻醉学趋于完善与成熟的重要发展阶段。

(三)麻醉学(anesthesiology)

从 20 世纪 50 年代末至今,麻醉学经历了又一次重要的飞跃。其特点是麻醉学在经历了 170 余年的发展,特别是从 20 世纪 50 年代末以后 40 年的发展后,通过长期的实践与开拓,在其自身发展中不断地汲取着基础医学、临床医学、生物医学工程以及多种边缘学科中与麻醉学有关的理论与技术,经发展形成了麻醉学自身的理论与技术体系,从而成为临床医学中一个重要的二级学科。

从 20 世纪 50 年代开始,发达国家医院对患者的管理提出"分级治疗"的新观念,即将危重患者和重大手术患者集中管理,并给予精良的设备及优秀的医护条件,目的是提高危重患者的抢救成功率。在建立麻醉后恢复室取得成功经验的基础上,1958 年麻醉科第一个重症监测治疗病房(intensive care unit,ICU)在美国建立,从而将麻醉科工作领域从手术室拓展到病房及重症监护和治疗。不仅工作领域从手术室拓展到门诊与病房,临床麻醉的工作重点也转移到对患者生命功能的监测、调节与控制。由 RR 发展起来的麻醉后苏醒室(postanesthesia care unit, PACU)和麻醉科 ICU 的建立与管理已成为医院现代化的重要标志,更为重大手术及重症患者的安全提供了强有力的保障。而疼痛诊疗工作的开展,为麻醉学的理论与技术服务于疼痛患者开辟了新的途径,麻醉学的印迹正走向医院的每个科室与角落。因此,临床麻醉、重症监测治疗及疼痛诊疗(pain clinic)已成为麻醉学的三个重要分支学科(三级学科),而围术期生命功能的调控则是麻醉学的精髓。此外,急救中心的工作,药物依赖与戒断("戒毒")以及呼吸治疗等领域也越来越多地有赖于麻醉科医师的参与,正在成为麻醉学的重要组成部分。正因为如此,"麻醉科"的名称已越来越不能反映麻醉科工作的真正内涵。所以,当今世界有些国家已对麻醉科的名称进行修正,如改称为麻醉复苏科(department of anesthesiology andresuscitation)、麻醉与重症医学科(department of anesthesiology and critical care medicine)、麻醉与围术期医学科(department of anesthesia and perioperative medicine)等,为了突出当今麻醉学的突破性进展,较多的出版物又将麻醉学冠以现代麻醉学(modem anesthesiology)的名称。

我国教育部和卫计委已分别下文将麻醉学归列为医学门类临床医学(一级学科)之中,明确是与内、外、妇产科等并列的二级学科,是医院中一级临床诊疗科室。目前,我国麻醉学科的建设与发展正在迅速向临床二级学科的平台前进。

第三节 麻醉科的组织结构与内涵

麻醉学属于临床医学中重要的二级学科,麻醉科是医院中具有枢纽性的一级诊疗科室,麻醉科主任在院长领导下工作。麻醉科的工作任务包括临床医疗、教育与科研等方面。一个符合二级学科内涵的麻醉科应由麻醉科门诊、临床麻醉(含PACU)、ICU、疼痛诊疗和实验室等部门组成。麻醉科的建设虽应根据医院规模及其所承担的工作任务不同而有所区别,但各级医院均应努力按二级学科的内涵加以健全与提高。

一、临床医疗工作

(一)麻醉科门诊

随着医院管理工作的进步,特别是保证质量、提高效率和减轻患者负担,麻醉科门诊(或麻醉前评估中心)将日益成为医院门诊工作的重要组成部分。麻醉科门诊的主要工作内容如下:

1.麻醉前检查、评估与准备 为缩短患者的住院周期(床位周转率),保证麻醉前充分准备,凡拟接受择期手术的患者,在手术医师进行术前检查与准备的基础上,入院前应由麻醉科医师在麻醉科门诊按要求做进一步的检查与准备。其优点是：①患者入院后即可安排手术，甚至在当日即可安排手术，可显著缩短住院日期，提高床位周转率；②可避免因麻醉前检查不全面而延迟手术；③杜绝外科医师与麻醉科医师因对术前准备的意见不一致而发生矛盾；④患者入院前麻醉科已能了解到病情及麻醉处理的难度，便于恰当地安排麻醉工作。麻醉前检查、评估与准备工作目前均在病房进行，随着医院现代化进程的加速，有条件的医院应逐步将这一工作转移到门诊。

2.对麻醉并发症的随访和诊疗　麻醉后并发症由麻醉科医师亲自诊治是十分必要的。目前，麻醉并发症的诊治并不是由麻醉科医师负责，尤其是在患者出院后，麻醉科医师无机会对这些患者进行诊疗，疗效也不理想。随着麻醉科门诊的建立，将改变这种状况，对患者是有益的。

3.麻醉前会诊或咨询。

4.呼吸治疗、药物依赖戒断治疗（"戒毒"）等。

5.疼痛诊疗可单独开设疼痛诊疗门诊或多学科疼痛诊疗中心，并可建立相应的病房。

（二）临床麻醉

临床麻醉的工作场所主要在手术室内，目前已拓展到手术室外，其发展迅速，已成为临床麻醉的一个重要分支。手术室外麻醉广义是指病房手术室外的麻醉处理，包括门诊手术。狭义是门诊（急诊）及病房手术室外的麻醉、镇痛与镇静，包括介入治疗、内镜检查及各科无痛治疗等。在规模较大、条件较好的麻醉科，还应建立临床麻醉的分支学科（或称为亚科），如心血管外科、胸外科、脑外科、产科和小儿外科麻醉等，以培养专门人才，提高专科麻醉的医疗质量。

1.临床麻醉的主要工作内容

（1）对患者进行术前检查、病情评估与准备。

（2）为手术顺利进行提供镇静、无痛、无不愉快记忆、肌松并合理控制应激反应等基本条件。

（3）提供完成手术所必需的特殊条件，如气管、支气管内插管，控制性降压，人工通气，低温及体外循环等。

（4）对手术患者的生命功能进行全面、连续、定量的监测，并调节与控制在正常或预期的范围内，以维护患者的生命安全。应当指出，对患者生命功能进行监测与调控已是临床麻醉的精髓所在。因此，麻醉科不仅必须配备有完备与先进的仪器及设备，更要不断提高麻醉科医师的知识、素质与能力，只有这样才能进行及时准确的判断与治疗。

(5)建立 PACU 并进行科学管理,预防并早期诊治各种并发症,确保患者术后顺利康复。

(6)积极创造条件,开展"手术室外麻醉"或"非住院患者的麻醉",以方便患者、节约医疗资源。但要有准备地实施,实施前必须建立相应的规范与制度,以确保患者安全。

(7)开展术后镇痛工作,有条件的麻醉科应建立术后镇痛信息管理系统及信息资料数据库。(8)建立麻醉科信息管理系统,强化科学管理,以提高医疗质量和工作效率。

2.临床麻醉常用方法　临床麻醉的方法(技术)和药物虽然众多,根据麻醉药作用于神经系统的不同部位,可分为局部(区域)麻醉和全身麻醉两大类(表1-1)。

表1-1　临床麻醉基本方法分类

分类	麻醉方法	麻醉药给药方式	麻醉药作用的部位
全身麻醉	吸入全麻	经呼吸道吸入	中枢神经系统
	静脉全麻	静脉注射	
		肌内注射	
		直肠灌注	
局部(区域)麻醉	蛛网膜下隙阻滞	局麻药注入蛛网膜下隙	蛛网膜下脊神经
	硬膜外阻滞	局麻药注入硬脊膜外隙	硬脊膜外脊神经
	神经干(丛)阻滞	局麻药注入神经干(丛)	神经干(丛)
	局部浸润麻醉	局麻药局部浸润	皮肤、黏膜神经末梢

目前已较少使用单一的药物或单一的方法进行麻醉,临床上使用较多的是复合麻醉或称平衡麻醉(balanced anesthesia)和联合麻醉(combined anesthesia)。复合麻醉系指同时使用两种或两种以上麻醉药和(或)辅助药物以达到麻醉的基本要求,以能减少单个药物的用量及副作用,例如使用镇静、麻醉镇痛与肌肉松弛药进行静脉复合全麻。联合麻醉系指同时使用两种或两种以上方法以达到麻醉的基本要求,以能取长补短、综合发挥各种方法的优越性,例如全身麻醉与硬膜外阻滞联合应用等。

(三)麻醉后苏醒室(postanesthesiacare unit,PACU)

PACU是手术结束后继续观察病情,预防和处理麻醉后近期并发症,保障患者安全,提高医疗质量的重要场所。PACU应配备有专门的护士与医师管理患者,待患者清醒、生命体征稳定后即可送回病房。PACU可有效预防麻醉后早期并发症,杜绝恶性医疗事故,还可缩短患者在手术室停留时间,提高手术台利用率,是国际、国内成功而又成熟的经验。若患者病情不稳定,如呼吸、循环功能障碍者应及时送入ICU。

(四)麻醉科ICU

是指由麻醉科主管的ICU,主要针对手术后患者,是围术期危重病诊治、保障重大手术安全、提高医疗质量的重要环节,是现代高水平、高效益医院的必然产物。ICU的特点是:①配备有先进的设备以能对患者生命功能进行全面、连续和定量的监测;②具备早期诊断及先进的治疗设备与技术;③采用现代化管理,因而具有高工作效率和抢救成功率;④拥有一支训练有素的医疗护理队伍。

进入ICU的患者由麻醉科医师和手术医师共同负责,麻醉科医师的主要任务是:对患者进行全面、连续、定量的监测;维护患者的体液内稳态(homeostasis);支持循环、呼吸等功能的稳定;防治感染;早期诊治各种并发症及营养支持等。手术医师侧重于原发病和专科处理。待患者重要脏器功能基本稳定后即可转回原病室。

(五)疼痛诊疗

疼痛诊疗是麻醉科工作的重要组成部分。鉴于疼痛的多学科性及麻醉科的工作特性,麻醉科疼痛诊疗以急性疼痛诊疗为基础、慢性疼痛诊疗为特色。麻醉科疼痛诊疗的工作内容主要包括:术后止痛及急性疼痛的诊疗,慢性疼痛的诊疗,无痛诊疗乃至无痛医院是麻醉科的重任。在进行慢性疼痛诊疗时,应当强调疼痛诊疗的多学科性和临床诊断的重要性,因此,从事慢性疼痛诊疗医师必须有扎实的、相关科室的临床诊疗功底,必须具有麻醉科主治医师的资格再经专业培训后才能胜任。

二、科研工作

科学研究是麻醉科的重要工作内容,学科内涵建设要以临床为基础、科研为先导、教育为根本。科研工作要明确研究方向、制订计划、组织实施、定期总结。科研工作要特别注意两个问题,一是要树立"临床工作向前一步就是科研"的意识,即在日常工作中要做有心人,善于提出问题,注意选准主题,通过研究、创新去解决问题,要完善记录、积累资料,统计分析,并撰写论文。二是要努力使麻醉学研究从指标依赖性向思维依赖性发展,要从依赖指标切实转变到依赖思维,思维的核心是创新,思维的方式是实践-理论-再实践,要产、学、研相结合。这是提高临床医疗水平和麻醉科学术地位的重要途径。在有条件的医院麻醉科可成立麻醉学实验室或麻醉学研究室。麻醉科成立研究室(或实验室)时,麻醉科主任(或副主任)应兼任研究室(或实验室)主任。成立研究室(或实验室)时必须具备以下基本条件:

1.要有学术水平较高,治学严谨,具有副教授或副主任医师以上职称的学科或学术带头人;

2.形成相对稳定的研究方向并有相应的研究课题或经费;

3.配备有开展研究所必需的专职实验室人员和仪器设备;

4.要形成一支结构合理的人才队伍,主要包括研究骨干、研究人员、技术人员和管理人员。

第二章 手术患者术前病情评估与准备

手术患者术前病情评估是保障手术患者安全的重要环节。术前病情评估不仅对麻醉科医师,而且对手术科室医师都是至关重要的工作。其意义涉及保障患者麻醉和手术中的安全,以及减少围术期并发症的发生率和病死率。多数麻醉药对机体的重要生命器官和系统的功能,例如呼吸、心血管系统等都有非常明显的影响。麻醉药的治疗指数(半数致死量/半数有效量)仅为3~4。相比之下,大多数非麻醉药的治疗指数却是数百甚至数千。麻醉药这么窄的安全范围,说明了麻醉自身的风险性,然而更重要的方面是来自患者的病情和手术的复杂性,以及患者对麻醉和手术的承受能力。因此,麻醉的危险性、手术的复杂性和患者的承受能力是麻醉前病情评估的要点。

麻醉的诞生是外科学发展的里程碑,现代麻醉学的发展极大地推动和保障了外科学的进步。一个普通的外科手术患者可能会并存有严重的内科疾病,例如心脏病、高血压、糖尿病等。随着老龄化社会的到来,百岁老人做手术已不再是稀奇事。科学发展到今天,许多过去认为是手术的禁忌证,如今却因为能够改善器官功能成为手术的适应证,如急性心肌梗死的患者做急诊冠状动脉搭桥术,晚期严重的慢性阻塞性肺疾病的患者做肺减容手术,终末期器官功能衰竭的患者行器官移植手术等。外科已几乎无手术禁忌证可言。然而面对这样的手术却给麻醉带来极大的风险和挑战。

手术患者术前病情评估与准备(preoperative evaluation and preparation)工作包括:①全面了解患者的全身健康情况和具体病情;②评估患者接受麻醉和手术的耐受性;③明确各脏器疾病和特殊病情的危险所在,术中可能会发生哪些并发症,需采取哪些防治措施;④选择麻醉前用药和麻醉方法,拟订具体麻醉实施方案和麻醉器械准备。为了切实做好术前病情评估和准备工作,要求:①充分认识手术患者术前病情评估与准备的重要性;②了解麻醉前访视与检查的流程;③对麻醉前准备的特殊性有初步概念;④掌握麻醉前用药原则。

第一节 术前访视与术前病情评估门诊

(一) 麻醉科医师手术前访视

目前在国内,对大多数患者通常都是在手术日前一天,接到外科手术通知后,麻醉科医师进行手术前访视。对于高危和有特殊情况的患者,外科医师于手术日前几天请麻醉科医师会诊,必要时进行多学科术前讨论。因此,术前访视的时间受到患者基础疾病、手术种类以及医疗体制的影响。

麻醉科医师手术前访视的流程主要包括:复习病历,察看各项术前实验室检查,访视患者了解麻醉相关病史和进行各系统回顾,进行体格检查和对重要系统进行功能测试,最后对患者做出麻醉和手术风险评估和判断,制订出围术期麻醉计划。向患者和患者家属交代病情、麻醉方式和手术麻醉的风险以及必要的术前准备,如术前禁食等,并签署麻醉知情同意书。

为保证麻醉科医师的术前访视,外科医师需要在术前完成所有必要的准备和检查。患者入院后各项术前实验室检查一般需要2~3天才能回报,因此患者在手术前需要等待约一周时间,明显延长住院时间。

在国际上,随着日间手术的发展,快通道和缩短住院时间、平均住院天数,加强病房床位周转率等方面的需求,手术患者,即便是冠状动脉旁路移植术,往往是手术当天入院,入院后即手术,术后视病情和恢复情况决定留观和住院。这就使手术前评估的时机发生了很大变化,要求患者于手术前在门诊完成术前检查和评估。因此,麻醉科手术前病情评估门诊应运而生。手术前病情评估门诊的开展,使发达国家的普通外科手术平均住院天数减为3~4天、神经外科和心脏外科手术的平均住院天数为6~8天。等于在不增加投资或仅增加少量投资的情况下,增加了医疗资源。

(二) 麻醉科手术前病情评估门诊

麻醉科手术前病情评估门诊在我国仅在少数医院刚刚起步。麻醉科术前评估门诊的建立和工作是为了医院和医疗工作发展的需要,离不开医院和各学科的支持。外科医师对门诊就诊准备择期手术的患者,完成必要的常规检查和专科检查后,在决定入院前建议患者去麻醉科手术前病情评估门诊就诊。麻醉科门诊通常由资深的麻醉科医师负责,根据患者的病史、体格检查、化验和辅助检查等结果,对患者耐受麻醉的情况进行评估。对于化验和辅助检查不全的患者,针对其具体疾病要求进一步完善相关检查。对于并发症控制不理想的患者,建议到相关科室会诊,以调整治疗方式和药物剂量。最后向患者解释相关手术可能采取的麻醉方式。完成一份简单的术前病情评估病历或评估表,并列出该患者的主要问题。患者入院当天,负责麻醉的医师通过复习患者的术前病情评估病历或评估表,并询问患者一些基本情况,一目了然患者的具体病情,选择合适的麻醉方式和监测方法,以保证麻醉的安全性。

开设麻醉评估门诊除了减少住院时间、加快床位周转等作用外,更重要的是对伴有并发症的患者在术前进行了系统全面的检查,并得到及时治疗和良好控制。患者入院后可以当天或尽快安排手术;避免因并发症控制不良,或术前检查结果不全,而推迟手术;也提高了手术麻醉的安全性。美国圣路易斯华盛顿大学医院开设麻醉科术前病情评估门诊以来,已达到80%的择期手术患者都经过术前评估门诊,避免了因故而推迟手术的情况。此外,患者可以在住院前对麻醉有初步了解,以减少对麻醉的恐惧感和不必要的担心。

第二节 手术前病情评估的流程和方法

一、手术前病情评估的流程

1.复习病历(史) 麻醉前病情评估首要的是从病历中获得足够的病史,主要包括外科疾病和手术情况,以及并存的内科疾病和治疗情况。

外科情况要了解外科疾病的诊断,手术的目的,部位、切口、切除脏器范围,手术难易程度,预计出血程度,手术需时长短和手术危险程度,以及是否需要专门的麻醉技术(如低温、控制性降压等)。

内科情况要了解患者的个人史、既往史、以往手术、麻醉史和治疗用药史。明确并存的内科疾病及严重程度,当前的治疗情况,近期的检查结果,是否需要进一步做有关的实验室检查和特殊的功能测定。必要时请有关专科医师会诊,协助评估有关器官功能状态,商讨进一步手术准备措施。

2.分析各项术前检查和化验结果 择期手术患者通常要进行一系列常规的术前检查(表2-1)。但是哪些是术前必需或常规的检查与化验项目,目前并无统一定论和指南。通常入院患者在手术前完成血、尿、粪三大常规化验,出凝血时间,血生化(肝、肾功能)检查,心电图以及感染疾病方面的检查(如乙型病毒性肝炎、HIV等)。对合并有内科疾病者,根据病情做进一步检查:胸部X线检查、肺功能测定、动脉血气分析、心功能测定,以及必要的专科检查和化验。其目的是有助于医务人员对患者的病情有全面或充分的了解,以便做出正确的评估,降低影响麻醉管理的不利因素,增加手术和麻醉的安全性。

表2-1　手术患者术前进行实验室和特殊检查的标准(最低标准)

必须检查项目	1.血常规包括血小板计数,有条件加做血细胞比容(Hct) 2.尿常规包括镜检及尿比重 3.粪常规 4.肝功能包括血浆蛋白、胆色素、转氨酶测定 5.肾功能包括血尿素氮(BUN)和血肌酐(Cr)测定 6.感染疾病方面的检查主要包括HBV、HIV等的相应检查 7.凝血机制包括凝血酶原时间(PT)、部分凝血活酶时间(APTT)和纤维蛋白原含量
备选项目及适应对象	1.心电图(ECG)所有45岁以上者、心脏病患者、高血压患者、糖尿病患者、病态肥胖者、有明显肺部疾患者、可卡因滥用者 2.X线胸片　肺疾患、气道梗阻、心脏病、癌肿患者、吸烟久或(和)量大者、所有60岁以上者 3.水、电解质酸碱平衡、血糖测定高血压患者,糖尿病患者,心脏病患者,可能有体液、电解质失调者;应用强心苷类药、利尿药、激素、血管紧张素转化酶(ACE)抑制药者 4.妊娠试验已婚育龄妇女难于肯定是否怀孕者

3.术前访视和检查　麻醉科医师术前应访视患者,从麻醉科医师的角度进一步了解患者与麻醉可能相关的病史,并进行系统问诊和体检,往往可以获得十分重要的第一手资料。同时可以帮助患者了解有关麻醉的问题,消除紧张、焦虑情绪,建立良好的医患关系。如果患者是小儿,应重视帮助患儿及家长对手术麻醉做好心理上的准备。

体检主要是检查患者的生命体征,观察患者的全身情况。系统问诊的重点是心血管系统、呼吸系统、神经系统、凝血、肝功能、肾功能和内分泌系统。所有这些术前检查的最终目的是对患者做出麻醉和手术风险的判断。

4.进行麻醉和手术风险判断　根据麻醉前访视的结果对手术、麻醉的风险进行综合分析。美国麻醉医师协会(American Society of Anesthesiologists,ASA)颁布的患者全身体格健康状况分级是目前临床麻醉较常采用的评估分级方法之一,其分级标准见表 2-2。Ⅰ、Ⅱ 级患者的麻醉耐受性一般均良好,麻醉经过平稳;Ⅲ 级患者对接受麻醉存在一定的危险,麻醉前需尽可能做好充分准备,对麻醉中和麻醉后可能发生的并发症,要采取积极有效的预防措施;Ⅳ、Ⅴ 级患者的麻醉危险性极大,充分、细致的麻醉前准备尤为重要。

表 2-2 ASA 麻醉病情评估分级

分级	标准
Ⅰ 级	无器质性疾病,发育、营养良好,能耐受麻醉和手术
Ⅱ 级	心、肺、肝、肾等实质器官虽然有轻度病变,但代偿健全,能耐受一般麻醉和手术
Ⅲ 级	心、肺、肝、肾等实质器官病变严重,功能减低,尚在代偿范围内,对麻醉和手术的耐受稍差
Ⅳ 级	上述实质器官病变严重,功能代偿不全,威胁着生命安全,施行麻醉和手术需冒很大风险
Ⅴ 级	病情危重,随时有死亡的威胁,麻醉和手术非常危险

注:如系急症,在每级数字前标注"急"或"E(emergency)"字

5.知情同意　知情同意是术前评估的必要内容,已经成为不可缺少的法律文书。向患者解释治疗或诊断性操作的副作用、危险性及并发症后,患者认可并签字,就获得了知情同意。目的是向患者提供使其做出合理选择所需要的信息。解释麻醉计划和可能的并发症对于建立患者与医师之间的良好关系是非常重要的,并且可以预防以后可能发生的纠纷。某些情况下,只能由患者亲属或被授权人签署知情同意书。

二、手术前病情评估的方法

由患者亲属或被授权人签署知情同意书。

(一)总体评估方法

手术前病情评估既是科学也是艺术。经验丰富的麻醉科医师能迅速抓住一些要点,做出基本评估判断。包括患者的自身条件、全身情况、有无并发症及严重程度、重要的脏器功能和外科手术的复杂性等。

1.患者的自身条件　随着我国已步入老龄化社会,患者的年龄成为重要的麻醉风险因素。患者实施的手术可能是一般手术,但是如果是一高龄患者,其麻醉的风险性较年轻者要高得多。

2.全身情况　对判断其对麻醉的耐受性非常重要,如精神状态、发育、营养、有

无贫血、脱水、水肿、发绀、发热、过度消瘦或肥胖症等。

3.并存疾病及器官功能 患者实施的可能是普通手术,但是如果并存一种或多种疾病,就会使麻醉的风险性增加,如合并有心脏病、糖尿病、慢性阻塞性肺疾病等。然而即便是高龄患者,又并存多种疾病,其对麻醉的耐受性主要取决于重要生命器官的功能状态,特别是心、肺功能的代偿与好坏。所以在系统评估中,重点是呼吸系统和心血管系统。

4.外科手术的复杂性 看似不属于患者的病情范畴,但却与病情息息相关。麻醉的风险性与手术大小并非完全一致,复杂的手术可使麻醉的风险性明显增加,而有时手术并不复杂,但患者的病情和并存疾病却为麻醉带来更多风险。手术复杂、手术时间长、出血量大等因素都显著增加患者麻醉和手术的风险性。然而,有的手术虽然复杂,但可以改善或恢复患者的器官功能,如冠状动脉搭桥术、肺减容术、器官移植术等,这无疑给术前病情评估带来了新的挑战。

(二)心血管风险的评估

对非心脏手术的患者要注意有无心血管方面的疾病,如先天性心脏病、心脏瓣膜病、冠状动脉硬化性心脏病、心肌病、大血管病,以及高血压和心律失常。与麻醉风险相关的主要是心功能状态,以及某些特别的危险因素,例如,不稳定性心绞痛、近期(<6个月)心肌梗死、致命性心律失常等。术前心功能好往往反映患者有较强的代偿能力和对手术麻醉的承受能力。超声心动图检查除可以提供心内解剖结构的变化外,还可以评估心室功能。其中最重要的一个指标是心室射血分数(EF)。如 EF<50%属中度危险患者,EF<25%则为高度危险患者。

1.床旁试验方法 麻醉科医师可以通过一些简易的床旁试验来判断患者当前的心肺储备能力:

(1)屏气试验(breathholding test):先让患者做数次深呼吸,然后在深吸气后屏住呼吸,记录其能屏住呼吸的时间。一般以屏气时间在30秒以上为正常;屏气时间短于20秒,可认为其心肺功能属显著不全。

(2)爬楼梯试验:患者能按自己的步伐不弯腰爬上三层楼,说明心肺储备能力尚好,围术期发病率和死亡率明显低。

(3)6分钟步行试验:一个定量分析心肺功能的方法。测量运动期间最大耗氧量(maximaloxygen consumption, VO_2max)是判断患者开胸后是否发生肺部并发症的一个准确的术前评估方法。如果患者 $VO_2max \geq 20ml/(min \cdot kg)$,肺部并发症少;$VO_2max \leq 10ml/(min \cdot kg)$时,有高危险性,短期内死亡率大于30%。6分钟步行试验和 VO_2max 有很好的相关性。如果患者6分钟的步行距离达到360m,则 VO_2

max 大约是 12ml/(min·kg);若 6 分钟的步行距离小于 660m,表明 VO_2max 小于 15ml/(min·kg)。

2.Goldman 心脏危险指数(cardiac risk index,CRI) 已在临床麻醉中应用达 30 年,虽然有些争议,但仍为评估围术期心脏风险性的依据(表 2-3),CRI 愈高其心脏危险性愈大(表 2-4)。

在总分 53 分中,有 28 分是经过积极的术前准备和治疗而可能得以纠正的,如心力衰竭、心律失常、低氧血症等,病情改善后可使麻醉和手术的风险性降低。

表 2-3 Goldman 心脏危险指数评估

评价项目	指数分
1.病史	
(1)年龄>70 岁	5
(2)最近 6 个月内出现心肌梗死	10
2.心脏检	
(1)存在舒张期奔马律或颈静脉怒张	11
(2)明显的主动脉瓣狭窄	3
3.心电图	
(1)非窦性心律或房性期前收缩	7
(2)室性期前收缩>5 次/分	7
4.病情危重者(有下列任何一项)	3
PaO_2<60mmHg 或 $PaCO_2$>50mmHg 血清 K^+<3.0mmol/L 或 HCO_3^-;<20mmol/L BUN>17.85mmol/L 或>50mg/dl(正常为 2.5~8.0mmol/L 或 7~22mg/dl) Cr>265.2μmol/L 或>3mg/dl(正常为 45~120μmol/L 或 0.5~1.4mg/dl) ALT 异常,有慢性肝病征象	
5.实施手术	
(1)腹腔内、胸腔内或主动脉手术	3
(2)急诊手术	4

表 2-4 不同的 CRI 分级和死亡率

分级	CRI 分	心脏原因死亡率(%)
Ⅰ	0~5	0.3~3
Ⅱ	6~12	1~10
Ⅲ	13~25	3~30
Ⅳ	26~53	19~75

3.对冠心病患者的风险评估 对冠心病患者进行围术期风险评估通常基于三个基本要素:①患者存在的风险因素;②患者的功能状态;③手术存在的风险因素。应根据三者各自的风险程度,对患者围术期的风险性进行综合评估。

(1)患者存在的风险:①高危风险因素:新发心肌梗死(<6周),不稳定心绞痛,心肌梗死后仍存在的心肌缺血,缺血性及充血性心力衰竭,严重心律失常,近40天内接受冠脉再血管化术等。高危患者只适合进行急诊或挽救患者生命的手术。②中危风险因素:近期发生心肌梗死(>6周且<3个月)而未遗留后遗症或处于危险状态的心肌,在药物控制下的稳定性心绞痛(Ⅰ~Ⅱ级),既往发生过围术期缺血性事件,糖尿病,心脏射血分数低(EF<0.35),心力衰竭代偿期。③低危风险因素:年龄>70岁,高血压,左心室肥厚,6年内施行过冠状动脉旁路移植术(CABG)或经皮冠状动脉腔内成形术(PTCA)且未残留心肌缺血症状。

(2)患者的功能状态:通常以其对体力活动的耐受能力来评价。运动耐量试验(exercisetolerance test)是评估患者围术期风险的一个重要方法。蹬车运动试验中,低耐量运动(心率<100次/分)即产生心肌缺血者为高危患者;大运动量时(心率>130次/分)仍无缺血表现者为低危患者。不能持续走上两层楼梯者,术后发生心肺并发症者占89%。患者对活动的耐受能力还可以代谢当量(metabolic equivalent of task,METs)表示,1 MET 大约耗氧 3.5ml/(kg·min)。根据患者平常的活动能力可间接判断其耗氧量,从而评价其对麻醉、手术的耐受性(表2-5)。

表 2-5 代谢当量评估表

代谢当量(METs)	患者活动能力
1	能自己进食,穿衣,看电脑、上网
2	能室内步行,或下楼,或胜任烹调

续表

代谢当量(METs)	患者活动能力
3	能步行1~2个街区
4	能完成花园修剪、除草等工作
5	能爬一层楼梯,或跳舞,或骑自行车
6	能打高尔夫球
7	能胜任单打网球
8	快速爬楼梯,慢跑
9	慢速跳绳或骑独轮车
10	能快速游泳、跑步
11	能滑雪或打满场篮球
12	能快跑较长距离

功能状态评估：>10METs为极好,7~10METs为好,4~7METs为中等,<4METs为差。研究发现,若患者活动量低于4~5个代谢当量,围术期易发生各种并发症。对于功能状态良好者,任何进一步检查的结果都很少会改变治疗方案,可按原计划手术。

(3)手术存在的风险：①高风险手术：器官移植手术,特别是心、肺、肝、胰的移植手术；主动脉和大血管手术以及外周血管手术；颅腔内大手术以及持续时间较长的手术(易致体内体液转移)等。②中度风险手术：头颈部手术；胸腔内或腹腔内手术；颈内动脉内膜切除术；矫形外科手术；前列腺手术等。③低风险手术：体表部位手术；乳腺手术；扁桃体切除；白内障手术等。

此外,近期研究表明,术前肌酐水平高于176.8μmol/L(2mg/dl)是大型非心脏手术术后发生心脏并发症的一项独立危险因素。与没有肾脏疾病的患者比较,患有肾脏疾病,如术前血肌酐水平>124μl/L(1.4mg/dl),是术后发生肾功能不全和增加远期发病率及死亡率的危险因素。

(三)呼吸功能的评估

1.危险因素　术后肺部并发症在围术期死亡原因中仅次于心血管居第二位。其危险因素包括：①肺功能损害程度；②慢性肺部疾病,术后呼吸衰竭的危险性增加;③并存中至重度肺功能不全,行胸部和上腹部手术者;④$PaO_2<60mmHg$,$PaCO_2>45mmHg$ 者;⑤有吸烟史;⑥有哮喘史;⑦有支气管肺部并发症。

2.评估方法

(1)一般评估方法:可根据相关病史和体征排除有无呼吸道的急、慢性感染;有无哮喘病史,是否属于气道高反应性(airway hyperresponsiveness)患者;对于并存有慢性阻塞性肺疾病(COPD)的患者,术前需通过各项检查,如胸部影像学检查、肺功能试验(pulmonary function tes-ting)、血气分析(blood gas analysis)等,来评估患者的肺功能。

(2)肺功能的评估:术前对患者肺功能的评估十分重要,特别是原有呼吸系统疾病,或需进行较大手术,或手术本身可进一步损害肺功能者,肺功能评估显得更为重要。对肺功能的评估可为术前准备及术中、术后的呼吸管理提供可靠的依据。尽管现代检测肺功能的方法甚多且日益先进,但在常规测定中最重要的仍是一些最基本的指标(图 2-1)。

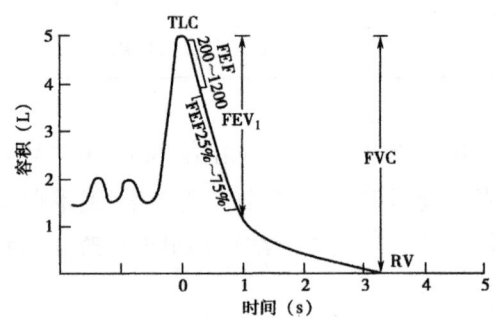

图 2-1 肺功能曲线图

例如,肺活量低于预计值的 60%、通气储备百分比<70%、第一秒用力呼气量与用力肺活量的百分比($FEV_{1.0}$/FVC%)<60%或50%,术后有发生呼吸功能不全的危险。当 FVC<15ml/kg 时,术后肺部并发症的发生率常明显增加。最大通气量(MVV)也是一项有价值的指标。一般以 MVV 占预计值的 50%~60%作为手术安全的指标,低于 50%为低肺功能,低于 30%者一般列为手术禁忌证。对于有可能做全肺切除者最好能行健侧肺功能测定或分侧肺功能测定。动脉血气分析简单易行,可以了解患者的肺通气功能和换气功能。

(3)手术部位的影响:评估术后发生肺部并发症的危险时,手术部位十分重要。切口邻近膈肌时风险增加;上腹部手术和剖胸手术发生术后呼吸系统并发症的风险性最大,为10%~40%。上腹部手术后功能残气量和肺活量降低,可持续

5~7天。非胸、腹部手术术后呼吸系统并发症相对较少。

此外,睡眠呼吸暂停综合征患者的围术期麻醉管理尤其是气道管理非常困难。睡眠呼吸暂停综合征的定义为睡眠期间反复发作的阻塞性呼吸暂停,伴有日间嗜睡,情绪改变,心肺功能改变。这种疾病非常常见,大约有2%~4%的中年人患有此疾病。睡眠呼吸暂停综合征常见于肥胖患者。睡眠呼吸暂停患者日间血压升高,夜间心律失常,肺动脉高压,右心和左心衰竭,缺血性心脏病和脑卒中的危险性增加。

(四)中枢神经系统功能的评估

除颅内疾患和颅脑外伤涉及患者意识和颅内压等方面问题外,目前临床上更多遇见的是认知功能障碍的老年患者以及抑郁症患者。麻醉药是否存在神经毒性问题,是否对术后认知功能有近期和远期的影响,还是个有争议的课题。抑郁症患者要注意是否长期服用抗抑郁药物,特别是单胺氧化酶抑制剂。由于抗抑郁药物可能增加麻醉风险,涉及麻醉前是否停药的问题。应用单胺氧化酶抑制剂患者的麻醉风险是术中可能出现某些不良反应,包括高血压危象(尤其应用间接血管收缩药者)、心律失常、低血压、苏醒延迟或昏迷和体温过高。因此,有学者推荐术前应停药至少2周(清除单胺氧化酶抑制剂的时间)。但临床研究表明,如果能加强监测和谨慎用药很少发生麻醉意外。基于上述研究结果,现在建议长期服用单胺氧化酶抑制剂的患者其药物可用至手术当天,但应注意单胺氧化酶抑制剂与麻醉药物(如哌替啶、麻黄碱)间的相互作用,同时应避免兴奋交感神经系统的事件发生(低血压、低血容量、贫血和高碳酸血症)。

伴有中枢神经系统并发症的患者,如脑梗死后遗症、脊椎疾患伴神经症状等,也并非麻醉禁忌证。但是应慎用椎管内麻醉和区域阻滞麻醉,避免与这类麻醉的神经并发症混淆。

(五)凝血功能的评估

着重了解患者有无异常出血的情况。术前应常规检查凝血功能,主要是测定凝血酶原时间(PT)、部分凝血活酶时间(APTT)和纤维蛋白原含量。异常出血有先天性或后天性的原因。根据凝血机制检查的结果,明确引起出血的原因及并发症情况,以便在术前准备中给予相应的病因治疗与全身支持治疗。手术患者常见凝血异常有:血小板减少性紫癜、肝功能损害或维生素K缺乏所致的凝血因子缺乏、血友病(甲型)等。

抗凝药已成为治疗心血管疾病和预防围术期静脉血栓的常规疗法,在选择椎管内麻醉时要特别加以注意,一旦发生硬膜外血肿(epidural hematoma),后果十分严重。对于使用抗凝药者术前是否停药和停药时间虽然仍有不同看法,但一般认为,肝素类的抗凝药手术前应停用,停药后经 4~5 个半衰期,可全部从体内排出。华法林(warfarin)为维生素 K 抑制药,使用者术前须停药 3~5 天,必要时加用维生素 K;急症手术者宜备新鲜冷冻血浆或(和)凝血酶原复合物(内含维生素 K 依赖性凝血因子Ⅱ、Ⅶ、Ⅸ、Ⅹ)酌情输用,亦可加用维生素 K。阿司匹林是血小板抑制药,其抑制作用是不可逆的,术前如果需要停药,需要 1 周以上新生的血小板才能发挥作用。但目前认为,阿司匹林无须术前停药,特别是对近期行冠状动脉球囊扩张或放支架的患者,常采用双抗法抗凝治疗,硫酸氯吡格雷(波立维)和阿司匹林。这类患者如需紧急手术,按指南要求,必须服阿司匹林进手术室。

对于术前停用抗凝药有风险的手术患者,低分子肝素成为良好的替代。通常低分子肝素每日 2 次,只需术日晨停药一次即可。表 2-6 介绍了硬膜外阻滞或硬膜外术后镇痛时低分子肝素使用指南。

表 2-6　硬膜外阻滞或术后镇痛时低分子肝素使用指南

1.硬膜外置管应于用肝素前 1h 以上(心脏手术前 24h)
2.硬膜外拔管应于停用肝素后 10~12h 以上
3.硬膜外拔管 2h 后,方可继续使用肝素
4.硬膜外置管期间,建议低分子肝素 2 次/日改为 1 次/日

第三节　麻醉前准备和用药

一、麻醉前准备

麻醉前准备与手术前准备在含义上并无严格的区别,因为它们的目的和主要内容是相同的或完全一致的,所以这两个词经常是通用的。究竟使用哪一个词完全取决于使用者的专业或习惯。麻醉科医师的任务之一是参与手术前的准备,但他们不可能独立地完成麻醉前准备的全部任务。因此,良好的麻醉前或术前准备需要麻醉科医师与手术科室医师通力合作来完成。

麻醉前准备的目的在于使患者在体格和精神方面均处于最佳状态,以增强患者对麻醉和手术的耐受能力,提高患者在麻醉中的安全性,避免麻醉意外的发生,减少麻醉后的并发症。麻醉前准备的任务包括:①做好患者体格和精神方面的准备,这是首要任务;②给予患者恰当的麻醉前用药;③做好麻醉用具、设备、监护仪器和药品(包括急救药品)等的准备。麻醉前有充分准备与无充分准备是大不一样的。有些麻醉不良事件的发生是与准备不足相关的,例如患者病情严重而未做充分准备,麻醉器材在使用中失灵或存在故障而事先却疏于检查、维护,未经仔细核对而误将其他气体当作氧气使用等。总之,掉以轻心、疏忽大意、匆忙上阵是难免会出问题的。如能加强责任感,认真做好麻醉前准备,则与此有关的麻醉不良事件是可以预防的。

(一)改善患者全身状况

麻醉手术前应尽力改善患者的全身情况,采取相应措施使各脏器功能处于最佳状态。同时应注意勿使患者丧失有利的手术时机。准备要点包括:改善营养状况;纠正贫血和水、电解质紊乱;停止吸烟;术前思想和精神状态的准备;增强体力,改善心肺储备功能,增加对麻醉和手术的耐受能力。

营养不良可导致血浆白蛋白降低、贫血、血容量不足以及某些维生素缺乏,使患者耐受麻醉、手术创伤及失血的能力降低。因此,术前应改善营养不良状态,一般要求血红蛋白≥80g/L,血浆白蛋白≥30g/L,并纠正脱水、电解质紊乱和酸碱平衡失调。虽然目前尚无证据证明达到此数值可改善患者围术期结局,但在急性贫血伴有心肺疾病的患者,行中、大型手术(胸内、大血管、上腹部、颅内手术)前提高血红蛋白可能对患者有益;而由肾脏疾病引起的慢性贫血且无心肺疾病的透析患者,可很好地耐受一定程度的贫血。权衡血红蛋白水平与患者基础疾病间的相互关系可能更有意义。

外科所遇到的休克患者多为低血容量性或脓毒性休克,均需补充血容量以改善循环功能和组织灌注。一般应待休克得到纠正后才能进行麻醉和手术。但如果手术本身即是消除休克病因的手段或主要措施,不进行手术就难以纠正休克甚或危及患者生命时,应边纠正休克边进行麻醉和手术。

(二)呼吸系统的准备

术前有急性呼吸道感染的择期手术者,手术应暂停。一般在感染得到充分控制后一周再手术,否则术后呼吸系统的并发症发生率明显增高。对合并有慢性呼吸系统感染者,如肺结核、慢性肺脓肿、重症支气管扩张等,术前尽可能使感染得到控制。

气道高反应性常见于有哮喘、支气管痉挛发作史和慢性阻塞性肺疾病(COPD)的患者。为了预防术中发生支气管痉挛,术前可应用支气管扩张药和皮质激素来降低其危险性。β_2-拟交感气雾剂是治疗和预防术中支气管痉挛的有效药物。对于COPD患者术前准备的原则是:控制呼吸道感染;清除气道分泌物;治疗支气管痉挛;改善呼吸功能;提高患者的运动能力和耐受力。已发展为肺源性心脏病的患者,还应注意控制肺动脉高压,改善心功能。

吸烟者术前应常规停止吸烟至少2周。但有证据表明,停止吸烟4周以上,才可能有效地减少术后肺部并发症的发生。

对于术前存在以下因素者应进行肺功能检查:①有肺部疾病史;②有肺通气限制因素者,包括肥胖(超过标准体重20%)、脊柱后侧凸和有神经肌肉接头疾病者;③明显影响肺通气的手术,如膈疝、胸内及胸壁手术、60岁以上行上腹部手术者;④吸烟严重者(每月超过20包);⑤近期(<30天)患有上呼吸道感染者;⑥年龄超过65岁者。

(三)心血管系统的准备

随着社会和医学的发展,先天性心脏病大多数在早期就已经得到治疗。日常手术患者中时常遇到患有后天性心脏病的患者行非心脏手术者。最常见的是缺血性心脏病,并且成为围术期死亡的主要原因。主要危险因素包括:①充血性心力衰竭史;②不稳定性心绞痛;③陈旧性心肌梗死(<6个月);④高血压;⑤心律失常;⑥曾接受过心脏手术。次要危险因素:①糖尿病;②吸烟;③高脂血症;④肥胖;⑤高龄。麻醉和手术前评估与准备的关键是正确评估心功能的状况和切实改善心功能。心功能的好坏直接关系到麻醉和手术的危险性。对其他次要危险因素应在术前尽最大可能得以控制,调整在可能的最佳状态。

原发性高血压也是术前常见的并发症。对高血压患者要了解内科治疗的方法、用药情况及副作用,有无带来重要器官的损害和心血管疾病的相关证据,并决定在高血压控制不好时是否要进行外科手术。如果术前评估高血压为轻或中度,且无代谢紊乱或心血管系统异常,则手术可按原计划进行。血压显著升高[即收缩压>180mmHg和(或)舒张压>110mmHg]患者应在术前控制血压。术前血压控制欠佳的患者围术期可出现血压明显波动及心肌缺血的心电图表现。术前采取有效措施控制难治性高血压有利于维持围术期血流动力学稳定,有效地控制围术期血压波动,减少围术期冠状动脉缺血事件发作次数和持续时间。患有冠状动脉疾病或有冠状动脉疾病危险因素的患者术前应用β受体拮抗药,可减少非心脏手术围术期心血管疾病发病率和死亡率。舒张压高于110mmHg时,除急症外所有外科手术都应推迟。如舒张压低于110mmHg,外科手术可以进行,因为尚无研究表明此水平舒张压与术后心脏或肾脏并发症有直接关系。但是值得注意的是,术前高血压患者(治疗或未经治疗)围术期血压波动剧烈,或因气管内插管和手术强烈刺激而导致血压急剧升高,或在维持同样麻醉深度而手术刺激轻时发生严重低血压。血流动力学不稳定可能会增加围术期心脏并发症的发病率。

手术患者术前服用各类治疗药物,如抗高血压药、抗心绞痛药(β受体拮抗药)、抗心律失常药、洋地黄类、内分泌用药(胰岛素),一般不主张麻醉手术前停药。否则导致反跳性心率增快或血压增高。不能口服的患者,可经肠外给药。

(四)其他方面的准备

手术对肝、肾功能的影响往往较麻醉更为显著,其中尤以影响肝血流或(和)腹腔脏器血管阻力的因素为重。如果不是进行部分肝切除或改变肝血流(如门-腔静脉分流)的手术,这些影响多为一过性的。一般情况下,轻中度肝功能异常者应在麻醉前准备中注意对肝功能的维护和改善,但不致成为麻醉和手术的禁忌证。重度肝功能不全者(如晚期肝硬化,有严重营养不良、消瘦、贫血、低蛋白血症、大量腹水、凝血机制障碍、全身出血或肝性昏迷前期脑病等征象),如果手术治疗不能改善其肝功能,则手术风险性极高,不宜行任何择期手术。肝病急性期除急症外禁忌手术,施行急症手术也极易在术中、术后出现严重凝血功能障碍等并发症,预后不佳。

随着医疗技术的提高,终末期肾病患者的寿命延长。这类患者常伴有其他脏器、系统的病变,如高血压、动脉硬化、贫血、代谢和内分泌紊乱等。终末期肾病患者应在围术期适时进行透析治疗,以降低围术期发生肺水肿和尿毒症所致凝血障碍。术后肾功能不全是手术患者围术期发生死亡的重要原因之一。影响围术期肾功能的危险因素很多,包括:①术前肾功能储备降低,如并存有糖尿病、高血压、肝功能不全者;②与手术相关的因素,如夹闭主动脉、体外循环、长时间手术、大量失血等;③麻醉和手术中可能造成肾损害的因素,如低血压、低血容量及抗生素等。因此,术前应正确评估患者的肾功能,认真做好术前准备和适当治疗,并针对导致肾功能不全的危险因素制定预防措施以保护肾功能。

妊娠并存外科疾病时,是否施行手术和麻醉,必须考虑孕妇和胎儿的安全性。妊娠的头3个月期间,缺氧、麻醉药或感染等因素易致胎儿先天性畸形或流产,故应尽可能避免手术,择期手术宜尽可能推迟到产后施行。如系急症手术,麻醉时应避免缺氧和低血压。妊娠4~6个月期间一般认为是手术治疗的最佳时机,如有必要可施行限期手术。

二、麻醉前用药

(一)麻醉前用药的目的

1. 镇静 使患者减少恐惧,解除焦虑,情绪安定,产生必要的遗忘。
2. 镇痛 减轻术前置管、局麻、搬动体位时疼痛。
3. 抑制呼吸道腺体分泌,预防局麻药的毒性反应。
4. 调整自主神经功能,消除或减弱一些不利的神经反射活动。

(二)常用药物

1. 镇痛药(narcotics) 能提高痛阈,且能与全身麻醉药起协同作用,从而减少全身麻醉药的用量。对于手术前疼痛剧烈的患者,麻醉前应用镇痛药可使患者安静合作。椎管内麻醉时辅助应用镇痛药能减轻腹部手术的内脏牵拉痛。常用的镇痛药有吗啡(morphine)、哌替啶(pethi-dine)和芬太尼(fentanyl)等,一般于麻醉前半小时肌注。

2. 苯二氮䓬类药物(benzodiazepines) 有镇静、催眠、解除焦虑、遗忘、抗惊厥及中枢性肌肉松弛作用,对局麻药毒性反应也有一定的预防和治疗效果。常用药物有地西泮(diazepam,安定)、咪达唑仑(midazolam,dormicum)等。咪达哩仑还可以产生顺行性遗忘作用,其特点是即刻记忆完整,事后记忆受损,无逆行性遗忘作用。术前应用具有遗忘作用的药物对预防术中知晓有明显作用。

3. 巴比妥类药物 主要抑制大脑皮层,有镇静、催眠和抗惊厥作用,并能预防局麻药的毒性反应。常用苯巴比妥(phenobarbital,苯巴比妥)。年老、体弱、休克和甲状腺功能低下的患者,应减量应用;有巴比妥类药物过敏史者应禁用。

4. 抗胆碱药能阻断节后胆碱能神经支配的效应器上的胆碱受体,主要使气道黏膜及唾液腺分泌减少,便于保持呼吸道通畅。阿托品(atropine)还有抑制迷走神经反射的作用,使心率增快。但现在不主张在麻醉前用药中常规使用抗胆碱药,而应根据具体情况酌用。成人剂量:阿托品 0.5mg 或东莨菪碱(scopolamine)0.3mg,于麻醉前半小时肌注。

我国首创的新型药物盐酸戊乙奎醚(penehyclidine hydrochloride,长托宁)对中枢和外周抗胆碱作用均明显强于阿托品,对 M 胆碱受体的亚型(M_1、M_2、M_3)有明显的选择性,即主要选择作用于 M_1、M_3 受体,而对 M_2 受体作用较弱或不明显。由于这种选择性,在人体具有中枢镇静作用,对心脏无明显影响,不出现心率增快,也不出现用药后尿潴留、肠麻痹等不良反应。肌注后 10 分钟血药浓度达较高水平,

20~30分钟达峰值。作为麻醉前用药时,特别适用于需避免心率增快者(如甲状腺功能亢进、心脏疾病)。临床推荐剂量为:①成人,0.5~1mg,肌内注射;②小儿,0.01~0.02mg/kg,肌内注射。

5.H_2受体阻断药　西咪替丁(cimetidine)或雷尼替丁(ranitidine)抗组胺作用强,术前60~90分钟给患者口服,可使胃液的pH明显提高,胃液容量也减少。此药对急腹症患者和临产妇未来得及作空腹准备者,可以减少麻醉和手术中反流、误吸的危险。

(三)用药方法

麻醉前用药应根据患者情况和麻醉方法,来确定用药的种类、剂量、给药途径和时间。手术前晚可口服镇静、催眠药,消除患者的紧张情绪,使其能安眠休息。手术当日的麻醉前用药根据麻醉方法选择如下:

1.全身麻醉　麻醉前30分钟肌内注射哌替啶50mg和阿托品0.5mg或东莨菪碱0.3mg。心脏病患者常用吗啡5~8mg及东莨菪碱0.3mg肌注。

2.局部麻醉　手术范围较大的,麻醉前2小时口服地西泮10mg有预防局麻药毒性反应的作用。术前肌注哌替啶50~100mg,能增强麻醉效果。

3.椎管内麻醉　麻醉前2小时口服地西泮10mg;对预计椎管内麻醉阻滞范围较广的患者可酌情肌注阿托品0.5mg。

(四)注意事项

要使麻醉前用药发挥预期的效果,其剂量还需要根据病情和麻醉方法做适当的调整:①一般情况欠佳、年老、体弱、恶病质、休克和甲状腺功能低下的患者,吗啡、哌替啶、巴比妥类等药物应酌减剂量;呼吸功能不全、颅内压升高或临产妇,禁用吗啡和哌替啶。②年轻、体壮、情绪紧张或甲状腺功能亢进的患者,麻醉前用药应适当增加剂量;创口剧痛者应给予镇痛药。③心动过速或甲状腺功能亢进者,或周围环境温度高时,可不用或少用抗胆碱药,必须用者以用盐酸戊乙奎醚或东莨菪碱为宜。④施行硫喷妥钠或含卤素吸入麻醉时,阿托品剂量应该增大,因为它能减低迷走神经张力,对硫喷妥钠麻醉时迷走神经兴奋所引起的喉痉挛有一定的预防效果,且能对抗心率减慢作用。⑤小儿对吗啡的耐量小,剂量应酌减。但因小儿腺体分泌旺盛,全麻前抗胆碱药的剂量应略大。⑥多种麻醉前用药复合给药时,剂量应酌减。

第三章 局部麻醉

第一节 局麻药

局部麻醉药(local anaesthetics)是一类能暂时地、可逆性地阻断神经冲动的发生与传递,引起相关神经支配的部位出现感觉或(和)运动丧失的药物,简称局麻药。最早应用的局麻药是从南美洲古柯树叶中提出的生物碱可卡因(cocaine),1884年Koller首次将可卡因作为表面麻醉药应用于眼科手术。1905年Einhorn合成了普鲁卡因(procaine),1943年Lofgren和Lundguist合成了酰胺类局麻药利多卡因(Mocaine)。目前,临床上常用的局麻药已有十余种。

一、分类和理化性质

(一)分类

1.按化学结构分类　典型的局麻药均具有相似的芳香基-中间链-氨基的化学结构,中间链通常可分为酯链和酰胺链。因此,根据中间链的不同,可将局麻药分为酯类局麻药(如普鲁卡因)和酰胺类局麻药(如利多卡因),其结构如图3-1所示。芳香基为亲脂基团,酯类局麻药的芳香基为苯甲胺,酰胺类局麻药则为苯胺;胺基为亲水基团,大多数局麻药的胺基为叔胺,少数为仲胺。常用酯类局麻药有:普鲁卡因、氯普鲁卡因和丁卡因。常用酰胺类局麻药有:利多卡因、丁哌卡因和罗哌卡因等。

2.按作用时间分类　根据临床上局麻药作用时间的长短进行分类:普鲁卡因和氯普鲁卡因属于短效局麻药;利多卡因、甲哌卡因和丙胺卡因属于中效局麻药;丁哌卡因、丁卡因、罗哌卡因和依替卡因属于长效局麻药。

(二)理化性质

局麻药的理化性质和麻醉作用取决于其分子结构,与芳香基上的取代基、中间链类型和胺基上的烷基密切相关(表3-1)。

1.亲脂性和亲水性　由于局麻药分子结构的特点,局麻药既具有亲脂性,也具

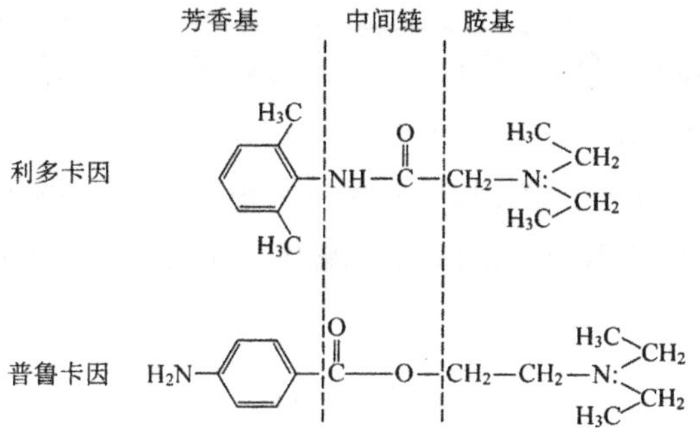

芳香基 中间链 胺基

利多卡因 结构式

普鲁卡因 结构式

图 3-1 局麻药结构图

有亲水性。其亲水性有利于局麻药向神经膜附近转运;其亲脂性有利于局麻药透过细胞膜,以发挥神经阻滞的作用,因此也是决定局麻药性能的重要因素。局麻药的亲水性和亲脂性与局麻药分子中芳香基或胺基上面碳链的多少有关:碳链越长,其亲脂性越高,作用增强,时效延长,但毒性也随之增加。

表 3-1 常用局麻药的理化特性

常用名	化学结构式	脂溶性	pKa(25℃)	蛋白结合率(%)
普鲁卡因	$H_2N-\bigcirc-COOCH_2CH_2N(C_2H_5)_2$	+	8.9	6
丁卡因	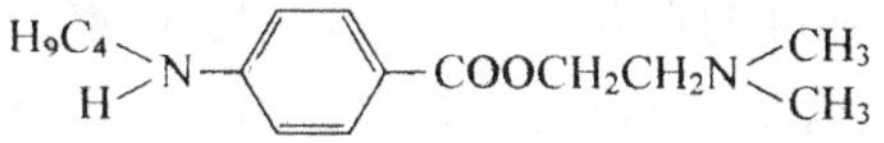 $H_9C_4(H)N-\bigcirc-COOCH_2CH_2N(CH_3)_2$	++++	8.2	76
利多卡因	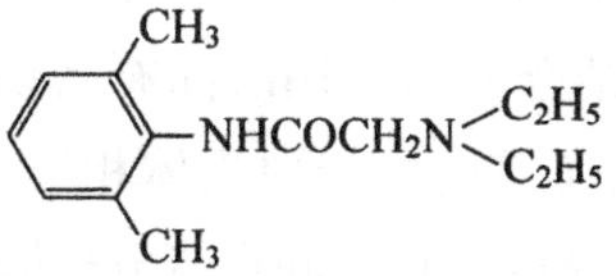 2,6-二甲基-NHCOCH$_2$N(C$_2$H$_5$)$_2$	++	7.8	70
丁哌卡因	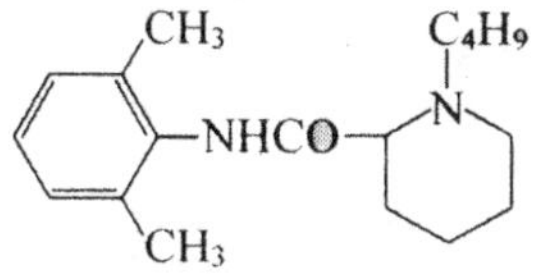 2,6-二甲基-NHCO-哌啶(N-C$_4$H$_9$)	++++	8.1	95
罗哌卡因	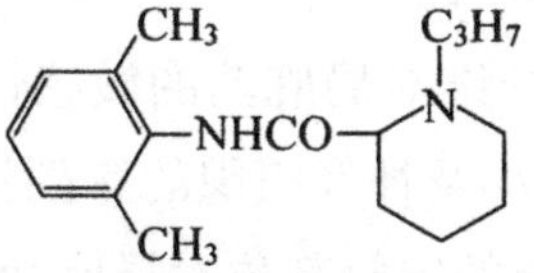 2,6-二甲基-NHCO-哌啶(N-C$_3$H$_7$)	++++	8.1	94

2. 离解常数(pKa) 合成的局麻药大多为结晶性粉末,难溶于水,且暴露于空气中其化学性质也不稳定。所有局麻药均属弱碱性,易与酸结合成盐类,此种盐类易溶于水,化学性质稳定。因此,临床常用的局麻药多为盐酸盐,如盐酸利多卡因。在水溶液中,复合盐将解离为不带电荷的碱基(B)和带电荷的阳离子(BH^+),如下反应式所示。

$$BH^+ \rightleftharpoons B + H^+$$
（阳离子）（碱基）

在平衡状态下,上述离解常数:

$$Ka = \frac{[H^+][碱基]}{[阳离子]}$$

Ka 一般以其负对数 pKa 表示,故:

$$pKa = pH - \log\frac{[碱基]}{[阳离子]}$$

以酸碱滴定法使溶液中的碱基和阳离子浓度相等时的 pH,即为该药的 pKa。不同局麻药各有其固定的 pKa 值。当局麻药进入组织后,由于组织液的 pH 接近 7.4,局麻药发生离解,碱基与组织或血浆的蛋白结合,暂时失去药理活性。因此,局麻药的 pKa 越大,离子部分越多,碱基部分越少,其弥散性能越差,不易透过神经鞘和膜,起效时间也越长。

3. 脂溶性 是决定局麻药麻醉强度的重要因素,脂溶性越大,麻醉性能越强。由于神经细胞膜基本上是脂蛋白层,含类脂 90%,含蛋白质 10%。因此,脂溶性高的局麻药较容易穿透神经细胞膜,易于发挥局麻药的阻滞作用。

4. 蛋白结合率 局麻药的血浆蛋白结合率与作用时间有密切关系,结合率越高,作用时间越长。因为局麻药可以与钠通道内的蛋白受体相结合而阻断神经传导功能。与受体结合越紧密,作用持续时间也越长。同样,局麻药与膜蛋白结合的程度与其蛋白结合率也密切相关。

二、作用机制

局麻药可以作用于神经系统的任何部位以及各种神经纤维,使其支配区域的感觉和运动受到影响,但不同类型的神经纤维对局麻药的敏感性各不相同。局麻药的作用与神经细胞或神经纤维的直径大小及神经组织的解剖特点有关。一般规律是神经纤维末梢、神经节及中枢神经系统的突触部位对局麻药最为敏感,细神经纤维比粗神经纤维更易被阻断。对无髓鞘的交感、副交感神经节后纤维在低浓度时可产生作用；对有髓鞘的感觉和运动神经纤维则需高浓度才能产生作用。对混合神经产生作用时，首先消失的是持续性钝痛（如压痛），其次是短暂性锐痛，继之依次为冷觉、温觉、触觉、压觉消失，最后发生运动麻痹。神经冲动传导的恢复则按相反的顺序进行。

局麻药主要作用于神经细胞膜。在正常情况下神经细胞膜的除极化有赖于钠离子内流，局麻药可以阻断神经细胞膜上的电压门控钠通道而抑制钠内流，阻止动作电位的产生和神经冲动的传导，产生局麻作用。局麻药对钠通道的阻断作用与钠通道的状态有关。电压门控钠通道包括三种状态：静息状态、活化状态和失活状态。和静息状态相比，局麻药与活化和失活状态钠通道亲和力明显增强。

三、临床药理学

在临床使用时，一般将局麻药注射在需阻滞神经的周围，不可以将局麻药直接注入神经内，以免引起神经损伤和压迫神经的供养血管。故临床上局麻药的血浆浓度以及药理作用不仅与注射部位的解剖结构有关，而且取决于药物的注射剂量、注射部位的药物吸收率、组织分布速率和生物转化清除率，以及患者的相关因素包括年龄、心血管系统状态、肝脏功能等。

（一）药动学

1.吸收 局麻药的全身吸收取决于药物的注射部位、剂量、容量、局部组织血液灌流、是否辅助使用血管收缩药，以及药物本身的药理学特性。血药峰值浓度与单次注药的剂量成正比，为了避免血药峰值浓度过高而引起局麻药中毒，对每一局麻药都规定了单次用药的限量。经不同途径给药后测定药物的血药浓度并进行比较，发现局麻药血管外给药时，血药浓度呈下列递减顺序：气管内注射 >肋间神经阻滞>骶管阻滞> 宫颈旁注射 > 硬脊膜外隙阻滞> 臂神经丛阻滞>坐骨-股神经阻滞>皮下注射。这在临床上有重要意义，因为相同剂量的局麻药，由于使用部位不同可能会对患者产生不同影响。例如，应用400mg利多卡因（不含肾上腺素）进行肋间神经阻滞时，其血药浓度平均峰值可达到7μg/ml，这在某些患者中足以引起中枢神经系统毒性症状。而同样剂量的利多卡因用于臂神经丛阻滞，产生的最大血药浓度为3μg/ml，很少引起毒性反应。当局麻药溶液注射至血运丰富的区域，其吸收更快、更强。例如，对临产孕妇进行宫颈旁阻滞时，因其子宫周围血管丛充盈，有可能加速对局麻药的吸收，以致引起胎儿的毒性反应。

局麻药溶液中经常添加血管收缩药，常用1∶200 000的肾上腺素（5μg/ml），也可用去氧肾上腺素。肾上腺素可以使注药局部血管收缩,从而减少注射部位的药物经血管吸收,提高阻滞效果,延长局麻药作用时间,并减少毒性反应的发生。血管收缩药对长效局麻药(如丁哌卡因和依替卡因)的影响较小。血管收缩药不适用于患心血管疾病或甲状腺功能亢进的患者。对手指、足趾或阴茎行局部阻滞时,也禁用肾上腺素。

2.分布　局麻药从注射部位经毛细血管吸收分布至各器官。各器官对局麻药的摄取决定了该药物的分布情况。局麻药吸收入血液后,首先分布至肺,并有部分被肺组织摄取,随后很快分布到血液灌流好的器官,如心、脑、肝和肾脏,随后以较慢的速率再分布到灌流较差的肌肉、脂肪和皮肤。不同组织中局麻药的相对浓度各不相同,高灌注器官比低灌注器官所含的局麻药浓度更高。尽管骨骼肌对局麻药并没有特殊的亲和力,但由于全身骨骼肌含量大,所以局麻药注射剂量的大部分分布于骨骼肌。

3.生物转化和清除　局麻药的代谢途径和速率与其化学结构有关。酯类局麻药主要通过血浆假性胆碱酯酶水解,水溶性代谢产物经肾脏排出。不同药物的代谢速率各不相同。酰胺类局麻药主要通过肝脏微粒体混合功能氧化酶和酰胺酶进行代谢,代谢过程比较复杂,代谢速度也远低于酯类局麻药水解。酰胺类局麻药在肝内代谢的速率各不相同,代谢产物主要经肾脏排出,约5%的药物以原型随尿排出。利多卡因还有小部分可通过胆汁排泄。

(二)对全身脏器的作用

1.对中枢神经系统的作用　局麻药多经血流而进入大脑。静脉给予利多卡因(1.5mg/kg)可降低脑血流,减弱由于气管插管引起的颅内压增高,从而降低颅脑并发症的发生。局麻药对中枢神经系统的作用,取决于血内局麻药的浓度。低浓度(如普鲁卡因)有抑制、镇痛、抗惊厥作用,高浓度可诱发惊厥。局麻药所诱发的惊厥,被视为局麻药的毒性反应。

2.对心血管系统的作用　局麻药对心脏和外周血管具有直接作用,并可通过阻滞交感神经或副交感神经传出纤维间接影响循环系统功能。局麻药对心功能的影响主要是阻碍去极化期间的钠转移,使心肌兴奋性降低,复极减慢,不应期延长。对心房、房室结、室内传导和心肌收缩力均呈与剂量相关性抑制。对心肌收缩力抑制与局麻药阻滞效能有一定关系,丁哌卡因和丁卡因比利多卡因和普鲁卡因对心脏抑制作用更强。除可卡因外,所有局麻药均可以松弛血管平滑肌,引起一定程度的小动脉扩张,血压下降。

3.对呼吸系统的作用　利多卡因抑制机体对低氧时的通气反应。由于膈神经和肋间神经阻滞或局麻药直接作用于延髓呼吸中枢,可引起呼吸暂停。局麻药可松弛支气管平滑肌,静脉给予利多卡因(1.5mg/kg),可抑制气管插管时引起的支气管收缩反射。但对于气道高反应的患者,给予利多卡因气雾剂,可能因直接刺激而诱发支气管痉挛。

四、影响局麻药药理作用的因素

1. 药物剂量　通过增加局麻药的容积或浓度均可增加局麻药的剂量,从而缩短药物的起效时间,延长作用时间。

2. 注射部位　注射部位不同可影响局麻药的弥散速率和血管吸收速率。局麻药鞘内和皮下注射起效最快,臂神经丛阻滞起效时间最长。在蛛网膜下隙阻滞时,脊神经没有外鞘包绕,因而起效迅速。

3. 添加药物　局麻药中添加肾上腺素对阻滞时间的影响取决于局麻药的种类和注射部位。肾上腺素可延长短效局麻药(如利多卡因)局部浸润麻醉和神经阻滞的作用时间;但不能延长硬膜外阻滞时丁哌卡因或依替卡因的运动神经阻滞时间。鞘内应用局麻药时添加 α_2 受体激动剂,能缩短感觉阻滞起效时间,延长运动与感觉阻滞时间。

4. 年龄　患者年龄不同可影响局麻药的清除。例如,22~26 岁健康志愿者静注利多卡因后,其半衰期平均为 80 分钟,而 61~71 岁的健康志愿者的半衰期可延长至 138 分钟。由于新生儿的肝酶系统尚未成熟,可使利多卡因和丁哌卡因的消除半衰期延长。

5. 脏器功能　肝功能严重受损、严重贫血或营养不良的患者,血浆内假性胆碱酯酶水平可能低下,从而导致酯类局麻药的水解代谢速率降低,易发生毒性反应。肝脏功能也会影响酰胺类局麻药的降解速率,与肝功能正常患者相比,肝血流下降或肝功能受损者,血液中酰胺类局麻药的水平升高,半衰期也延长。充血性心力衰竭的患者,利多卡因的清除速率也呈明显的延缓。

6. 妊娠　妊娠妇女硬膜外阻滞和腰麻的麻醉平面及深度均超过未妊娠妇女,除机械性因素(硬膜外静脉扩张减少了硬脊膜外隙和蛛网膜下隙)影响外,妊娠期间的激素水平改变可增强对局麻药的敏感性。因此,妊娠患者应适当减少局麻药用量。

五、局麻药的毒性反应

局麻药可阻滞机体电压门控钠通道,影响动作电位的传导,因此局麻药具有全身毒性作用。

当血液中局麻药浓度超过一定阈值时，就会发生局麻药的全身毒性反应，主要累及中枢神经系统和心血管系统，严重者可致死。引起全身毒性反应的常见原因有：局麻药的剂量或浓度过高，误将药物注入血管内以及患者的耐受力降低等。毒性反应程度和血药浓度直接相关，与局麻药的作用强度成正比。一般认为局麻药混合应用时，毒性作用累加。

（一）中枢神经系统毒性反应

中枢神经系统比心血管系统对局麻药更敏感，对于清醒患者来说，中枢神经系统症状常为局麻药中毒反应的先兆。初期症状包括眩晕、口周麻木，然后患者会出现耳鸣和视物不清（注视困难或眼球震颤）、多语、寒战、惊恐不安和定向障碍等。如果继续发展，则可出现意识丧失、昏迷，并出现面部肌群和四肢远端震颤、肌肉抽搐，最终发生强直阵挛性惊厥。如果局麻药大剂量、快速入血时，将迅速出现中枢神经系统抑制状态，呼吸循环抑制，甚至发生心搏骤停。

呼吸性或代谢性酸中毒可增加局麻药致中枢神经系统毒性的危险性。$PaCO_2$升高使脑血流量增加，局麻药入脑更迅速，并且还可以降低大脑惊厥阈值；高碳酸血症和（或）酸中毒可降低局麻药的血浆蛋白结合率，将增加弥散入脑组织的药物量。抽搐发作可引起通气不足以及呼吸性合并代诵丨性酸中毒，从而进一步加重中枢神经系统毒性。此外，高热也将增加大脑对局麻药的敏感性。

（二）心血管系统毒性反应

多数局麻药产生心血管系统毒性反应的血药浓度是产生惊厥时血药浓度的3倍以上，但丁哌卡因和依替卡因例外，其中枢神经系统和心血管系统毒性几乎同时发生。心血管系统毒性反应初期表现为由于中枢神经系统兴奋而间接引起的心动过速和血压升高；晚期则由局麻药的直接作用，使心肌收缩力减弱、心排出量降低，引起心律失常；松弛血管平滑肌，使小动脉扩张，血压下降。当血药浓度极高时，可出现周围血管广泛扩张，心脏传导阻滞，心率缓慢，甚至心搏骤停。

在动物实验中，丁哌卡因可引起包括心室颤动（简称"室颤"）在内的严重心律失常，而利多卡因、丁卡因、甲哌卡因很少引起室性心律失常。与其他局麻药相比，丁哌卡因引发的心血管功能衰竭进行心脏复苏的成功率低。妊娠患者对丁哌卡因的心血管系统毒性更敏感，故美国产科麻醉中不推荐使用0.75%的丁哌卡因。酸中毒和缺氧也可增强丁哌卡因的心脏毒性。

（三）过敏反应

局麻药过敏反应是指使用少量局麻药后，出现皮肤红斑、荨麻疹、咽喉水肿、支气管痉挛、血管神经性水肿,甚至休克等症状,危及患者生命安全。过敏反应是抗原抗体反应,使肥大细胞释放组胺和5-羟色胺等活性物质,引起机体快速而严重的全身防御性反应。真正的局麻药过敏反应并不常见,临床上常易将毒性反应或对局麻药中添加的肾上腺素所发生的不良反应,误认作过敏反应。与酰胺类局麻药相比,酯类局麻药的过敏反应较多见。同类型的局麻药,由于结构相似可能出现交叉性过敏反应,因此对普鲁卡因过敏的患者,应避免使用丁卡因或氯普鲁卡因。

(四)毒性反应的防治

1.预防　预防措施包括:①重视麻醉前准备:对患者进行充分的术前评估,低蛋白血症患者易于发生局麻药的毒性反应。准备好抢救设备与药物。②控制局麻药剂量和注意操作技术:目前没有完全可靠的方法能确定局麻药意外血管内注射,因此,除了注射器回抽外,可采取间隔时间够长、剂量逐步递增的方法使用局麻药,观察毒性反应体征,并保持与患者的交流以便及时发现毒性反应症状。

2.治疗　治疗措施包括:①一般处理:发现局麻药中毒症状和体征后,应立即停止注入局麻药,同时维持气道通畅,给予吸氧,以防止或纠正缺氧和CO_2蓄积。②轻度毒性反应多属一过性,吸氧可使患者的主观感觉明显改善;对于紧张或烦躁者,给适量苯二氮䓬类药即可控制症状。③惊厥的处理:发生抽搐或惊厥时,静脉用药首选苯二氮䓬类药物,也可使用丙泊酚或硫喷妥钠,但在患者血流动力学不稳定时不推荐使用丙泊酚。在使用苯二氮䓬类药物后仍持续惊厥发作,可使用小剂量琥珀胆碱等肌肉松弛药。如发生心搏骤停,立即心肺复苏,并建议:肾上腺素初始剂量为小剂量(成人每次10~100μg);不建议使用血管升压素,避免使用钙通道阻滞药和β受体拮抗药;发生室性心律失常时,建议使用胺碘酮,不建议使用利多卡因。目前在局麻药中毒时使用脂肪乳剂治疗的效果尚存在争议。使用20%的脂肪乳剂治疗时,负荷量给予1.5ml/kg,持续1分钟,维持剂量为0.25ml/(kg·min),持续输注至循环稳定后10分钟。

第二节　局部麻醉

局部麻醉(regional anesthesia)是指在患者神志清醒的状态下,应用局部麻醉药暂时阻断身体某一区域的神经传导的麻醉方式。感觉神经被阻滞时,产生局部痛觉及感觉的抑制或消失;运动神经同时被阻滞时,产生肌肉运动减弱或完全松弛。这种阻滞是暂时且完全可逆的。狭义的局部麻醉包括表面麻醉、局部浸润麻醉、区域阻滞、静脉局部麻醉和神经阻滞。广义的局部麻醉还包括椎管内麻醉。

一、表面麻醉

表面麻醉是将渗透作用强的局麻药与局部黏膜表面接触,使其透过黏膜而阻滞黏膜下的浅表神经末梢产生无痛的方法。多用于眼、鼻腔、咽喉、气管、尿道等处的浅表手术或内镜检查。多种局麻药可用于表面麻醉,如利多卡因、丁卡因、苯佐卡因和丙胺卡因等,可制成溶液、乳剂、软膏、气雾剂,单独或与其他药物合用于皮肤、黏膜、口咽部、气管、直肠等部位。表面麻醉前可静脉给予阿托品,使黏膜干燥,避免分泌物妨碍局麻药与黏膜的接触。不同部位的黏膜吸收局麻药的速度不同,气管及支气管应用气雾剂时,局麻药吸收最快。大面积黏膜应用高浓度及大剂量局麻药时易出现毒性反应,使用时应严格控制剂量。

二、局部浸润麻醉

将局麻药沿手术切口分层注射于手术区的组织内,阻滞组织中的神经末梢,称为局部浸润麻醉。操作时,在拟定手术切口一端进针,针头斜面紧贴皮肤,进入皮内以后推注局麻药液,形成橘皮样皮丘,自此皮丘继续向前推进同时浸润注射至切口全长,再向皮下组织逐层注入局麻药。膜面、肌膜下和骨膜等处神经末梢分布较多,可适当加大局麻药量。注入组织的局麻药液需要有一定容积,使其在组织内形成张力性浸润,与神经末梢广泛接触,以增强麻醉效果。感染及癌瘤部位不宜使用局部浸润麻醉。可根据需要来选择不同浓度的局麻药;药液中加入适量肾上腺素可延长局麻药的持续时间;浸润面积较大时,为防止局麻药毒性反应,可降低局麻药浓度以免用药量超过限量。局部浸润麻醉常用局麻药见表3-2。

表 3-2 局部浸润麻醉常用局麻药

麻醉药品	浓度(%)	普通溶液		含肾上腺素溶液	
		最大剂量(mg)	持续时间(min)	最大剂量(mg)	持续时间(min)
短时效					
普鲁卡因	0.5~1.0	800	15~30	1000	30~60
氯普鲁卡因	1.0~2.0	800	15~30	1000	30~90
中时效					
利多卡因	0.5~1.0	400	30~60	500	120~360
甲哌卡因	0.5~1.0	300	45~90	500	120~360

续表

麻醉药品	浓度(%)	普通溶液		含肾上腺素溶液	
		最大剂量(mg)	持续时间(min)	最大剂量(mg)	持续时间(min)
丙胺卡因	0.5~1.0	500	30~90	600	120~360
长时效					
丁哌卡因	0.25~0.5	150	120~240	225	180~420
罗哌卡因	0.1~1.0	200	120~360	225	180~420

* 最大剂量基于体重为70kg的成人

三、区域阻滞

围绕手术区,在其四周和基底部注射局麻药,暂时阻滞进入手术区的神经纤维传导,称为区域阻滞(regional block)。可通过环绕被切除的组织(如小囊肿、肿块活组织等)作包围注射,或在悬雍垂等组织(舌、阴茎或有蒂的肿瘤)环绕其基底部注射。区域阻滞的操作要点与局部浸润麻醉相同,其主要优点在于避免穿刺病理组织。

四、静脉局部麻醉

静脉局部麻醉(intravenous regional anesthesia)是指在肢体近端安置止血带,由肢体远端静脉注入局麻药,局麻药从外周血管床弥散至伴行神经来阻滞止血带以下部位肢体的麻醉方法。主要用于成人上肢或下肢手术,手术时间一般不超过45分钟。合并有肢体缺血性血管疾病的患者不宜选用本方法。

在手术侧肢体远端开放静脉,非手术侧肢体也应开放静脉以便静脉输液和应用其他药物。在患肢近端安置两条止血带,抬高患肢并用弹力绷带驱血后,将近端止血带充气到高于动脉压100mmHg左右,以远端触不到动脉搏动为宜。松开去血带后向静脉内缓慢注入局麻药(注药时间>90秒),通常在5分钟后即可产生良好的麻醉效果。当患者主诉止血带疼痛时,可先将远端止血带充气,再放开近端止血带,患者可再耐受15~20分钟。常用局麻药为利多卡因,上肢手术为0.5%利多卡因溶液3mg/kg(总量<50ml);下肢手术为0.25%利多卡因50~100ml。

为了预防局麻药毒性反应的发生,止血带充气后应严密观察压力表,谨防漏气;如果手术时间很短,在注药后15~20分钟才能缓慢松开止血带,以避免松止血带后大量局麻药进入血液循环。

第三节 神经阻滞

一、概述

(一)概念

神经阻滞(nerve block)是指将局麻药注射到外周神经干(丛)附近,通过暂时阻断神经冲动的传导,使该神经所支配的区域达到手术无痛的方法。由于神经干(丛)是混合性的,所以阻滞部位不仅有感觉神经的阻滞,而且运动神经和自主神经也不同程度地被阻滞。神经阻滞同其他所有麻醉方法一样,术前要访视患者,并签署麻醉知情同意书。神经阻滞时,须对患者进行必要的监测、准备供氧及复苏设备和抢救药品。

(二)适应证和禁忌证

神经阻滞的适应证主要取决于手术范围、手术时间、患者的精神状态及合作程度。只要手术部位局限于某一或某些神经干(丛)所支配范围,并且阻滞时间能满足手术需要者均可行神经阻滞麻醉。小儿或患有精神疾病等不合作的患者,可在基础麻醉下或全身麻醉后行神经阻滞。凝血功能异常者,穿刺部位感染、肿瘤、严重畸形和对局麻药过敏者为神经阻滞的禁忌证。

(三)神经定位方法

1.异感定位 当穿刺针直接触及神经时,在其支配的区域可出现异感,此时注射局麻药可获得满意的麻醉效果。但有时即使穿刺中出现异感,麻醉效果并非一定完善;由于神经分布的部位、患者的状态等原因,可能无法引出异感,这时就不能完全依赖异感来定位。

2.神经刺激仪定位 神经刺激仪的原理为利用电刺激器产生脉冲电流并传送至绝缘穿刺针,当针尖接近混合神经时,就会引起混合神经中的运动神经去极化,并引起其所支配的肌肉颤搐,这样就可以通过肌肉颤搐反应来定位。通常将刺激器的正极通过表面电极与患者的皮肤相连,负极连于穿刺针,设置初始电流为$1\sim1.5mA$;逐渐将针尖向拟阻滞的神经方向推进,直至诱发该肌肉的收缩;然后将电流调至小于$0.5mA$,如仍有收缩反应则注入局麻药,在注射局麻药$1\sim2ml$后这种收缩反应可很快消退。该方法的优点是定位准确,提高神经阻滞成功率,也便于教学。但需要专用设备,费用较高。

3.超声定位　将超声探头扫描神经区域,使神经在轴平面成像,穿刺针在探头纵轴侧方进针,沿着超声声束方向进入组织;在超声显像的导引下,调整穿刺针方向直达神经阻滞点。当针尖接近神经,并穿破神经周围呈高回声的纤维鞘时注入局麻药。超声影像定位技术可直观地了解穿刺部位的肌肉、神经及血管的位置,引导穿刺针准确进针,从而提高定位的准确性,避免神经和血管的损伤;同时还可以观察到局麻药注射后的扩散规律,如药液紧密围绕神经分布则表示穿刺位置恰当,从而减少药物用量,提高了穿刺的安全性。

二、颈神经丛阻滞

(一) 解剖

颈神经丛(简称"颈丛")是由颈$_{1\sim4}$脊神经($C_1\sim C_4$)组成,C_1主要是运动神经,$C_2\sim C_4$均为混合神经。颈神经丛又分为浅丛和深丛,分别支配颈部相应的皮肤和肌肉组织。浅丛位于胸锁乳突肌后缘中点,呈放射状向周围分布于颌下、锁骨、颈部及枕部区域的皮肤浅组织。向前为颈前神经,向下为锁骨上神经,向后上为耳大神经,向后为枕小神经。深丛主要支配颈前及颈侧面的深层组织。

(二) 局麻药的选择

颈部血供丰富,颈丛阻滞较其他部位神经阻滞持续时间短,因此在局麻药安全剂量范围内,可选用一种局麻药或两种局麻药的混合液。临床常用:1%~1.5%利多卡因、0.15%~0.2%丁卡因、0.25%~0.5%丁哌卡因及0.25%~0.5%罗哌卡因,或1%利多卡因与0.15%丁卡因混合液、1%利多卡因与0.25%丁哌卡因混合液等。

(三) 临床应用及方法

颈丛阻滞(cervical plexus block)多用于颈淋巴结切除、甲状腺切除、气管切开和颈动脉内膜切除术等。采用颈丛阻滞行单侧颈动脉内膜切除术时,可使患者术中保持清醒,有利于及时了解患者意识变化。

1.颈浅丛阻滞　穿刺点位于胸锁乳突肌后缘中点,常规消毒后将22G穿刺针垂直刺入皮肤,缓慢进针;遇到刺破纸样落空感后表明针尖已穿过颈阔肌,将局麻药注射至颈阔肌和皮下;亦可在颈阔肌表面向横突、锁骨和颈前方作浸润注射,以阻滞颈浅丛各分支,一般每侧药量为10ml左右(图3-2)。

2.颈深丛阻滞

(1)颈前阻滞法:是对穿出椎间孔的$C_2\sim C_4$脊神经实施阻滞。传统方法采用3点法,但因并发症较多,现已不多用。目前常用改良法,即在C_4横突注入局麻药

$8\sim10ml$,局麻药向头侧扩散可将 C_2、C_3 神经阻滞。

（2）肌间沟阻滞法：在前斜角肌和中斜角肌间的肌间沟顶端（尖端）平 C_4 水平垂直刺入皮肤，然后稍向后向下，有异感或触及横突时注射局麻药，药液沿斜角肌间隙及椎前筋膜深侧扩散，使颈丛的根部阻滞。注药时压迫远端或将患者置于头低位有助于局麻药向上扩散。

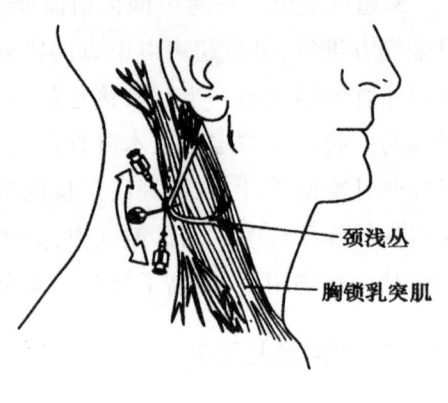

图 3-2　颈浅丛解剖及阻滞方法

（四）颈神经丛阻滞的并发症

并发症多见于颈深丛阻滞，发生率较低，常见并发症有：①局麻药毒性反应：多由穿刺针误入血管所致，因此每次注药前应回吸；②喉返神经阻滞：可导致患者声音嘶哑或失声，尤以双侧阻滞时较易发生；③膈神经阻滞：常易累及膈神经，双侧受累时可出现呼吸困难及胸闷，应谨慎进行双侧颈深丛阻滞；④霍纳综合征：由于颈交感神经被阻滞，而出现同侧眼睑下垂、瞳孔缩小、球结膜充血、鼻塞、面微红等症状；⑤高位硬膜外阻滞或全脊麻：主要由于穿刺针进入硬脊膜外隙或蛛网膜下隙而引起。

三、臂神经丛阻滞

（一）解剖

臂神经丛由颈$_{5\sim8}$（$C_5\sim C_8$）及胸$_1$（T_1）脊神经前支组成，有时也接受颈$_4$（C_4）及胸$_2$（T_2）脊神经前支发出的小分支，主要支配整个手、臂运动和绝大部分感觉（图 3-3）。组成臂丛的脊神经出椎间孔后在锁骨上部，肌间沟内分为上、中、下三干。上干由 $C_5\sim C_6$ 前支，中干由 C_7 前支，下干由 C_8 和 T_1、T_2 脊神经前支构成。三支神经干穿出肌间沟后，在锁骨下动脉的后上方沿第 1 肋骨上缘穿行。至锁骨后第 1 肋骨的外缘，每个神经干又分为前、后两股，在锁骨中段后方进入腋窝。各股神经在腋窝重新组合成三束，三个后股在腋动脉后方合成后束，延续为腋神经及桡神经；上干和中干的前股在腋动脉的外侧合成外侧束，延续为肌皮神经和正中神经外侧头；下干的前股延伸为内侧束，延续为尺神经、前臂内侧皮神经、臂内侧皮神经和正中神经内侧头。覆盖前、中斜角肌的椎前筋膜向外融合包裹臂神经丛形成筋膜鞘，此鞘从椎间孔延伸至上臂上部，是臂神经丛阻滞的解剖基础。

(二)局麻药的选择

臂神经丛阻滞药物需要较大容量(20~40ml)以利于药物在鞘内扩散,而浓度不必太高。可选用一种局麻药或两种局麻药的混合液。2~4小时的手术可选用1%~1.5%利多卡因;若手术时间较长,可选用0.25%~0.5%的丁哌卡因或罗哌卡因。

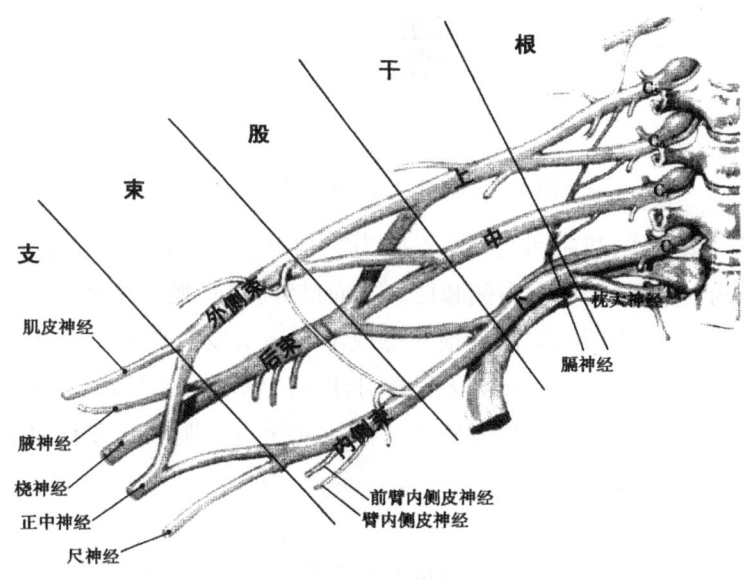

图3-3 臂神经丛解剖示意图

(三)操作方法和临床应用

从包裹臂神经丛筋膜鞘的任何位置注入局麻药均可扩散并阻滞 $C_5 \sim T_1$ 神经根,但神经阻滞的程度随注射部位的变化而不同。临床上常根据手术需要选择不同途径进行臂神经丛阻滞(brachial plexus block)。常用阻滞途径为肌间沟、腋窝和锁骨上入路。

1.肌间沟入路法(interscalene block)

(1)适应证:适用于肩部、上臂和前臂手术。在肌间沟水平注入局麻药,$C_5 \sim C_7$ 皮区的阻滞效果最强,而 $C_8 \sim T_1$ 皮区的阻滞效果较弱。因此,肌间沟入路臂丛阻滞不能为尺神经分布区的手术提供良好的麻醉效果。

(2)操作方法:肌间沟为前、中斜角肌与肩胛舌骨肌共同构成的一个三角区。患者去枕平卧,头偏向对侧,手臂贴体旁(图3-4)。在胸锁乳突肌锁骨端外缘触及前斜角肌,再向后外侧滑过前斜角肌肌腹即为前、中斜角肌之间的肌间沟。从环状

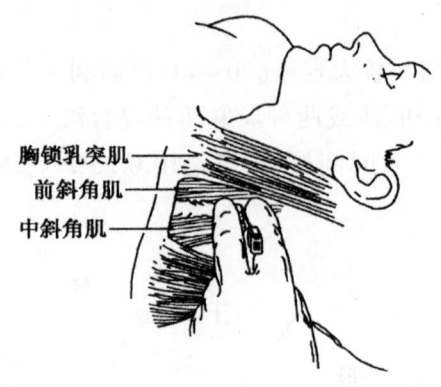

图 3-4 肌间沟入路臂神经丛阻滞

软骨向后作一水平线,与肌间沟的交点即为穿刺点。皮肤常规消毒后,用 22~25G 穿刺针垂直刺入皮肤,略偏向内侧和尾侧方向进针,同时观察异感或电刺激诱发浅层肌肉收缩反应,以手臂或肩部出现异感或电刺激引发肌肉收缩为准确定位的标志。准确定位后将针头固定,回吸无异常可注入局麻药 20~30ml。一般情况下,肌间沟入路很难阻滞尺神经,将患者置于头高位并压迫穿刺点上方有助于局麻药向下扩散,从而阻滞尺神经。

(3)优缺点

1)优点:①易于掌握;②上臂、肩部及桡侧阻滞效果好;③不易引起气胸。

2)缺点:①尺神经阻滞起效慢;②有误入蛛网膜下隙或硬脊膜外隙的危险;③有损伤椎动脉的危险;④不宜同时双侧阻滞,以免阻滞双侧膈神经或喉返神经。

2.锁骨上入路法(supraclavicularblock)

(1)适应证:由于臂神经丛三条主干都集中在锁骨上、第 1 肋骨正上方,因此,通过锁骨上入路阻滞臂神经丛适用于上臂、前臂和手部手术。

(2)操作方法:患者去枕平卧,头转向对侧,上肢紧贴体旁(图 3-5)。穿刺点位于肌间沟最低点,锁骨下动脉搏动处后上方,此处位于锁骨中点上方 1~1.5cm。以 22G 穿刺针向尾侧刺入皮肤,直至引出异感或电刺激引发肌肉收缩反应时,将针头固定,回吸无异常后注入局麻药 20~30ml。如针尖碰到第 1 肋骨仍未引出异感,可将穿刺针稍许后退再沿肋骨面向前或向后穿刺,直至引出异感。

(3)优缺点

1)优点:①用较小药量可得到较满意的阻滞效果;②穿刺中不需移动上肢,对上肢外伤疼痛者较适合;③不易发生误入硬脊膜外隙或蛛网膜下隙的危险。

2)缺点:①气胸发生率较高(0.5%~6%),而且气胸症状可延迟出现;②星状神经节及膈神经阻滞的发生率较高。

3.腋入路法(axillary block)

(1)适应证:腋动脉是腋入路阻滞时最重要的定位标志。正中神经位于腋动脉的上方,尺神经位于其下方,而桡神经位于其后外侧。肌皮神经在腋窝已经离开了血管神经鞘,进入喙肱肌;来自 T_2 肋间神经分支的肋间臂神经位于腋动脉的表面。因此,腋入路臂神经丛阻滞适用于肘部至手部手术,在 C_7、T_1(尺神经)皮区的阻滞效果最强,但对肩部和上臂($C_5 \sim C_6$)手术的阻滞效果稍差;同时也难以阻滞肌皮神经,但可以在腋部或肘部补救。

(2)操作方法:患者平卧,头偏向对侧,被阻滞的上臂外展与躯干成直角,肘关节屈曲 90°,肩部外旋上臂横过头顶,似行军礼状以充分显露腋窝。先在腋窝触摸腋动脉搏动,再沿腋动脉上行摸到胸大肌下缘动脉搏动最强处即为穿刺点(图 3-6)。以穿刺针在动脉边缘刺入皮肤,然后缓慢进针直到出现刺破鞘膜的落空感,或同时出现异感;松开持针手指,针头可随动脉搏动而摆动,即可认为针已进入腋鞘内;接注射器回抽无血后注入局麻药 25~35ml。腋入路阻滞一般无须寻找

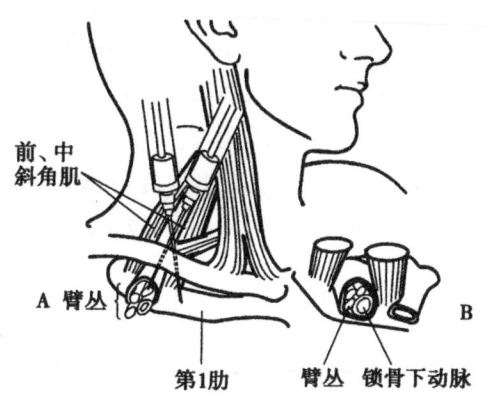

图 3-5 锁骨上入路臂神经丛阻滞

1.锁骨上入路臂神经丛阻滞方法;
2.臂神经丛在第 1 肋水平排列

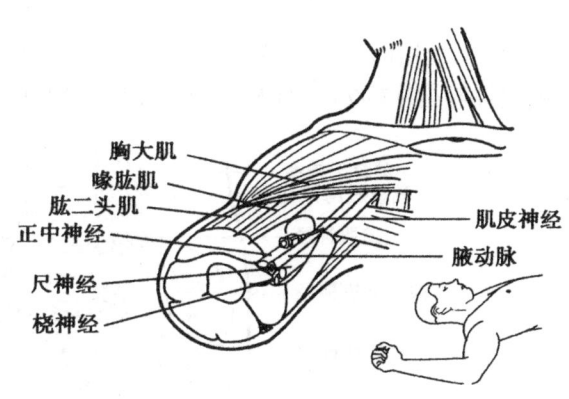

图 3-6 腋入路臂神经丛阻滞

异感,只要穿刺针进入血管神经鞘内均可获得良好的阻滞效果,多点注射可提高阻滞效果。经腋入路阻滞时,肌皮神经和肋间臂神经常不能被完善阻滞,肌皮神经阻滞是完善的前臂和腕部麻醉的基础,而肋间臂神经成功阻滞可避免应用止血带部位疼痛。故在注药完毕后,改变穿刺针方向,使针头位于腋动脉上方并与皮肤垂直进针,刺入喙肱肌进行扇形封闭;然后将针退至皮下,在腋动脉下方腋窝下缘注药以阻滞肋间臂神经,可获得良好效果。

(3)优缺点

1)优点:①位置表浅,动脉搏动明显,易于阻滞;②不会引起气胸;③不会阻滞膈神经、迷走神经、喉返神经;④无误入硬脊膜外隙或蛛网膜下隙的危险;⑤可放入留置针或导管行连续阻滞。

2)缺点:①上肢不能外展或腋窝部位有感染、肿瘤的患者不能应用;②因局麻药用量较大,局麻药毒性反应发生率较其他方法高。

四、下肢神经阻滞

腰麻和硬膜外阻滞是下肢手术最常用的区域麻醉方法,而下肢神经阻滞不仅可为下肢手术提供良好的麻醉,而且因不阻滞交感神经,避免了因血管扩张导致的血压下降,对某些重症患者具有重要意义。

(一)解剖

支配下肢的神经来自腰丛和骶丛神经。腰丛由腰$_1$~腰$_4$(L_1~L_4)前支构成,常有胸$_{12}$(T_{12}),偶有腰$_5$(L_5)分支参与。由L_2~L_4组成的腰丛成分主要支配大腿的前、内侧;L_2~L_4的前支组成闭孔神经,后支组成股神经,而L_2和L_3的后支又组成股外侧皮神经(图3-7)。腰丛神经位于腰大肌和腰方肌之间的腰大肌间隙内。

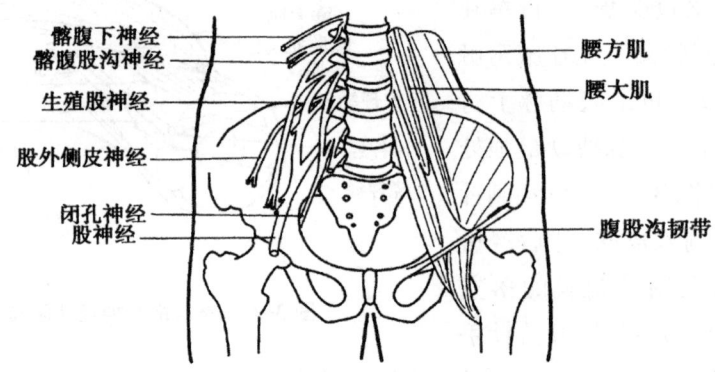

图3-7 腰神经丛解剖图

骶丛来源于骶$_1$~骶$_3$(S_1~S_3)骶神经和L_4和L_5前支的分支,主要构成股后皮神经和坐骨神经,一起经过坐骨大孔穿出骨盆,支配下肢后面和足的运动和感觉。坐骨神经包含胫神经和腓总神经的主干(由L_4、L_5、S_1~S_3前支的腹侧支组成胫神经,背侧支组成腓总神经),二者在腘窝或腘窝上方从坐骨神经分出后,胫神经走行在内侧而腓总神经绕到外侧下行。

(二)腰神经丛阻滞(腰肌间隙阻滞)(lumbarplexus block)

1.适应证　腰神经丛阻滞可同时阻滞股外侧皮神经、股神经和闭孔神经。因此,适用于膝部、大腿前部和髋部手术;加上坐骨神经阻滞可阻滞整个下肢;置入导管可用于膝关节和髋关节的术后持续镇痛。

2.操作方法　一般采用后路法。患者侧卧位,患肢置于上部。确认双侧髂嵴并作一连线,此线常通过第4腰椎。在患侧连线上、由脊柱旁开5cm处即为穿刺点。穿刺针由穿刺点垂直进针,直达第4腰椎横突;然后针尖向尾侧滑过第4腰椎横突下缘;继续进针约0.5cm后有明显落空感,表明针已进入腰大肌间隙内;回吸无异常后注入局麻药20~30ml(图3-8)。用神经刺激器定位,当电流小于0.5mA时仍有股四头肌收缩反应,可确定穿刺针已抵达腰丛。

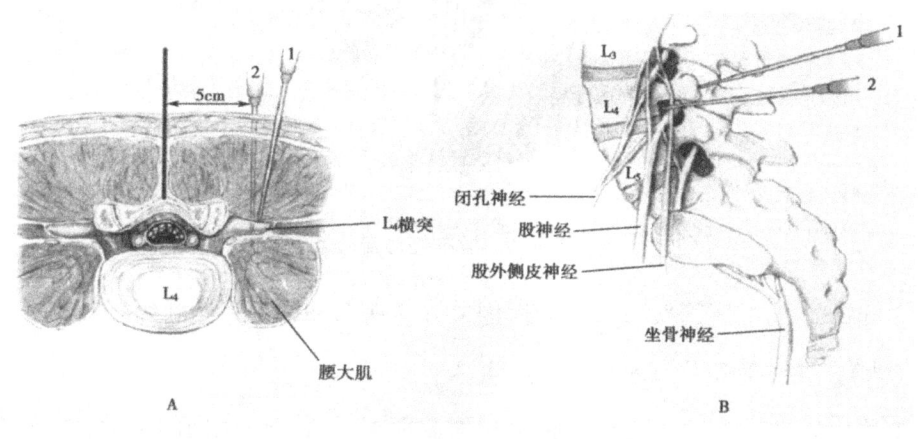

图3-8 腰神经丛阻滞

如图A所示,穿刺针先达第4腰椎横突(针1),然后针尖向尾侧滑过第4腰椎横突下缘(针2),进入腰大肌间隙

3.并发症　后路法腰丛阻滞进针过深时,有进入硬脊膜外隙、蛛网膜下隙或血管内的危险;也有导致血肿和神经损伤的可能。

(三)股神经阻滞(三合一阻滞)(thefemoral 3 in 1 block)

1.适应证　股神经主要支配大腿前部肌肉(股四头肌、缝匠肌和耻骨肌)以及从腹股沟韧带到膝部的皮肤。股神经阻滞可用于大腿前部和膝关节手术,常与其他下肢阻滞技术联合应用。

2.操作方法　患者仰卧位,在腹股沟韧带中点可扪及股动脉搏动,穿刺点即在腹股沟韧带下方,股动脉搏动点外侧。将穿刺针与皮肤呈45°向头侧方向进针,出现异感则表明位置正确,回抽无异常后注入局麻药20~30ml。使用神经刺激仪定位时,通常先找到股神经前支,表现为大腿内侧缝匠肌收缩,此时应将针尖稍向外侧重新进针,抵达股神经后支时可引发股四头肌收缩,回抽无异常后注入局麻药(图3-9)。注药时同时压迫股管远端,使局麻药向近端扩散进入腰肌间隙,不仅可阻滞股神经,而且可阻滞闭孔神经和股外侧皮神经,因此也称为"三合一阻滞"。但此方法对闭孔神经阻滞常不完善,故一般仅将其视为单纯股神经阻滞。

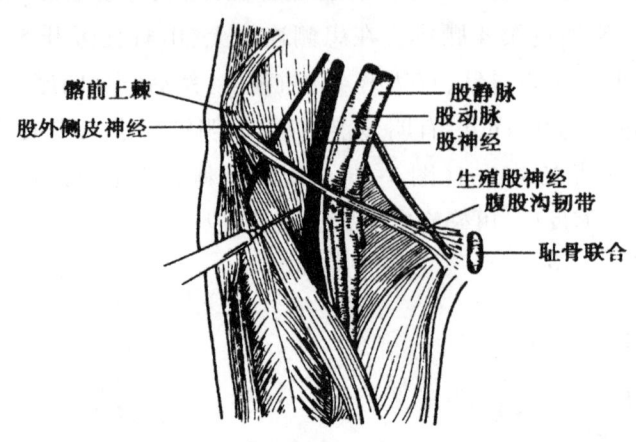

图3-9 股神经阻滞

3.并发症 由于穿刺点接近动脉,因此容易误伤动脉或将局麻药注入血管内。

(四)坐骨神经阻滞(sciatic nerve block)

1.适应证 坐骨神经主要支配腘肌和膝盖远端所有下肢肌肉的运动,以及除隐神经支配的内侧面外,膝部远端下肢的所有感觉。临床上可联合隐神经或股神经阻滞用于膝关节以下无须止血带的手术。股后皮神经前段与坐骨神经伴行,支配大腿后部的皮肤,坐骨神经阻滞的同时也阻滞该神经。

2.操作方法

(1)经典后路法:患者取侧卧位,阻滞侧下肢在上并屈髋屈膝,膝关节呈90°角,健侧下肢伸直。由股骨大转子与髂后上棘作一连线,连线中点作一条垂直线,与股骨大转子与骶裂孔连线的交点即穿刺点(图3-10)。

使用22G穿刺针垂直进针,直至出现异感,若无异感而触及骨质,则针尖可略偏向内侧或外侧再穿刺。出现异感后针稍后退,回吸无异常后注入局麻药20~30ml。使用神经刺激仪时,在出现臀肌刺激反应后,继续向前进针直至引出坐骨神经支配区肌肉的运动反应(腘肌或腓肠肌收缩、足屈或趾屈),回吸无异常后注入局麻药。

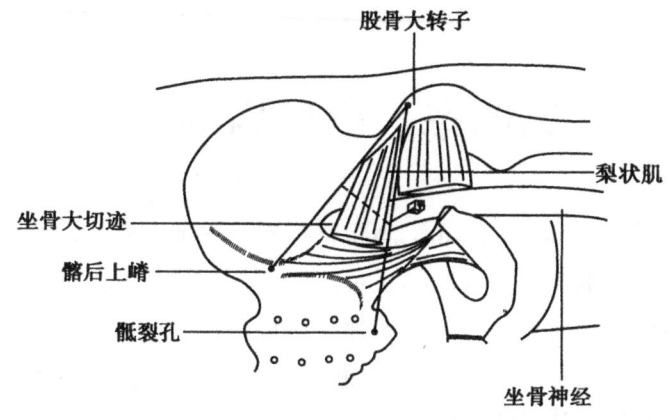

图 3-10　后路法坐骨神经阻滞

（2）前路法：患者仰卧，从大转子作一条平行于腹股沟韧带的直线，再沿腹股沟韧带将髂前上棘到耻骨结节连线分为三等分，在中、内 1/3 处作一垂直线与上述大转子线相交，交点即为穿刺点。将穿刺针垂直进针后稍偏向外侧，遇到骨质即为股骨小转子。将针尖向内侧滑过股骨并继续进针 5cm 左右可引出异感，使用神经刺激仪时可出现肌肉收缩反应，回吸无异常后注入局麻药。该方法穿刺部位较深，操作较为困难。

3.并发症　常见并发症为阻滞不全和神经损伤。

第四章 椎管内麻醉

椎管内麻醉(intrathecal anesthesia)包括蛛网膜下隙阻滞[简称腰麻(spinal anesthesia)]和硬脊膜外隙阻滞(epiduml anesthesia)(含骶管阻滞)。将局麻药注入蛛网膜下隙,暂时使脊神经前根和后根的神经传导阻滞的麻醉方法称为蛛网膜下隙阻滞;将局麻药注入硬脊膜外隙,暂时阻断脊神经根的神经传导的方法,称为硬脊膜外隙阻滞,简称硬膜外阻滞。蛛网膜下隙阻滞的特点为所需麻醉药的剂量和容量较小,但能使感觉和运动神经阻滞完善,麻醉效果确切。而硬膜外阻滞则需要局麻药的剂量和容量均较大,药物吸收进入血液循环可能导致全身副作用;其优点是可以通过置管而连续给药,有利于时间长短不能确定的手术。蛛网膜下隙-硬膜外联合阻滞(combined spinal-epidural anesthesia, CSEA)则可取两者的优点,在临床麻醉中应用日趋广泛。

椎管内麻醉能有效阻断外科手术刺激对机体产生的应激反应(stress response)、减少术中出血量、降低术后血栓的发生;应用这些技术能缩短患者的住院时间,从而更加有效地利用卫生保健经费。

第一节 椎管内解剖与麻醉生理

一、椎管解剖

(一)脊椎的结构

脊椎由7节颈椎、12节胸椎、5节腰椎、融合成一块的5节骶椎及3~4节尾椎组成。成人脊椎有4个弯曲,颈曲和腰曲向前,胸曲和骶曲向后。仰卧位时,脊椎的最高点位于第3腰椎和第3颈椎,最低点位于第5胸椎和骶部(图4-1)。

脊椎由椎体、椎弓及棘突组成,相邻两个上下椎弓切迹之间构成椎间孔,脊神经根由此通过。颈椎与腰椎的棘突呈水平状排列,胸椎棘突呈叠瓦状排列。每个椎体与后方呈半环形的椎弓共同构成椎孔,所有椎孔连通呈管状,称为椎管。椎管上起枕骨大孔,下止于骶裂孔;在骶椎部分的椎管称为骶管。

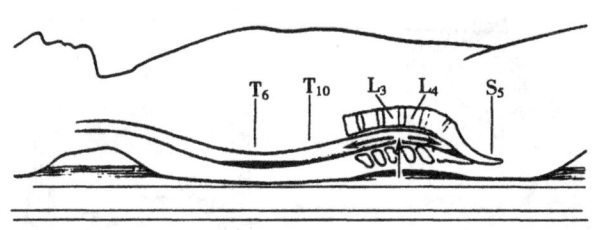

图 4-1 脊柱生理弯曲示意图

(二) 韧带

相邻两个椎骨的椎弓板由 3 条韧带相互连接,从内向外的顺序为:黄韧带、棘间韧带和棘上韧带(图 4-2)。黄韧带位于相邻椎弓板之间,由黄色的弹力纤维构成,坚韧并富有弹性,从上位椎板内面的下缘连至下位椎板外面的上缘,参与构成椎管的后壁和后外侧壁。黄韧带的宽度约为椎管后壁的 1/2,腰部最为坚韧厚实,穿刺时可借助穿刺针触及该韧带有坚韧和阻力感,而再向前进针,一旦阻力消失,便知进入硬脊膜外隙。棘间韧带位于棘突之间,较薄弱;而棘上韧带为连接各棘突尖的纵行韧带,老年人棘上韧带可钙化。

(三) 脊髓

脊髓位于椎管内,上端从枕骨大孔开始,在胚胎期充满整个椎管腔,新生儿终止于第 3 或第 4 腰椎,成人则终止于第 1、2 腰椎之间。在成人第 2 腰椎以下、小儿第 3 腰椎以下的蛛网膜下隙只有脊神经根,即马尾神经。所以,蛛网膜下隙穿刺时,成人应在第 2 腰椎以下、小儿应在第 3 腰椎以下的间隙穿刺,以免损伤脊髓(图 4-3)。

(四) 脊膜与腔隙

脊髓有三层被膜,即软脊膜、蛛网膜和硬脊膜。软脊膜紧贴于脊髓表面,与蛛网膜之间形成的腔隙为蛛网膜下隙。蛛网膜下隙除有脊髓外,还充满脑脊液。成人脑脊液总量约 120~150ml,其中蛛网膜下隙含有 25~30ml。正常脑脊液无色透明,pH 7.35,比重 1.003~1.009;压力平卧位时约 100mmH$_2$O,侧卧位时 70~170mmH$_2$O,坐位时 200~300mmH$_2$O。蛛网膜与硬脊膜之间形成的潜在腔隙为硬脊膜下隙,此间隙在颈部较宽,在行颈部硬脊膜外隙阻滞或颈丛、肌间沟臂丛阻滞时容易误入此间隙。硬脊膜与椎管内壁(即黄韧带)之间构成硬脊膜外隙,其内充满血管、脂肪、淋巴及疏松结缔组织。成人硬脊膜外隙容积约 100ml,其中骶管约 25~30ml。在妊娠晚期,硬脊膜外隙的静脉丛呈怒张状态,老年人由于

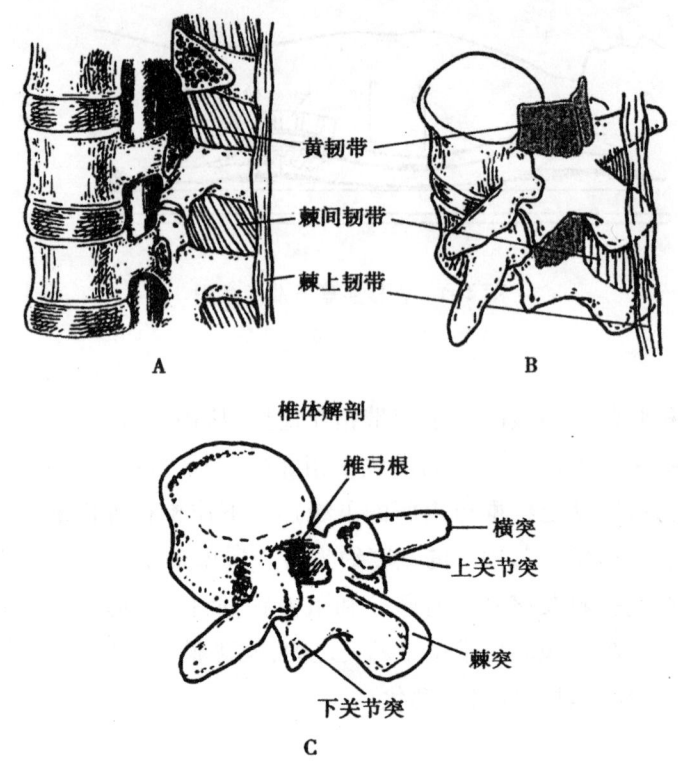

图 4-2 腰椎解剖示意图
A.矢状图;B.腰椎骨斜位图;C.单个腰椎骨斜位图

骨质增生及纤维化使椎管变窄,均可使硬脊膜外隙变小。

硬脊膜、蛛网膜和软脊膜均可沿脊神经根向两侧延伸,并包裹脊神经根,分别称为根硬脊膜、根蛛网膜和根软脊膜。根硬脊膜随着向椎间孔延伸而逐渐变薄。根蛛网膜细胞增生可形成绒毛结构,并可突进或穿透根硬脊膜。根蛛网膜和根软脊膜之间的腔隙称根蛛网膜下隙,与脊髓部蛛网膜下隙相通,在椎间孔处闭合成盲囊。在蛛网膜下隙注入墨汁时,可见墨水颗粒聚积在根蛛网膜下隙处,故又称墨水套囊。蛛网膜绒毛有利于引流脑脊液和清除蛛网膜下隙的颗粒物。

(五)骶管

骶管是硬脊膜外隙的一部分,呈三角形。骶管上自硬脊膜囊,即第 2 骶椎水平,终止于骶裂孔。行骶管穿刺时,切勿超过第 2 骶椎水平,以免误入蛛网膜下隙。

(六)脊神经及体表标志

脊神经共 31 对,包括 8 对颈神经、12 对胸神经、5 对腰神经、5 对骶神经和 1 对尾神经。每对脊神经分为前根和后根,前根从脊髓前角发出,由运动纤维和交感神经传出纤维组成;后根由感觉纤维和交感神经传入纤维组成。脊神经在人体皮肤分布的体表标志为:甲状软骨部位为C_2,胸骨上缘为T_2,双乳头连线为T_4,剑突下为T_6,平脐为。耻骨联合水平为T_{12}(图4-4)。

二、椎管内阻滞的生理

1.椎管内麻醉药物作用部位　目前认为,椎管内麻醉药物作用的主要部位是脊神经。蛛网膜下隙阻滞时,局麻药经脑脊液稀释和扩散后直接作用于脊神经根和脊髓表面,但主要是作用于脊神经根。硬膜外阻滞的机制比较复杂,多数意见为:①椎旁阻滞,药液由硬膜外间隙经椎间孔渗出,在椎旁阻滞脊神经根;②通过蛛网膜绒毛进入根蛛网膜下隙,作用于脊神经根;③直接透过硬脊膜和蛛网膜进入蛛网膜下隙,作用于脊神经根和

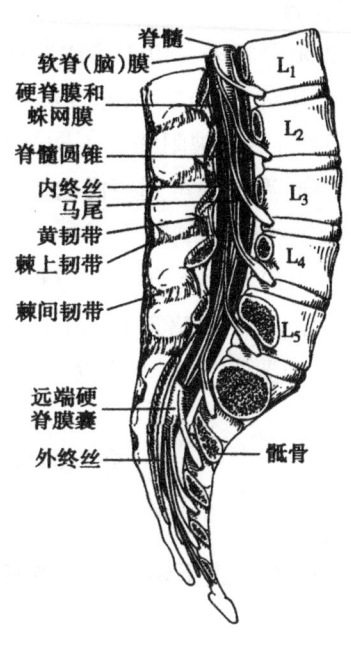

图4-3　腰骶部脊髓解剖示意图

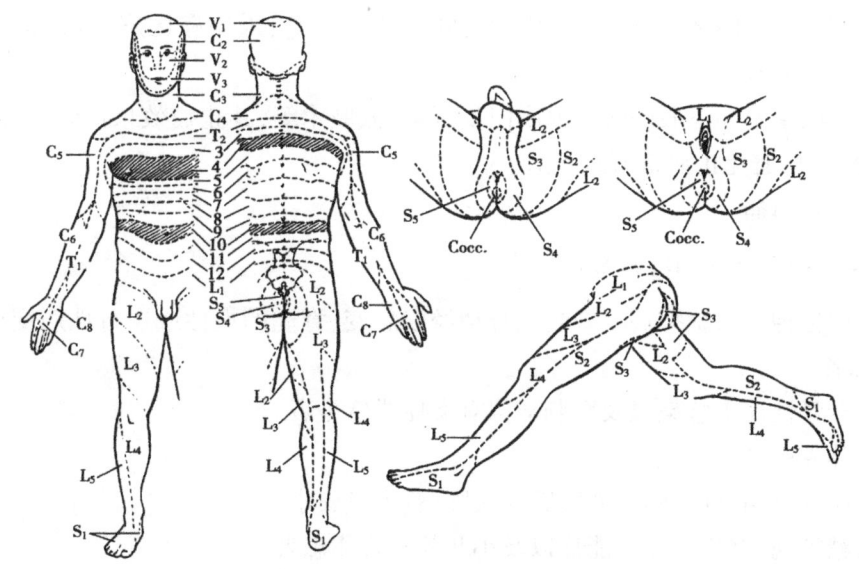

图4-4　脊神经体表分布示意图
C=颈;T=胸;L=腰;S=骶;Cocc=尾

脊髓表面。

2.阻滞顺序　由于传递冲动的神经纤维互不相同,局麻药的阻滞顺序为,自主神经纤维先被阻滞,感觉神经纤维次之,运动神经纤维及有髓鞘的本体感觉纤维(A_γ纤维)最后被阻滞。不同神经纤维被阻滞顺序依次为:血管舒缩→冷感→温感→对不同温度的辨别→慢痛→快痛→触觉→运动→压力感→本体感。消退顺序与阻滞顺序相反。

3.阻滞平面差异　交感神经阻滞平面与感觉神经阻滞平面不一致,一般交感神经阻滞平面比感觉消失平面要高2~4个神经节段,感觉消失平面又比运动神经阻滞平面要高1~4个节段。

第二节　蛛网膜下隙阻滞

一、蛛网膜下隙阻滞的临床应用

(一)适应证

1.下腹及盆腔手术如阑尾切除术、疝修补术、膀胱及前列腺手术、子宫及附件手术等。

2.肛门及会阴部手术如痔切除术、肛瘘切除术等,采用鞍区麻醉(saddleanesthesia)则更合理。

3.下肢手术如下肢的骨折或脱臼复位术、截肢术等,其止痛效果比硬膜外阻滞更完全,并可避免止血带所致不适。

4.分娩镇痛。

(二)禁忌证或相对禁忌证

1.中枢神经系统疾病　脊髓或脊神经根病变,脊髓的慢性或退行性病变,颅内高压患者。

2.全身性严重感染以及穿刺部位有炎症或感染者。

3.休克患者。

4.腹内压明显增高者,如腹腔巨大肿瘤、大量腹水。

5.精神病、严重神经官能症以及小儿等不合作患者。

6.脊柱外伤或有明显腰痛病史者,以及脊柱严重畸形者。

(三)麻醉前准备和麻醉前用药

1.术前访视　术前访视患者应明确以下问题:

(1) 是否适宜进行腰麻,有无腰麻禁忌证。从手术部位和时间考虑,应用腰麻是否安全可靠,阻滞时间是否合适。

(2) 确定拟用局麻药的种类、剂量、浓度和配制方法,以及患者体位和穿刺点。

2. 麻醉前用药蛛网膜下隙阻滞的麻醉前用药量不宜过大,应使患者保持清醒状态,以利于调节阻滞平面。

(四) 常用局部麻醉药

1. 普鲁卡因(procaine) 用于蛛网膜下隙阻滞的普鲁卡因为高纯度的白色晶体。成人用量 100～150mg。常用浓度为 5%,麻醉起效时间为 1～5 分钟,麻醉维持时间为 45～90 分钟,适用于短小手术。常用 5% 普鲁卡因重比重液配制方法为:普鲁卡因 150mg 溶解于脑脊液 3ml 中。

2. 丁卡因(tetracaine) 成人常用剂量为 8～15mg,常用浓度为 0.3%～0.5%。临床上用 1% 丁卡因 1ml,加 10% 葡萄糖及 3% 麻黄碱各 1ml,配成丁卡因重比重液的标准配方,即所谓的 1:1:1 溶液。起效时间为 5～10 分钟,20 分钟后阻滞平面固定,麻醉维持时间为 2～3 小时。

3. 丁哌卡因(bupivacaine) 为目前蛛网膜下隙阻滞的最常用药物,成人常用剂量为 8～15mg。一般用 0.5%～0.75% 丁哌卡因 2ml,加脑脊液 1ml,配成重比重溶液,麻醉维持时间为 2～2.5 小时。丁哌卡因起效时间需 5～10 分钟,麻醉平面调节不可操之过急,以免平面过高。

4. 左丁哌卡因(levobupivacaine) 是丁哌卡因的 S-对映体,蛛网膜下隙阻滞剂量与丁哌卡因相同,阻滞效果也相当。理论上全身毒性反应较丁哌卡因小。

5. 罗哌卡因(ropivacaine) 为新型长效酰胺类局麻药,毒性较小,安全性高,可产生感觉与运动阻滞分离。成人常用剂量为 8～15mg。一般用 0.5%～0.75% 罗哌卡因 2ml,加脑脊液 1ml,配成重比重溶液,麻醉维持时间为 2 小时左右。

(五) 蛛网膜下隙穿刺术

1. 体位蛛网膜下隙穿刺一般常取侧卧位(图 4-5)。采用重比重溶液时,手术侧向下;采用轻比重溶液时,手术侧向上;鞍区麻醉一般取坐位。

2. 穿刺方法穿刺点用 0.5%～1% 普鲁卡因或利多卡因作皮内、皮下和棘间韧带逐层浸润。常用的蛛网膜下隙穿刺术有以下两种(图 4-6)。

(1) 直入穿刺法:用左手拇、示指固定穿刺点皮肤。将穿刺针在棘突间隙中点与患者背部垂直、针尖稍向头侧缓慢刺入,并仔细体会针尖处的阻力变化。当针尖穿过黄韧带时,有阻力突然消失"落空"感觉,继续推进时常有第二个"落空"感觉,

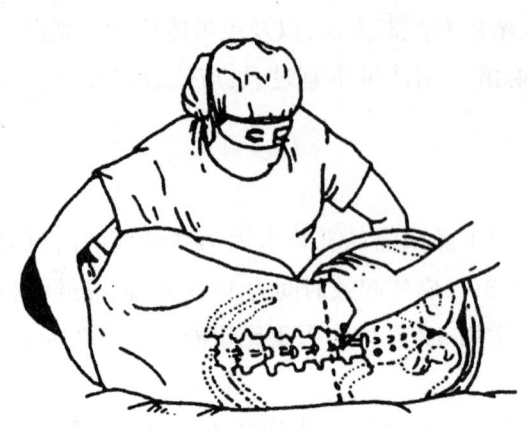 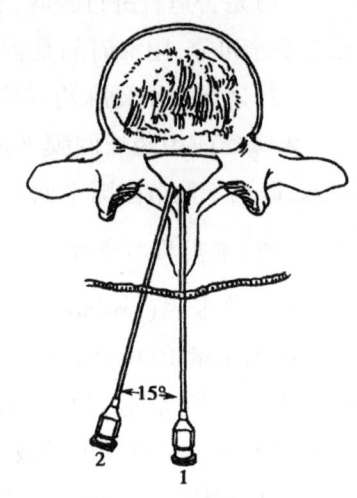

图 4-5　腰麻穿刺体位和穿刺点定位方法　　图 4-6　直入法与侧入法
　　　　　　　　　　　　　　　　　　　　　　1.直入法；2.侧入法

提示已穿破硬脊膜与蛛网膜而进入蛛网膜下隙。

（2）侧入穿刺法：于棘突间隙中点旁开1.5cm处作局部浸润，穿刺针与皮肤成75°角对准棘突间孔刺入，经黄韧带及硬脊膜而达蛛网膜下隙。本法可避开棘上及棘间韧带，特别适用于棘上韧带钙化或脊柱畸形的患者。此外，当直入法穿刺未能成功时，也可改用本方法。

针尖进入蛛网膜下隙后，拔出针芯即有脑脊液流出；有时未见脑脊液流出可能系患者脑压过低所致，可试用压迫颈静脉或让患者屏气等措施，以促进脑脊液流出；也可旋转针干180℃，或用注射器缓慢抽吸。经上述处理仍无脑脊液流出时，应重新穿刺。穿刺时如遇骨质，应改变进针方向，避免暴力，以免造成损伤。

（六）阻滞平面的调节

阻滞平面是指皮肤感觉消失的界限。临床上常以针刺皮肤测痛的方法来判断，同时观察运动神经麻痹的进展情况，也有助于了解其作用范围。如骶神经被阻滞时，足趾即不能活动，腰神经被阻滞则不能屈膝。T_7神经以下被阻滞时，腹肌松弛，令患者咳嗽，可见腹肌松软膨起，大致判断运动神经纤维被阻滞的平面。

局麻药的剂量大小是决定蛛网膜下隙阻滞平面的主要因素，影响因素包括：穿刺间隙、患者体位、麻醉药容量和比重、注药速度和针尖斜口方向等。①穿刺部位：由于脊柱有四个生理曲度，如果经$L_{2\sim3}$间隙穿刺注药，当患者转为仰卧后，药液将沿着脊柱的坡度向胸段移动，使麻醉平面偏高。如果在L_{3-4}间隙穿刺注药，当患者仰卧后,大部分药液将向骶段方向移动,骶部及下肢麻醉较好,麻醉平面偏低。②患者体位和药液比重:重比重药液向低处扩散,轻比重药液向高处扩散。注药后一般应在5~10分钟之内调节患者体位,以获得所需麻醉平面。③注药速度:通常注射的速度愈快,麻醉范围愈广;相反,注射速度愈慢,药物愈集中,麻醉范围愈小。一般以每5秒注入1ml药液为适宜。鞍区麻醉时,注射速度可减至每30秒1ml,以使药物集中于骶部。④穿刺针尖斜口方向:斜口朝向头侧,麻醉平面易升高;反之,麻醉平面不易上升。如果局麻药已经注入,则只能根据药物比重来调节患者的体位,以达到预定的麻醉平面。

(七)麻醉期间的管理

蛛网膜下隙阻滞后,可引起一系列生理扰乱,其程度与阻滞平面密切相关,平面愈高,扰乱愈明显。

1.血压下降和心率缓慢　蛛网膜下隙阻滞平面超过 T_4 后,常出现血压下降,多数于注药后15~30分钟发生,同时伴心率缓慢。血压下降主要因交感神经节前纤维被阻滞,使小动脉扩张、周围血管阻力下降,血液淤积于周围血管、回心血量减少、心排出量下降等造成。心率缓慢是因部分交感神经被阻滞,迷走神经相对亢进所致。处理应首先考虑补充血容量,可先快速输液200~300ml;如果无效可静注麻黄碱10~15mg;对心率缓慢者可静注阿托品0.25~0.5mg以拮抗迷走神经的影响。

2.呼吸抑制　当胸段脊神经阻滞后可引起肋间肌麻痹,表现为胸式呼吸微弱,腹式呼吸增强;患者潮气量减少,咳嗽无力,不能发声,甚至发绀。遇此情况应迅速吸氧,或行人工辅助呼吸,直至肋间肌张力恢复为止。如果发生"全脊麻"引起呼吸停止,血压骤降,甚至心搏骤停,应立即施行心肺复苏,采取气管内插管、机械通气、胸外心脏按压等抢救措施。

3.恶心、呕吐　诱因包括:①血压骤降,使脑供血骤减,兴奋了呕吐中枢;②迷走神经功能亢进,胃肠蠕动增加;③手术牵拉内脏。一旦出现恶心、呕吐症状,应首先检查是否有麻醉平面过高及血压下降,并采取相应治疗措施。

二、蛛网膜下隙阻滞的并发症

1.腰麻后头痛　头痛是腰麻后最常见的并发症,腰麻后头痛的平均发生率外科手术为13%,妇产科为18%。典型头痛可在穿刺后的6~12小时内发生,多数发病于腰麻后1~3天,75%病例持续4天,10%持续1周,个别可迁延1~5个月或更长时间。腰麻后头痛的原因主要系脑脊液经穿刺孔漏出引起颅内压降低和颅内血管扩张所致,故穿刺针粗细与头痛发生率明显相关。采用25~26G穿刺针可显著降低头痛发生率。麻醉后嘱患者仰卧位以减少脑脊液外流,并保证足够睡眠。一旦发生腰麻后头痛,可依头痛程度分别进行治疗:①轻微头痛:经卧床2~3天即自行消失;②中度头痛:患者平卧或采用头低位,每日输液2000~3000ml,并应用小剂量镇静药、镇痛药;③严重头痛:除上述措施外,可行硬膜外间隙充填疗法,即先抽取自体血10ml,或右旋糖酐15~30ml,在10秒内经硬膜外穿刺针注入硬膜外间隙,注后患者平卧1小时,疗效较好。

2.尿潴留　由于$S_{2～4}$的阻滞,可使膀胱张力丧失,此时,膀胱可发生过度充盈,特别是男性患者。如果术后需大量输液者应在手术前留置导尿管。

3.神经并发症　腰麻致神经损害原因包括:局麻药的组织毒性、意外地带入有害物质及穿刺损伤。

(1)脑神经受累:腰麻后脑神经受累的发生率平均为0.25%。累及第Ⅵ对脑神经较多见,约占60%,其次为第Ⅳ对脑神经,约占30%,其他神经受累仅占10%。发生原因与腰麻后头痛的机制相似。多发生于术后2~21天,症状为剧烈头痛、畏光、眩晕、复视和斜视。治疗除给予适当镇痛药物缓解头痛外,还应补充维生素B_1。

(2)假性脑脊膜炎:也称无菌性或化学性脑脊膜炎,发生率约1:2000,多在腰麻后3~4天发病,临床表现主要是头痛及颈项强直,凯尔尼格征阳性,有时有复视、晕眩及呕吐。治疗方法与腰麻后头痛相似。

(3)粘连性蛛网膜炎:急性脑脊膜炎的反应多为渗出性变化,若炎症刺激严重则继发性地出现增生性改变及纤维化,此种增生性改变称为粘连性蛛网膜炎。潜伏期为1~2天,从运动障碍开始,可发展至完全肢体瘫痪。多为药物化学刺激所致,治疗主要是给予促进神经功能恢复的措施。

(4)马尾神经综合征:发生原因与粘连性蛛网膜炎相同,患者于腰麻后下肢感觉及运动功能长时间不恢复,神经系统检查发现骶尾神经受累,大便失禁及尿道括约肌麻痹,恢复异常缓慢。

第三节　硬膜外阻滞

一、硬膜外阻滞的临床应用

(一)适应证与禁忌证

硬膜外阻滞主要适用于腹部手术,颈部、上肢及胸部手术也可应用,但在管理上比较复杂。此外,凡适于腰麻的下腹部及下肢等部位手术,均可采用硬膜外阻滞。近年来,胸科及腹部手术多主张采用全麻复合硬膜外阻滞,可减少全麻药的应用,使麻醉更加平稳;留置硬膜外导管可用于术后行患者自控硬膜外镇痛(patient-controlled epidural analgesia, PCEA)。此外,还可以与腰麻联合应用于分娩镇痛。硬膜外阻滞对严重贫血、高血压(原发性或特发性高血压)及心脏代偿功能不良者应慎用,严重休克患者应禁用。穿刺部位有炎症或感染病灶者,也视为禁忌。对呼吸困难的患者也不宜选用颈、胸段硬膜外阻滞。

(二)麻醉前访视和麻醉前用药

1.麻醉前访视　目的在于了解病情和手术要求,决定穿刺部位,选择局麻药浓度和剂量,检查患者循环系统功能能否耐受麻醉,检查脊柱是否有畸形,穿刺部位是否有感染,以及麻醉史及药物过敏史、凝血功能、水和电解质平衡等情况。

2.麻醉前用药硬膜外阻滞的局麻药用量较大,为预防局麻药毒性反应,术前1~2小时可给予巴比妥类药或苯二氮䓬类药;对阻滞平面高、范围大或迷走神经兴奋性高的患者,应同时加用阿托品,以防心率减慢。对术前有剧烈疼痛者应适量使用镇痛药。

(三)常用局麻药(表4-1)

表4-1　硬膜外阻滞常用局麻药的浓度及剂量

局麻药	浓度(%)	一次最大剂量（mg）	起效时间（min）	持续时间（min）
氯普鲁卡因	2~3	800	10~15	45~60
丁卡因	0~2~0.3	75	15~20	90~180
利多卡因	1.5~2.0	400	5~15	80~120
丁哌卡因	0.5~0.75	150	10~20	165~225
左丁哌卡因	0.5~0.75	150	10~20	150~225
罗哌卡因	0.5~10	200	10~20	140~180

(四)应用局麻药的注意事项

1.局麻药浓度的选择　决定硬膜外阻滞范围的最主要因素是局麻药的容量,决定阻滞程度和作用持续时间的主要因素是局麻药的浓度。根据穿刺部位和手术要求不同,对麻醉药浓度应作适当选择。以利多卡因为例,颈胸部手术以1%~1.3%为宜,浓度过高可引起膈肌麻痹;用于腹部手术为达到腹肌松弛,需用1.5%~2%浓度。此外,浓度选择还与患者一般情况有关,健壮患者所需浓度宜偏高,虚弱或老年患者浓度应降低,婴幼儿应用1%以内的浓度即可取得满意效果。

2.注药方法 一般可按下列顺序给药:①试验剂量:一般为2%利多卡因3~5ml,目的在于排除意外进入蛛网膜下隙的可能。如果注药后5分钟内出现下肢痛觉和运动消失,以及血压下降等症状,提示局麻药已进入蛛网膜下隙,严重时可发生全脊麻,应立即进行抢救。此外,从试验剂量所出现的阻滞范围及血压波动幅度,可了解患者对药物的耐受性,以指导继续用药的剂量。②追加剂量:注入试验剂量5分钟后,如无蛛网膜下隙阻滞征象,方可注入追加剂量。虽然追加剂量的大小因人而异,给药方法也有不同,但阻滞范围应能满足手术的要求。试验剂量和追加剂量之和称初量。③维持量:术中患者由无痛转而出现痛感,肌肉由松弛转为紧张,应考虑局麻药的阻滞作用开始减退,可追加维持量,一般为初量的1/3~1/2。

(五)硬膜外间隙穿刺术

1.体位 分侧卧位及坐位两种,临床上主要采用侧卧位,具体要求与蛛网膜下隙阻滞法相同。

2.穿刺点的选择 穿刺点应根据手术部位选定,一般取支配手术范围中央的脊神经相应棘突间隙。为确定各棘突的位置,可参考下列体表解剖标志:①颈部最大突起的棘突为第7颈椎棘突;②两侧肩胛冈连线为第3胸椎棘突;③肩胛角连线为第7胸椎棘突;④两侧髂嵴最高点的连线为第4腰椎棘突或腰$_{4~5}$棘突间隙。临床上可用第7颈椎棘突作为标志向尾侧顺数,或以第4腰椎棘突为标志向头侧倒数,即可测得穿刺间隙。

3.穿刺术 包括直入法和侧入法两种。颈椎、胸椎上段及腰椎的棘突呈平行排列,多主张用直入法;胸椎中下段的棘突呈叠瓦状,间隙狭窄,穿刺困难时可用侧入法。老年人棘上韧带钙化,脊柱弯曲受限者,一般宜用侧入法。

(1)直入法:在选定的棘突间隙靠近下棘突的上缘处作皮丘,然后再作深层浸润,局麻必须完善,否则疼痛可引起反射性背肌紧张,增加穿刺困难。针的刺入位置必须在脊柱的正中矢状线上。针尖所经的组织层次与腰麻时一样,穿透黄韧带时有阻力骤然消失感,提示进入硬膜外间隙。

(2)侧入法:侧入法是在棘突间隙中轴线的中点旁开1.5cm处进针,避开棘上韧带和棘间韧带,经黄韧带进入硬膜外间隙。操作步骤:在选定的棘突间隙靠近下棘突旁开1.5cm处作皮丘、皮下及肌肉浸润。穿刺针与皮肤成45°~75°角对准棘突间孔刺入,经棘突间孔刺破黄韧带进入硬膜外间隙。

4.硬膜外间隙的确定 穿刺针到达黄韧带后,根据阻力突然消失、负压的出现以及无脑脊液流出等现象,即可判断穿刺针已进入硬膜外间隙。

(1)阻力突然消失:当穿刺针抵达黄韧带时,阻力增大,并有韧性感;将针芯取下,接上注射器,推动注射器芯,有回弹感觉,表明针尖已抵达黄韧带;继续缓慢进针,一旦穿破黄韧带,即有阻力顿时消失的"落空感",同时注入生理盐水无阻力,表示针尖已进入硬膜外间隙(图4-7)。

(2)负压现象:临床上常用负压现象来判断硬膜外间隙。当穿刺针抵达黄韧带时,拔除穿刺针芯,在针蒂上悬挂一滴生理盐水,继续缓慢进针。当针尖穿透黄韧带而进入硬膜外间隙时,可见悬滴被吸入,此即为负压现象的悬滴法(图4-8)。负压现象于颈胸段穿刺时比腰段清楚。

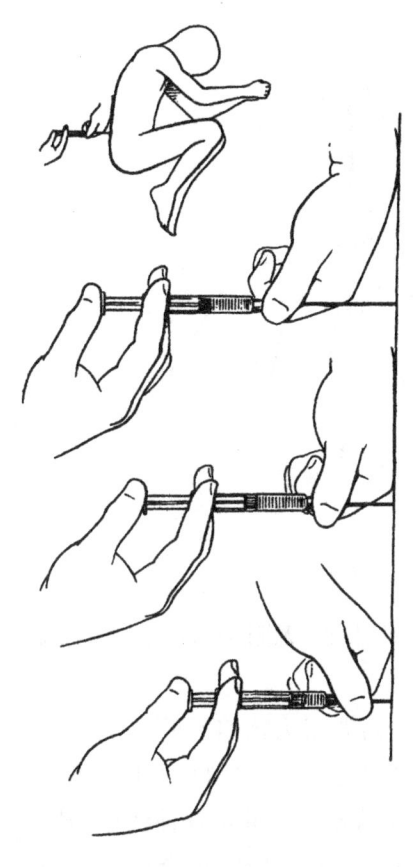

图4-7 硬膜外穿刺阻力消失示意图

(六)连续硬膜外阻滞置管方法

确定针尖已进入硬膜外间隙后,即可经针蒂置入硬膜外导管。置管前应根据拟定的置管方向调整好针尖斜面的方向。导管置入长度以3~5cm为宜。

1.置管操作步骤 ①置管时应先测量从穿刺点皮肤到硬膜外间隙的距离,即将穿刺针全长减去针蒂至皮肤的距离即得。②操作者以左手背贴于患者背部,以拇指和示指固定针蒂,右手持导管的头端,经针蒂插入针腔。进至10cm处稍有阻力,表示导管已到达针尖斜口,稍用力推进,导管即可滑入硬膜外间隙,继续缓慢插入3~5cm,至导管的15cm刻度处停止。③拔针时,应一手退针,另一手固定好导管,以防将导管带出。在拔针过程中不要随意改变针尖的斜口方向,以防斜口割断导管。④调整好导管在硬膜外的长度。如置入过长,可轻轻将导管向外退拉至预

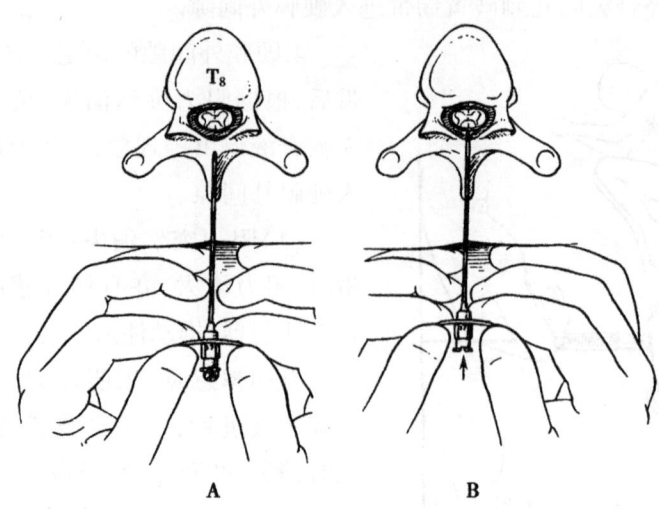

图 4-8 悬滴法穿刺示意图
A.悬滴穿刺;B.穿刺针进入硬脊膜外隙

定的刻度。⑤导管尾端接上注射器,注入少许生理盐水,无阻力,回吸无血或脑脊液,表示导管通畅,位置正确,即可固定导管。

2.置管注意事项　①导管已越过穿刺针斜口而遇阻力需将导管退出重插时,必须将导管与穿刺针一并拔出,切忌只拔导管,否则会有针尖斜口割断导管的危险。②插管过程中如患者出现肢体异感或弹跳,提示导管已触及脊神经根;异感严重者,应将穿刺针与导管一并拔出,重新穿刺置管。③导管内流出全血,提示导管已刺破硬膜外间隙静脉丛,可用含少量肾上腺素的生理盐水作冲洗,如仍流血时,应考虑另换间隙作穿刺置管。

(七)硬膜外阻滞平面的调节

影响硬膜外阻滞平面的因素很多,其中最重要的是穿刺部位,如果选择不当,将导致阻滞范围不能满足手术要求。此外,导管的位置和方向、药物容量、注药速度、患者体位以及全身情况等均起重要作用。

1.导管的位置和方向　向头端置管时,药物易向头侧扩散;向尾端置管时,药液多向尾侧扩散。如果导管偏于一侧,可出现单侧麻醉。如导管误入椎间孔,则只能阻滞单根脊神经。

2.药物容量和注药速度　容量愈大,注药速度愈快,阻滞范围愈广,反之则阻滞范围较窄。

3.体位　硬膜外间隙注入药物,其扩散很少受体位的影响,故临床可不必调整体位。

4.患者情况　婴幼儿硬膜外间隙窄小,药物易向头侧扩散,所需药物量小。老年人硬膜外间隙缩小,椎间孔狭窄甚至闭锁,药物的外溢减少,阻滞范围容易扩大,用药量须适当减少。临床操作时,可先注射 2~4ml 作为试验量,观察阻滞范围大小后再酌情分次减量追加药物。妊娠后期,由于下腔静脉受压,硬膜外间隙静脉充盈,间隙相对变小,药物容易扩散,用药量也应减少。有些病理因素,如全身情况差、脱水、血容量不足、腹内压增高,可加速药物扩散,用药量应格外慎重。

(八)硬膜外阻滞术中患者的管理

硬膜外间隙注入局麻药 5~10 分钟内,在穿刺部位的上下各 2、3 节段的皮肤支配区可出现感觉迟钝,20 分钟内阻滞范围可扩大到所预期的范围,麻醉也趋完全。由此可引起一系列生理扰乱,最常见的是血压下降、呼吸抑制和恶心呕吐。因此,术中应注意麻醉平面,密切观察病情变化,及时进行妥善处理。

1.血压下降多发生于胸段硬膜外阻滞,由于内脏大小神经麻痹,导致腹内血管扩张,回心血量减少而血压下降,同时副交感神经功能相对亢进,可出现心动过缓。这些变化多于注药后 20 分钟内出现,应先行输液补充血容量,必要时静注麻黄碱 10~15mg 或去氧肾上腺素 25~50 叫,可获得满意效果。

2.呼吸抑制阻滞平面低于凡对呼吸功能影响很小。颈部及上胸部硬膜外阻滞时,由于肋间肌和膈肌不同程度麻痹,可出现呼吸抑制。此外,颈胸部硬脊膜外隙相对较小,故应采用小剂量、低浓度局麻药,以减少对运动神经的阻滞。术中必须仔细观察患者呼吸,并做好急救准备。

3.恶心呕吐硬膜外阻滞并不能消除牵拉内脏所引起的牵拉痛或牵拉反射,患者常出现胸闷不适,甚至烦躁、恶心、呕吐,必要时可静注辅助药物加以控制,如芬太尼(50μg)。

二、硬膜外阻滞的并发症

(一)穿破硬脊膜

1.原因　硬膜外穿刺时穿破硬脊膜的原因有操作因素,也有患者本身的因素。

(1)操作因素:①硬膜外穿刺是一种盲探性操作技术,初学者在穿刺时可能对椎间不同韧带的层次感体会不深;②麻醉科医师在穿刺时进针过快,或遇到骨质而突然滑入;③导管质地过硬,也可增加穿破硬脊膜的可能性,且不容易被发现。

(2)患者因素:①多次接受硬膜外阻滞,由于反复创伤、出血或药物的化学刺激,硬膜外间隙因粘连而变窄,往往在穿刺针穿过黄韧带时即可同时穿破硬脊膜;②脊柱畸形、病变、腹内巨大肿块或腹水,脊柱不易弯曲而造成穿刺困难,反复试探性穿刺时有可能穿破硬脊膜;③老年人韧带钙化,常在穿过黄韧带后滑入蛛网膜下隙,故老年人穿破率比年轻人高2倍;④因先天性硬脊膜菲薄,可致穿破率增加;⑤小儿由于其硬膜外间隙较成人更为狭窄,操作更加困难,且必须在全麻或基础麻醉下进行,更易穿破硬脊膜。

2.处理　一旦硬脊膜被穿破,应改换其他麻醉方法,如全麻或神经阻滞。如穿刺点在腰$_2$以下,手术区域在下腹部、下肢或肛门会阴区者,可慎用蛛网膜下隙阻滞。

(二)穿刺针或导管误入血管

1.硬膜外间隙有丰富的血管丛,穿刺针或导管误入血管并不罕见,发生率据文献报道在0.2%~2.8%。尤其是足月妊娠者,因硬膜外间隙静脉怒张,发生率更高。误入血管会因穿刺针或导管内出血而被发现,少数病例因导管开口处被凝血块阻塞而不易被发现,注药时小凝血块被推开,局麻药便直接注入血管内而发生毒性反应。

2.预防措施　①导管宜从正中入路置入;②导管置放后注局麻药前应轻轻抽吸,验证有无血液;③常规通过导管注入试验剂量局麻药;④导管及盛有局麻药的注射器内如有血染,应警惕导管进入血管内的可能。

3.处理　如遇血液由穿刺针或导管流出,可将导管退出1cm并以生理盐水10ml冲洗,多可停止或缓解;不能缓解者,或改变间隙重新穿刺,或改为其他麻醉方法。但有凝血障碍者,有发生硬膜外血肿的危险,术后应密切观察,及时发现和处理。如果导管进入血管内而未及时发现,注入局麻药而引起局麻药毒性反应者,应立即按局麻药毒性反应处理。

(三)导管折断

1.原因　①遇导管尖端越过穿刺针斜面后不能继续进入时,若试图仅将导管退出,导管可能被穿刺针的斜面切断;②骨关节炎患者,椎板或棘间韧带将导管夹住,出现拔管困难,若强力拔出会拉断导管;③导管折叠、导管在硬膜外间隙圈绕成结,导管拔出困难。遇此情况,须切开各层组织直至折叠或圈结部位,始能取出。

2.处理　由于导管残端可能在硬膜外间隙,也可能在软组织内,难以定位,采取手术取出的创伤较大,手术也不一定能成功。因此,一般都不主张马上手术取出。残留导管一般不会引起并发症,但事发后应告知患者,消除顾虑,取得理解和配合,同时予以仔细观察和随访。如果术毕即发现导管断端在皮下,可在局麻下作切口取出。

(四)全脊麻

行硬膜外阻滞时,如穿刺针或硬膜外导管误入蛛网膜下隙而未能及时发现,超过腰麻数倍量的局麻药注入蛛网膜下隙,可产生异常广泛的阻滞,产生全脊麻。临床表现为全部脊神经支配的区域均无痛觉、低血压、意识丧失及呼吸停止。全脊麻的症状及体征多在注药后短时间内出现,若处理不及时可能发生心搏骤停。因此,应严格操作规程,不能省略"试验剂量"。

处理原则:①维持患者呼吸和循环功能。如患者神志消失,应行气管插管和机械通气,加速输液,必要时给予血管活性药升高血压;②如出现心搏骤停,应立即行心肺复苏。

(五)脊神经根或脊髓损伤

1.脊神经根损伤 可因穿刺针直接损伤神经根。穿刺过程中如患者主诉有电击样痛,并向一侧肢体传导,应停止进针,避免加重损伤。脊神经根损伤以后根为主,临床表现为受损神经根分布区域烧灼感或疼痛,如损伤胸脊神经根则呈"束带样痛",四肢呈条形分布,可表现为感觉减退或消失。根痛症状的典型伴发现象是脑脊液冲击征,即咳嗽、喷嚏或用力憋气时疼痛或麻木加重。根痛以损伤后3天之内最剧,然后逐渐减轻,2周内多数患者缓解或消失,遗留片状麻木区也可持续数月以上,可采用对症处理。

2.脊髓损伤 穿刺针或导管也可直接损伤脊髓,当触及脊髓时,患者肢体有电击样异感。

轻者数分钟消失,重者异感持续不退,应放弃阻滞麻醉,以免加重神经并发症。若导管插入脊髓或局麻药注入脊髓,可造成严重损伤,甚至横贯性损伤,患者立即感剧痛,偶有一过性意识障碍,完全松弛性截瘫。脊髓横贯性损伤时血压偏低而不稳定。严重损伤所致的截瘫预后不良。

脊髓损伤早期与脊神经根损伤的鉴别:①脊神经根损伤当时有"触电"或痛感,而脊髓损伤时为剧痛,偶伴一过性意识障碍;②脊神经根损伤以感觉障碍为主,有典型"根痛",很少有运动障碍;③脊神经根损伤后感觉缺失仅限于1~2根脊神经支配的皮区,与穿刺点棘突的平面一致;而脊髓损伤的感觉障碍与穿刺点不在同一平面,颈部低一节段,上胸部低两节段,下胸部低三节段。

(六)硬膜外血肿

硬膜外间隙有丰富的静脉丛,穿刺出血率约为2%~6%,但形成血肿出现并发症者,发生率仅 0.0013%~0.006%。形成血肿的直接原因是穿刺针和置入导管的损伤,如患者合并凝血功能障碍或服用抗凝药物,则硬膜外血肿发生的概率增加。硬膜外血肿虽然罕见,但在硬膜外阻滞并发截瘫的原因中却占首位。

临床表现:开始时背痛,短时间后出现肌无力及括约肌障碍,发展至完全截瘫。硬膜外阻滞后若出现麻醉作用持久不退,或消退后再度出现感觉减退、肌无力甚至截瘫等,为血肿形成压迫脊髓的征兆;椎管造影、CT 或磁共振对于明确诊断及阻塞部位很有帮助;脑脊液检查仅蛋白含量略高,压颈试验提示椎管阻塞。

预后取决于早期诊断和及时手术,如确诊后尽早(8 小时内)行椎板减压术,清除血肿,症状多可缓解,预后较好。如超过 12 小时再行手术,恢复可能性极小。因此,对有凝血障碍及正在使用抗凝治疗的患者,应避免应用硬膜外阻滞;穿刺操作时应强调避免暴力及反复穿刺。

三、骶管阻滞

骶管阻滞是经骶裂孔穿刺,将局麻药注入骶管腔内以阻滞骶脊神经,属硬膜外阻滞。适用于直肠、肛门及会阴部手术,也用于婴幼儿及学龄前儿童的腹部手术。

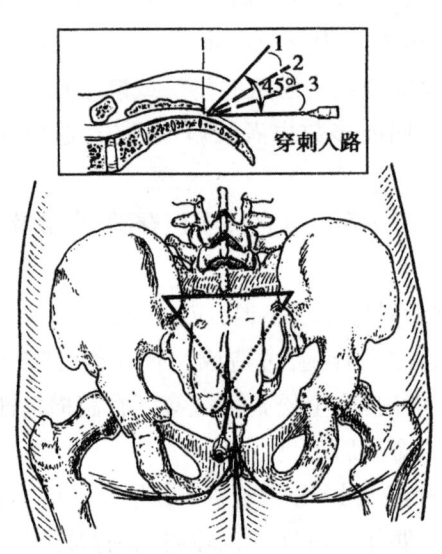

图 4-9 骶管穿刺技术示意图

1.穿刺点定位方法 从尾骨尖沿中线向头方向 3~4cm 处(成人),可触及一有弹性的 V 形凹陷,凹陷两旁可触到蚕豆大骨质隆起的骶角,位于两骶角连线中点的凹陷即为穿刺点——骶裂孔(图 4-9)。髂后上棘连线处在第 2 骶椎平面,是硬脊膜囊的终止部位,骶管穿刺针如越过此连线,即有误入蛛网膜下隙发生全脊麻的危险。

2.穿刺与注药 患者取侧卧位或俯卧位。侧卧位时,腰背应尽量向后弓曲,双膝屈向腹部。俯卧位时,髋部需垫厚枕以抬高骨盆,暴露骶部。于骶裂孔中心做皮内小丘,但不做皮下浸润,否则将使骨质标志不清,妨碍穿刺点定位。将穿刺针垂直刺进皮肤,当刺破骶尾韧带时可有阻力消失感觉。此时将针干向尾侧倾斜,与皮肤呈30°~45°角顺势推进2cm即可到达骶管腔。接上注射器,抽吸无脑脊液,注射生理盐水和空气无阻力,也无皮肤隆起,证实针尖确在骶管腔内,即可注入试验剂量。

观察5分钟内无蛛网膜下隙阻滞现象,即可分次注入其余药液。

穿刺成功的要点在于掌握好穿刺针的方向。如果针与尾侧皮肤角度过小,即针体过度放平,针尖可在骶管的后壁受阻;若角度过大,针尖常可触及骶管前壁。

穿刺时如遇骨质,不宜用暴力,应退针少许,调整针体倾斜度后再进针,以免引起剧痛和损伤骶管静脉丛。当抽吸有较多回血时,应放弃骶管阻滞,改用腰部硬膜外阻滞。

3.常用局麻药 常采用1%~1.5%利多卡因、0.5%丁哌卡因或0.5%罗哌卡因,注入局麻药15~20ml即可满足骶管阻滞的麻醉效果。

4.并发症 骶管腔内有丰富的静脉丛,穿刺时容易出血。对局麻药的吸收也快,易产生局麻药毒性反应。如注药过快,则可能导致眩晕和头痛。因骶裂孔解剖变异较多,故阻滞的失败率较高。由于骶神经阻滞时间较长,术后尿潴留较多。

第四节 蛛网膜下隙-硬膜外联合阻滞

蛛网膜下隙-硬膜外联合阻滞(combined spinal-epidural anesthesia,CSEA;简称腰麻-硬膜外联合阻滞)近年来已广泛应用于经腹、盆腔手术,并取得满意效果。经腹、盆腔手术要求麻醉应充分镇痛与肌松,因此常需较广泛阻滞,麻醉上界需达T_6,下界需达S_4,手术时间长。如采用硬膜外阻滞,需选用双管法连续硬膜外阻滞,此法不仅操作复杂,局麻药用量也多,部分患者仍存在盆腔内脏牵拉反应,常需辅助大量镇痛药方能完成手术操作。腰麻-硬膜外联合阻滞既保留了腰麻起效快、镇痛完善与肌松良好的优点,也便于调节麻醉平面,防止麻醉平面过高。经硬膜外导管追加局麻药可弥补单纯腰麻阻滞平面不足或阻滞时间不够的缺点。

腰麻-硬膜外联合阻滞可选用两点穿刺法,也可采用一点穿刺方法。既向蛛网膜下隙注药,同时也经此穿刺针置入硬膜外导管。两点法穿刺时,先根据手术部位选择合适的穿刺间隙行硬膜外穿刺,留置硬膜外导管备用;然后再于 $L_{2\sim3}$ 或 $L_{3\sim4}$ 行蛛网膜下隙穿刺,注局麻药行腰麻。一点穿刺法时,应用特制的联合穿刺针选择经 $L_{2\sim3}$ 间隙穿刺。当硬膜外穿刺成功后,用 25G 腰麻针经硬膜外穿刺针管腔内行腰麻穿刺;当脑脊液流出后,将所需局麻药注入蛛网膜下隙(腰麻);然后退出腰麻穿刺针,再经硬膜外穿刺针向头端置入硬膜外导管 3~5cm,置管后将硬膜外穿刺针退出,并将硬膜外导管妥为固定(图 4-10)。

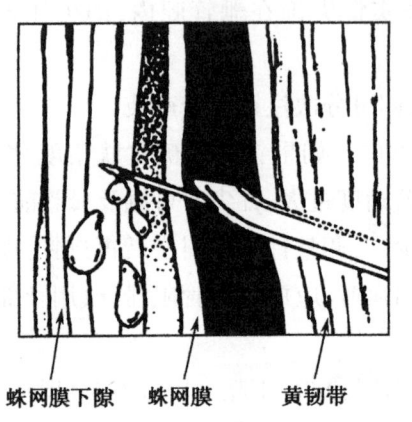 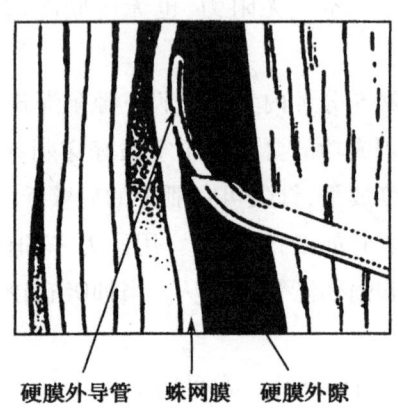

蛛网膜下隙　蛛网膜　黄韧带　　硬膜外导管　蛛网膜　硬膜外隙

图 4-10　腰麻-硬膜外联合阻滞示意图

腰麻-硬膜外联合阻滞时所用的腰麻穿刺针较细,注药时间需 45~60 秒,但腰麻与硬膜外用药量均较两点穿刺法为少。一点穿刺法对患者的损伤小,由于采用 25G 腰麻穿刺针,术后头疼发生率也明显减低。应用 CSEA 的优点见表 4-2。

表 4-2　CSEA 的优点

1. 由硬膜外穿刺针引导腰麻针穿刺至蛛网膜下隙,减少了腰麻针碰到骨面而使针尖变钝的可能
2. 经硬膜外导管给药不仅可补充腰麻时间有限的不足,并可用于术后镇痛
3. 与单纯硬膜外阻滞比较,腰麻起效快,阻滞完善,可使手术较早开始
4. 腰麻用药量小,可降低局麻药血药浓度,减少对生理的干扰;必要时经硬膜外给药,可提高阻滞平面
5. 用于分娩镇痛时,可经腰麻针先向蛛网膜下隙注入小剂量阿片类药物,需要时再经硬膜外导管追加镇痛药和局麻药

第五章 全身麻醉

麻醉药经呼吸道吸入或静脉、肌内注射进入人体,产生中枢神经系统的抑制,临床表现为神志消失、全身的痛觉丧失、遗忘、反射抑制和一定程度的肌肉松弛,这种方法称为全身麻醉。麻醉药对中枢神经系统抑制的程度与血液内的药物浓度有关,并且可以调控。这种抑制是完全可逆的,当药物被代谢或从体内排出后,患者的神志、感觉和各种反射逐渐恢复。为了确保患者的安全,全身麻醉时一般都要求建立人工气道。对于短小手术、容易保持气道通畅者,也可不建立人工气道。由于患者呼吸道的通畅性没有保障,且不易实施有效的人工呼吸,因此不建立人工气道的全身麻醉可能更危险。全身麻醉不同于普通的睡眠,全身麻醉对中枢神经系统,呼吸、循环系统以及对伤害性刺激的反应等均产生不同程度的抑制,甚至消失。

第一节 全身麻醉药

根据用药途径和药物的作用机制不同,可将全身麻醉药分为吸入麻醉药、静脉麻醉药。肌肉松弛药(简称"肌松药")和麻醉性镇痛药一般视为全麻辅佐用药。

一、吸入麻醉药

吸入麻醉药(inhalation anesthetics)是指经呼吸道吸入人体内并产生全身麻醉作用的药物。可用于全身麻醉的诱导和维持。

(一)理化性质与药理性能

现今常用的吸入麻醉药多为卤素类,经呼吸道吸入后,通过与脑细胞膜的相互作用而产生全身麻醉作用。吸入麻醉药的强度是以最低肺泡浓度(minimum alveolar concentration,MAC)来衡量的。MAC 是指某种吸入麻醉药在一个大气压下与纯氧同时吸入时,能使 50% 患者在切皮时不发生摇头、四肢运动等反应时的最低肺泡浓度。因为 MAC 是不同麻醉药的等效价浓度,所以能反映麻醉药的效能,麻醉药的 MAC 越小其麻醉效能越强。吸入麻醉药的油/气分配系数(即脂溶性)和血/气分配系数(即药物在血液中的溶解度)对其药理性能有明显影响。由表 5-1 可见,吸入麻醉药的强度与其油/气分配系数呈正比关系,油/气分配系数越高,麻醉强度越大,MAC 则越小。麻醉深度与脑内吸入麻醉药的分压相关,当肺泡、血液和脑组织中的吸入麻醉药分压达到平衡时,肺泡药物浓度(F_A)则可反映吸入麻醉药在脑内的分布情况。吸入麻醉药的可控性与其血/气分配系数相关,血/气分配系数越低者,在肺泡、血液和脑组织中的分压达到平衡状态的时间越短,因而在中枢神经系统内的浓度越容易控制。因此,氧化亚氮(笑气)、地氟烷和七氟烷的血/气分配系数较低,其诱导和恢复的速度都较快。

表 5-1 吸入麻醉药的理化性质

药物	分子量	油/气	血/气	代谢率(%)	MAC(%)
乙醚	74	65	12	2.1–3.6	1.9
氧化亚氮	44	1.4	0.47	0.004	105
氟烷	197	224	2.4	15~20	0/75
恩氟烷	184.5	98.5	1.9	2~5	1.68
异氟烷	184.5	97.8	1.4	0.2	1.15
七氟烷	200	53.4	0.65	2~3	1.71
地氟烷	168	18.7	0.42	0.02	6.0

(二)影响肺泡药物浓度的因素

吸入麻醉药是通过麻醉机以流经吸入麻醉药蒸发器的新鲜气流为载体,将麻醉药带入呼吸环路进入呼吸道和肺泡内,使肺泡中吸入麻醉药的分压上升。在分压差的驱动下,吸入麻醉药以弥散的方式跨过肺泡膜进入流经肺泡的血液内(即肺循环对药物的摄取),并通过血液循环将药物转运到中枢神经系统或其他组织。停止吸入麻醉药后,吸入麻醉药又以弥散方式由体内各器官和组织进入静脉血,弥散到肺泡气内,再经过呼吸道排出到体外。肺泡药物浓度(F_A)是指吸入麻醉药在肺泡内的浓度,而吸入药物浓度(F_I)是指从环路进入呼吸道的药物浓度。临床上常以 F_A 和 F_A/F_I 来比较不同药物肺泡浓度上升的速度。F_A 和 F_A/F_I 的上升速度取决于麻醉药的输送和由肺循环摄取的速度。影响因素有:

1.通气效应 肺泡通气量增加,可将更多的药物输送到肺泡以补偿肺循环对药物的摄取,结果加速了 F_A 升高和 F_A/F_I 上升的速度。药物的血/气分配系数越大,被血液摄取量也越多。因此,对于血/气分配系数大的药物来说,通气量增加对 F_A

升高和 F_A/F_I 上升的影响则更明显。

2.浓度效应 吸入药物浓度(F_I)不仅可影响 F_A 的高低,而且影响 F_A 上升的速度,即 F_I 越高,F_A 上升越快,称为浓度效应。假如吸入浓度为100%(为假设的理论数值,因为还需同时吸氧),F_A 上升非常快。因为这时 F_A 只取决于肺泡通气时向肺内输送气体的速度,肺循环对药物的摄取已不能限制 F_A/F_I 的上升速度。

3.心排出量(CO) 麻醉药是在分压差的驱动下,以弥散方式由肺泡向血液转移的。在肺泡通气量不变时,心排出量增加,通过肺循环的血流量也增加,被血液摄取并移走的麻醉药也增加,结果 F_A 上升减慢。心排出量对 F_A 的影响,还与药物的血/气分配系数有关,血/气分配系数越大,心排出量增加引起的血液摄取量也越多,F_A 降低也越明显。

4.血/气分配系数 血/气分配系数越高,被血液摄取的麻醉药越多,F_A 上升减慢,麻醉诱导期延长,麻醉恢复也较慢。从临床角度讲,血/气分配系数越低表示麻醉诱导期 F_A 上升快,麻醉恢复期 F_A 降低快,肺泡、血液和脑组织之间容易达到平衡,麻醉深度容易控制。吸入麻醉药的可控性与血/气分配系数呈反比关系。

5.麻醉药在肺泡和静脉血中的浓度差(F_{A-V}) F_{A-V} 越大,肺循环摄取的药量越多,即肺血从肺泡带走的麻醉药越多。在麻醉诱导早期,混合静脉血中的麻醉药接近零,F_{A-V} 很大,促进了血液对麻醉药的摄取。随着麻醉的加深和时间的延长,静脉血中麻醉药浓度增加,使 F_{A-V} 降低,摄取速度减慢,摄取量亦减少,最终达到相对稳定状态。

(三)代谢和毒性

大多数吸入麻醉药的脂溶性较大,很难以原型由肾脏排出,绝大部分由呼吸道排出,仅小部分在体内代谢后随尿排出。药物的主要代谢场所是肝脏,细胞色素P450是重要的药物氧化代谢酶,能加速药物的氧化代谢过程。此外,有些药物具有药物代谢酶诱导作用,可加快其自身代谢速度。药物的代谢过程及其代谢产物对肝脏和肾脏的功能都有不同程度的影响,影响的程度与药物代谢率和代谢中间产物及最终产物的毒性有关。一般来说,药物的代谢率越低,其毒性也越低。从表5-1可见,地氟烷和异氟烷的代谢率最低,因而其毒性也最低,恩氟烷和七氟烷次之,而氟烷最高。产生肾毒性的原因主要是血中无机氟(F^-)浓度的升高。一般认为,当 F^- 浓度低于 $50\mu mol/L$ 时不产生肾毒性;$50\sim 100\mu mol/L$ 有引起肾毒性的可能;而高于 $100\mu mol/L$ 则肯定产生肾毒性。在酶诱导下,F^- 浓度可显著升高。因此,对慢性肾功能不全或应用酶诱导药物者,应慎用卤素类吸入麻醉药。

(四)常用吸入麻醉药

1.氧化亚氮(nitrousoxide,N_2O,笑气) 为麻醉性能较弱的气体麻醉药,推算其MAC为105%。吸入浓度大于60%时可产生遗忘作用。氧化亚氮对心肌有一定的直接抑制作用,但对心排出量、心率和血压都无明显影响,可能与其可兴奋交感神经系统有关。对肺血管平滑肌有收缩作用,使肺血管阻力增加而导致右房压升高,但对外周血管阻力无明显影响。对呼吸有轻度抑制作用,使潮气量降低和呼吸频率加快,但对呼吸道无刺激性,对肺组织无损害。因其血/气分配系数很低,肺泡浓度和吸入浓度的平衡速度非常快,肺泡通气量或心排出量的改变对肺循环摄取N_2O的速度无明显影响。N_2O可引起脑血流量增加而使颅内压轻度升高。N_2O几乎全部以原型由呼吸道排出,对肝肾功能无明显影响。

临床应用:常与其他全麻药复合应用于麻醉维持,常用吸入浓度为50%~70%。吸入50%N_2O可用于牙科或产科镇痛。麻醉时必须维持吸入氧浓度(FiO_2)高于0.3,以免发生低氧血症。在N_2O麻醉恢复期有发生弥散性缺氧的可能,停止吸N_2O后应吸纯氧5~10分钟。N_2O可使体内封闭腔(如中耳、肠腔等)内压升高,因此气胸、肠梗阻、体外循环以及胸腔镜、腹腔镜等手术不宜应用。

2.恩氟烷(enflumne) 麻醉性能较强。恩氟烷对中枢神经系统(CNS)有抑制作用,随着吸入浓度逐渐升高(>3%),脑电图(EEG)可出现癫痫样棘波和爆发性抑制。对心肌收缩力有抑制作用,引起血压、心排出量和心肌氧耗量降低。对外周血管有轻度舒张作用,导致血压下降和反射性心率增快。虽然恩氟烷也可引起心肌对儿茶酚胺的敏感性增加,但肾上腺素的用量达4.5μg/kg时仍不至引起心律失常。对呼吸道无刺激性,不引起唾液和气道分泌物的增加。对呼吸的抑制作用较强,表现为潮气量降低和呼吸频率增快。可增强非去极化肌松药的作用。主要代谢产物F^-有肾毒性,长期应用异烟肼治疗者及肥胖患者吸入恩氟烷后,血浆中的F^-浓度可增加;但一般临床麻醉后,血浆F^-浓度低于肾毒性阈值。

临床应用:常用于麻醉的维持,维持期的吸入浓度为0.5%~2%。恩氟烷可使眼内压降低,对眼内手术有利。因深麻醉时脑电图显示癫痫样发作,临床表现为面部及肌肉抽搐,因此有癫痫病史者应慎用。

3.异氟烷(isoflumne) 麻醉性能强。异氟烷在低浓度时对脑血流无影响,高浓度时(>1MAC)可使脑血管扩张、脑血流增加和颅内压升高。对心肌收缩力的抑制作用较轻,对心排出量的影响较小,但可明显降低外周血管阻力而降低动脉压;不增加心肌对外源性儿茶酚胺的敏感性。对呼吸有轻度抑制作用,对支气管平滑肌有舒张作用。可增强非去极化肌松药的作用。代谢率很低,最终代谢产物为三氟乙酸。临床麻醉时血浆最高 F^- 浓度低于 $10\mu mol/L$；应用酶诱导剂时，肝内代谢和 F^- 浓度无明显增加。因此，对肝肾功能无明显影响。

临床应用：常用于麻醉的维持。吸入浓度为 0.5%～2% 时，可保持循环功能稳定；停药后苏醒较快，约 10～15 分钟。因其对心肌收缩力抑制轻微，而对外周血管扩张明显，因而可用于控制性降压。

4.七氟烷(sevoflumne)　麻醉性能较强。七氟烷对 CNS 有抑制作用，对脑血管有舒张作用，可引起颅内压升高。对心肌收缩力有轻度抑制，可降低外周血管阻力，引起动脉压和心排出量降低。对心肌传导系统无影响，不增加心肌对外源性儿茶酚胺的敏感性。在 1.5MAC 以上时对冠状动脉有明显舒张作用，有引起冠脉窃流的可能。对呼吸道无刺激性，不增加呼吸道的分泌物。对呼吸的抑制作用比较强，对气管平滑肌有舒张作用。可增强非去极化肌松药的作用，并延长其作用时间。主要在肝脏代谢，产生 F^- 和有机氟，临床麻醉后，血浆 F^- 浓度一般为 20～3 ($\mu mol/L$，低于肾毒性阈值。

临床应用：可用于麻醉诱导和维持。用面罩诱导时，呛咳和屏气的发生率很低。维持麻醉浓度为 1.5%～2.5% 时，循环稳定。麻醉后清醒迅速，清醒时间在成人平均为 10 分钟，小儿为 8.6 分钟。苏醒过程平稳，恶心和呕吐的发生率低。但在钠石灰中可发生分解，尤其在钠石灰干燥和温度升高时。

5.地氟烷(desflumne)　麻醉性能较弱。可抑制大脑皮层的电活动，降低脑氧代谢率；低浓度虽不抑制中枢对 CO_2 的反应，但过度通气时也不使颅内压降低；高浓度可使脑血管舒张，并降低其自身调节能力。对心肌收缩力有轻度抑制作用，对心率、血压和心排出量影响较轻；当浓度增加时，可引起外周血管阻力降低和血压下降。不增加心肌对外源性儿茶酚胺的敏感性。对呼吸有轻度抑制作用，可抑制机体对 $PaCO_2$ 升高的反应，对呼吸道也有轻度刺激作用。对神经肌肉接头有抑制作用，可增强非去极化肌松药的效应。几乎全部由肺排出，除长时间或高浓度应用外，其体内代谢率极低，因而其肝、肾毒性很低。

临床应用：可单独以面罩诱导，也可单独或与 N_2O 合用维持麻醉，麻醉深度可控性强，肌松药用量减少。因对循环功能的影响较小，对心脏手术或心脏病患者行非心脏手术的麻醉或可更为有利。因其诱导和苏醒迅速，也适用于门诊手术患者的麻醉，而且恶心和呕吐的发生率明显低于其他吸入麻醉药。但需要特殊的蒸发器，价格也较贵。

二、静脉麻醉药

经静脉注射进入体内，通过血液循环作用于中枢神经系统而产生全身麻醉作用的药物,称为静脉麻醉药(intravenous anesthetics)。其优点为诱导快,对呼吸道无刺激,无环境污染。常用静脉麻醉药有:

1. 硫喷妥钠(thiopentalsodium)　为超短效巴比妥类静脉全麻药。常用浓度为2.5%,其水溶液呈强碱性,pH 为 10~11。硫喷妥钠容易透过血脑屏障,增强脑内抑制性递质 γ-氨基丁酸(GABA)的抑制作用,从而影响突触的传导,抑制网状结构的上行激活系统。小剂量静脉注射有镇静、催眠作用;剂量稍大(3~5mg/kg)时,20秒内即可使患者入睡。可降低脑代谢率及氧耗量,降低脑血流量和颅内压。有直接抑制心肌及扩张血管作用而使血压下降,血压下降程度与所用剂量及注射速度有关;在合并低血容量或心功能障碍者,血压降低则更加显著。有较强的中枢性呼吸抑制作用,表现为潮气量降低和呼吸频率减慢,甚至呼吸暂停。可抑制交感神经而使副交感神经作用相对增强,使咽喉及支气管的敏感性增加,因此对喉头、气管或支气管的刺激,容易引起喉痉挛及支气管痉挛。主要在肝脏代谢降解,肝功能障碍者的麻醉后清醒时间可能延长。

临床应用:①全麻诱导:常用剂量为 4~6mg/kg,辅以肌松药即可完成气管内插管;②控制惊厥:静注 2.5%溶液 1~2mg/kg;③小儿基础麻醉。

2. 氯胺酮(ketamine)　为苯环己哌啶的衍生物,易溶于水,水溶液 pH 为 3.5~5.5。主要选择性抑制大脑联络径路和丘脑-新皮质系统,兴奋边缘系统,而对脑干网状结构的影响较轻。镇痛作用显著;静脉注射后 30~60 秒患者意识消失,作用时间约 15~20 分钟;肌内注射后约 5 分钟起效,15 分钟作用最强。可增加脑血流量、颅内压及脑代谢率。氯胺酮有兴奋交感神经作用,使心率增快、血压及肺动脉压升高;而对低血容量性休克及交感神经呈高度兴奋者,氯胺酮可呈现心肌抑制作用。对呼吸的影响较轻,但用量过大或注射速度过快,或与其他麻醉性镇痛药伍用时,可引起显著的呼吸抑制,甚至呼吸暂停。氯胺酮可使唾液和支气管分泌物增加,对支气管平滑肌有松弛作用。主要在肝脏内代谢,代谢产物去甲氯胺酮仍具有一定生物活性,最终代谢产物由肾脏排出。

临床应用:全麻诱导剂量为 1~2mg/kg(静脉注射);麻醉维持量为 15~45μg/(kg·min);小儿基础麻醉时,肌注 5~10mg/kg 可维持麻醉 30 分钟左右。主要副作用:可引起一过性呼吸暂停;幻觉、噩梦及精神症状;眼内压和颅内压升高。

3. 依托咪酯(etomidate)　为短效催眠药,无镇痛作用,作用方式与巴比妥类近似。起效快,静脉注射后约 30 秒患者意识即可消失,1 分钟时脑内浓度达峰值。可降低脑血流量、颅内压及脑代谢率。对心率、血压及心排出量的影响均很小;不增加心肌氧耗量,并有轻度冠状动脉扩张作用。对呼吸的影响明显轻于硫喷妥钠。

主要在肝脏内水解,代谢产物不具有活性。对肝肾功能无明显影响。

临床应用:主要用于全麻诱导,适用于年老体弱和危重患者的麻醉,一般剂量为 0.15~0.3mg/kg。副作用:注射后常发生肌阵挛;对静脉有刺激性;术后易发生恶心、呕吐;反复用药或持续静滴后可能抑制肾上腺皮质功能。

4.丙泊酚(propofol,异丙酚)　具有镇静、催眠作用,有轻微镇痛作用。起效快,静脉注射 1.5~2mg/kg 后 30~40 秒患者即入睡,维持时间仅为 3~10 分钟,停药后苏醒快而完全。可降低脑血流量、颅内压和脑代谢率。丙泊酚对心血管系统有明显的抑制作用,抑制程度比等效剂量的硫喷妥钠为重。主要表现为对心肌的直接抑制作用及血管舒张作用,结果导致明显的血压下降、心率减慢、外周阻力和心排出量降低。当大剂量、快速注射,或用于低血容量者及老年人时,有引起严重低血压的危险。对呼吸有明显抑制作用,表现为潮气量降低和呼吸频率减慢,甚至呼吸暂停,抑制程度与剂量相关。经肝脏代谢,代谢产物无生物活性。反复注射或静脉持续输注时体内有蓄积,但对肝肾功能无明显影响。

临床应用:全麻静脉诱导,剂量为 1.5~2.5mg/kg。可静脉持续输注与其他全麻药复合应用于麻醉维持,用量为 6~10mg/(kg·h)。用于门诊手术的麻醉具有较大优越性,用量约为 2mg/(kg-h),停药后 10 分钟患者可回答问题。副作用:对静脉有刺激作用;对呼吸有抑制作用,必要时应行人工辅助呼吸;麻醉后恶心、呕吐的发生率约为 2%~5%。

三、肌肉松弛药

肌肉松弛药(muscle relaxants)简称肌松药,能阻断神经肌肉传导功能而使骨骼肌松弛。自从 1942 年筒箭毒碱首次应用于临床后,肌松药就成为全麻用药的重要组成部分。但是,肌松药只能使骨骼肌麻痹,而不产生麻醉作用。肌松药不仅便于手术操作,也有助于避免深麻醉带来的危害。

(一)作用机制和分类

神经肌肉接头处包括突触前膜、突触后膜和介于前后膜之间的突触裂隙。在生理状态下,当神经兴奋传至运动神经末梢时,引起位于神经末梢内的囊泡破裂,将递质乙酰胆碱向突触裂隙释放,并与突触后膜的乙酰胆碱受体相结合,引起突触后膜去极化而诱发肌纤维的收缩。肌松药主要在接合部干扰了正常的神经肌肉兴奋传递。根据干扰方式的不同,可将肌松药分为两类:去极化肌松药(depolarizing muscle relaxants)和非去极化肌松药(nondepolarizing muscle relax-ants)。

1.去极化肌松药　以琥珀胆碱为代表。琥珀胆碱的分子结构与乙酰胆碱相似,能与乙酰胆碱受体结合而引起突触后膜去极化和肌纤维成束收缩。但琥珀胆碱与受体的亲和力较强,而且在神经肌肉接头处不易被胆碱酯酶分解,因而作用时间较长,使突触后膜不能复极化而处于持续的去极化状态,对神经冲动释放的乙酰胆碱不再发生反应,结果产生肌肉松弛作用。当琥珀胆碱在接头部位的浓度逐渐降低,突触后膜发生复极化,神经肌肉传导功能才恢复正常。琥珀胆碱反复用药后,肌细胞膜虽可逐渐复极化,但受体对乙酰胆碱的敏感性降低,导致肌松作用时间延长,称为脱敏感阻滞。

作用特点:①使突触后膜呈持续去极化状态;②首次注药后,在肌松作用出现前,可有肌纤维成束震颤,是肌纤维不协调收缩的结果;③胆碱酯酶抑制药不仅不能拮抗其肌松作用,反而有增强效应。

2.非去极化肌松药 以筒箭毒碱为代表。这类肌松药能与突触后膜的乙酰胆碱受体相结合,但不引起突触后膜的去极化。当突触后膜75%~80%以上的乙酰胆碱受体被非去极化肌松药占据后,神经冲动虽可引起神经末梢乙酰胆碱的释放,但没有足够的受体与之相结合,突触后膜不能去极化,从而阻断神经肌肉的传导。肌松药和乙酰胆碱与受体竞争性结合,具有明显的剂量依赖性。当应用胆碱酯酶抑制药(如新斯的明)后,乙酰胆碱的分解减慢、浓度升高,可反复与肌松药竞争受体。一旦乙酰胆碱与受体结合的数量达到阈值时,即可引起突触后膜去极化、肌肉收缩。因此,非去极化肌松药的作用可被胆碱酯酶抑制药所拮抗。

作用特点:①阻滞部位在神经肌肉接头处,占据突触后膜上的乙酰胆碱受体;②神经兴奋时突触前膜释放乙酰胆碱的量并未减少,但不能发挥作用;③出现肌松作用前没有肌纤维成束收缩;④能被胆碱酯酶抑制药所拮抗。

(二)常用肌松药

1.琥珀胆碱(succinylcholine,氯琥珀胆碱,suxamethonium,scoline) 为去极化肌松药,起效快,肌松作用完全且短暂。静脉注射后15~20秒即出现肌纤维震颤,在1分钟内肌松作用达高峰。静脉注射1 mg/kg后,可使呼吸暂停4~5分钟,肌张力完全恢复约需10~12分钟。对血流动力学的影响不明显,但可引起血清钾一过性升高,严重者可导致心律失常。不引起组胺释放,因而不引起支气管痉挛。可被血浆胆碱酯酶迅速水解,代谢产物随尿排出,以原型排出者不超过2%。临床主要用于全麻时的气管内插管,用量为1~2mg/kg,由静脉快速注入。副作用为-有引起心动过缓及心律失常的可能;广泛骨骼肌去极化过程中,可引起血清钾升高;肌强直收缩时可引起眼内压、颅内压及胃内压升高;有的患者术后主诉肌痛。

2.维库溴铵(vecuronium,维库溴铵) 为非去极化肌松药,肌松作用强,为泮库溴铵的 1~1.5 倍，但作用时间较短。起效时间为 2~3 分钟，临床作用时间为 25~30 分钟。其肌松作用容易被胆碱酯酶抑制药拮抗。在临床用量范围内，无组胺释放作用，也无抗迷走神经作用，因而适用于缺血性心脏病患者。主要在肝脏内代谢，代谢产物 3-羟基维库溴铵也有肌松作用。30%以原型经肾脏排出，其余以代谢产物或原型经胆道排泄。临床可用于全麻气管内插管和术中维持肌肉松弛。静脉注射 0.07~0.15mg/kg，2~3 分钟后可以行气管内插管。术中可间断静注 0.02~0.03mg/kg，或以 1~2μg/(kg·min) 的速度静脉输注，维持全麻期间的肌肉松弛。在严重肝肾功能障碍者，作用时效可延长，并可发生蓄积作用。

3.罗库溴铵（rocuronium，爱可松） 为非去极化肌松药，肌松作用较弱，是维库溴铵的 1/7；作用时间是维库溴铵的 2/3，属于中效肌松药。罗库溴铵的最大特点（优点）是其为目前临床上起效最快的非去极化肌松药，用量为 1.2mg/kg 时，60 秒即可行气管内插管，起效几乎与琥珀胆碱一样快。另一特点是有特异性拮抗剂，可拮抗罗库溴铵引起的任何程度的神经肌肉阻滞。无组胺释放作用；有轻微的抗迷走神经作用，但临床剂量对循环无明显影响。主要从胆汁排泄，肝衰竭可延长其作用时间。临床应用于全麻气管内插管和术中维持肌肉松弛。静脉注射 0.6~1.2mg/kg，60~90 秒后可以行气管内插管。术中可间断静注 0.1~0.2mg/kg，或以 9~12μg/(kg·min) 的速度静脉输注，维持全麻期间的肌肉松弛。

4.顺阿曲库铵（cisatracurium） 为非去极化肌松药。起效时间为 2~3 分钟，临床作用时间为 50~60 分钟。最大优点是在临床剂量范围内不会引起组胺释放。代谢途径为霍夫曼降解。临床应用于全麻气管内插管和术中维持肌肉松弛。静脉注射 0.15~0.2mg/kg，1.5~2 分钟后可以行气管内插管。术中可间断静注 0.02mg/kg，或以 1~2μg/(kg·min) 的速度静脉输注，维持全麻期间的肌肉松弛。

（三）应用肌松药的注意事项

1.应建立人工气道（如气管内插管），并施行辅助或控制呼吸。

2.肌松药无镇静、镇痛作用，不能单独应用，应在全麻药作用下应用。

3.应用琥珀胆碱后可引起短暂的血清钾升高，眼内压和颅内压升高；因此，严重创伤、烧伤、截瘫、青光眼、颅内压升高者禁忌使用。

4.低体温可延长肌松药的作用时间；吸入麻醉药、某些抗生素（如链霉素、庆大霉素、多黏菌素）及硫酸镁等，可增强非去极化肌松药的作用。

5.合并有神经肌肉接头疾病者，如重症肌无力，禁忌应用非去极化肌松药。

6.有的肌松药有组胺释放作用，有哮喘史及过敏体质者慎用。

四、麻醉性镇痛药

麻醉性镇痛药(narcotics)是指能作用于中枢神经系统解除或减轻疼痛,并能消除因疼痛而引起的情绪反应的药物,经典代表药是吗啡。阿片类药物(opiates)原义是专指天然的阿片生物碱及半合成的衍生物,而阿片样物质(opioid)是指能与阿片受体结合并能引起激动效应的天然或合成的物质。麻醉性镇痛药是全身麻醉中不可缺少的药物。常用药物有:

1.吗啡(morphine) 是从鸦片中提取出的阿片类药物。作用于大脑边缘系统可消除紧张和焦虑,并引起欣快感,有成瘾性。能提高痛阈,解除疼痛。对呼吸中枢有明显抑制作用,轻者呼吸减慢,重者潮气量降低甚至呼吸停止,并有组胺释放作用而引起支气管痉挛。吗啡能使小动脉和静脉扩张、外周血管阻力下降及回心血量减少,引起血压降低,但对心肌无明显抑制作用。主要用于镇痛,如创伤或手术引起的剧痛、心绞痛等。由于吗啡具有良好的镇静和镇痛作用,常作为麻醉前用药和麻醉辅助药,并可与催眠药和肌松药配伍施行全静脉麻醉。成人用量为5~10mg皮下或肌内注射。

2.芬太尼(fentanyl) 对中枢神经系统的作用与其他阿片类药物相似,镇痛作用为吗啡的75~125倍,持续30分钟。对呼吸有抑制作用,芬太尼与咪达唑仑伍用时的呼吸抑制更为明显。芬太尼的镇痛作用持续仅20~30分钟,其呼吸抑制则可达1小时。临床应用镇痛剂量(2~10g/kg)或麻醉剂量(30~100μg/kg)都很少引起低血压。麻醉期间可作为辅助用药(0.05~0.1mg),或用以缓解插管时的心血管反应(2~5μg/kg)。芬太尼静脉复合全麻时,用量为30~100μg/kg,常用于心血管手术的麻醉。

3.舒芬太尼(sufentanil) 是芬太尼的衍生物,镇痛作用为后者的5~10倍,持续时间约为后者的2倍。对呼吸有抑制作用,程度与等效剂量的芬太尼相似,但持续时间比后者短。脂溶性高于芬太尼,药动学特点与后者相似。舒芬太尼对循环系统的干扰更小,更适用于心血管手术的麻醉。也可作为麻醉期间的辅助用药(5~10μg,静脉注射),或用以缓解气管内插管时的心血管反应(0.25~0.5μg/kg)。

4.瑞芬太尼(remifentanil) 为超短效镇痛药。单独应用时对循环的影响不明显,但可使心率明显减慢;与其他全麻药合并使用时可引起血压和心率的降低。剂量≤5μg/kg时不会引起组胺释放。可产生剂量依赖性呼吸抑制,但停药后5~8分钟自主呼吸可恢复。引起肌强直的发生率较高。用于麻醉诱导和维持,单次静注量为0.5~1μg/kg,维持麻醉的推荐剂量为0.025~1.0μg/(kg·min)。如果以靶控输注法(TCI)控制瑞芬太尼血浆浓度大于 4ng/ml,可有效抑制气管插管时的反应;维持麻醉的血药浓度为 4~8μg/ml。因停止输注瑞芬太尼后,镇痛作用很快消失,应在停药前采取适当的镇痛措施,如给予小剂量芬太尼、硬膜外镇痛等。

第二节 全身麻醉的实施

全身麻醉过程分为麻醉诱导、麻醉维持和麻醉苏醒三个阶段。

一、全身麻醉诱导

全身麻醉诱导(induction of anesthesia)是指患者接受全麻药后,由清醒状态到神志消失,并

进入全麻状态后进行气管内插管,这一阶段称为全麻诱导期。全麻诱导方法虽然有吸入诱导和静脉诱导之分,但现在都主张采用联合诱导方法,利用药物间的相互作用,以达到相同临床效果而减少各种药物的用量、副作用及其对生理的影响。诱导前应准备好麻醉机、气管插管用具及吸引器等,开放静脉和胃肠减压管,测定血压和心率的基础值,并应监测心电图和脉搏血氧饱和度(SpO_2)。全麻诱导方法有:

(一)吸入诱导法

1. 开放点滴法 以金属丝网面罩绷以纱布扣于患者的口鼻部,将挥发性麻醉药滴于纱布上,患者呼吸时将麻醉药挥发气吸入并逐渐进入麻醉状态。以往主要用于乙醚麻醉,现在基本弃用,仅偶尔将其他吸入麻醉药用于小儿麻醉的诱导。

2. 面罩吸入诱导法 将麻醉面罩扣于患者的口鼻部,开启麻醉药蒸发器并逐渐增加吸入浓度,待患者意识消失并进入麻醉状态时,静注肌松药后行气管内插管。

(二)静脉诱导法

静脉诱导开始时,先以面罩吸入纯氧 2~3 分钟,增加氧储备并排出肺及组织内的氮气。根据病情选择合适的静脉麻醉药及剂量,从静脉缓慢注入并严密监测患者的意识、循环和呼吸的变化。患者神志消失后再注入肌松药,待全身骨骼肌及下颌逐渐松弛,呼吸由浅到完全停止时,应用麻醉面罩进行人工呼吸,然后进行气管内插管。插管成功后,立即与麻醉机相连接并行人工呼吸或机械通气。与吸入诱导法相比,静脉诱导较迅速,患者也较舒适,无环境污染;但麻醉深度的分期不明

显,对循环的干扰较大。

二、全身麻醉维持

全麻维持是从患者意识消失到手术或检查结束或基本结束,停止追加全身麻醉药的这段时期。全麻维持期的主要任务是维持适当的麻醉深度以满足手术的要求,如切皮时麻醉需加深,开、关腹膜及腹腔探查时需良好肌肉松弛。同时,加强对患者的管理和调控,保证循环和呼吸等生理功能的稳定。

1.吸入麻醉药的维持 经呼吸道吸入一定浓度的吸入麻醉药以维持适当的麻醉深度。目前吸入的气体麻醉药为氧化亚氮,挥发性麻醉药为氟化类麻醉药,如异氟烷、七氟烷等。由于氧化亚氮的麻醉性能弱,高浓度吸入时有发生缺氧的危险,因而难以单独用于维持麻醉。挥发性麻醉药的麻醉性能强,高浓度吸入可使患者意识、痛觉消失,能单独用于维持麻醉;但肌松作用并不满意,而且吸入浓度越高,对生理的影响越严重。因此,临床上常将 N_2O-O_2-挥发性麻醉药合用来维持麻醉,必要时可加用肌松药。使用氧化亚氮时,应监测吸入氧浓度或 S_PO_2,吸入氧浓度不低于30%为安全。挥发性麻醉药应采用专用蒸发器以控制其吸入浓度。有条件者可连续监测吸入和呼出的吸入麻醉药浓度,使麻醉深度更容易控制。

2.静脉麻醉药的维持 为全麻诱导后经静脉给药以维持适当麻醉深度的方法。静脉给药方法有单次、分次和连续注入法三种,应根据手术需要和不同药物的药理特点来选择给药方法。

目前所用的静脉麻醉药中,除氯胺酮外,多数都属于催眠药,缺乏良好的镇痛作用。有的药物如硫喷妥钠,在深麻醉时虽有一定的镇痛作用,但对生理的影响也很大。因此,单一的静脉全麻药仅适用于全麻诱导和短小手术的麻醉维持,而对复杂或时间较长的手术,多选择复合全身麻醉。

由于不同患者对静脉麻醉药反应的个体差异性,手术中刺激强度也不断变化,以及连续注射后静脉麻醉药在体内产生蓄积等因素,恒速输注已不能满足临床麻醉调控的要求。随着对静脉麻醉药药动学的深入认识和计算机技术在临床的应用,靶浓度控制输注法(靶控输注法,target-controlled infusion,TCI)已广泛应用于临床麻醉。TCI 是在静脉麻醉药输注时,应用药代学和药效学原理,通过调节靶位(血浆或效应部位)的药物浓度来控制或维持麻醉在适当的深度,以满足临床要求的一种静脉给药方法。TCI 可以依据手术刺激强度和患者的反应随时调节血药浓度或效应室浓度,可维持一个稳定的、符合临床要求的血浆或效应室浓度。但目前用于临床的还只限于快速短效且无蓄积作用的药物,如丙泊酚和瑞芬太尼等。

3. 复合全身麻醉的维持　是指两种或两种以上的全麻药复合应用,彼此取长补短,以达到最佳临床麻醉效果。随着静脉和吸入全麻药品种的日益增多、麻醉技术的不断完善,应用单一麻醉药(如乙醚)达到所有全麻作用的方法基本上不再应用,而复合麻醉越来越广泛地应用于临床。根据给药的途径不同,复合麻醉(combined anesthesia)可大致分为全静脉麻醉和静脉与吸入麻醉药复合的静-吸复合麻醉。

全静脉复合麻醉:又称全静脉麻醉(total intravenous anesthesia,TIVA),是指在静脉麻醉诱导后,采用多种短效静脉麻醉药复合应用维持麻醉。现在常用静脉麻醉药的镇痛作用很弱,在麻醉过程中需加用强效麻醉性镇痛药,以加强麻醉效果、抑制应激反应。为了达到肌肉松弛的目的,必须给予肌松药。因此,全静脉麻醉是将静脉麻醉药、麻醉性镇痛药和肌松药复合应用。这样既可发挥各种药物的优点,又可克服其不良作用;具有诱导快、操作简便、可避免吸入麻醉药引起的环境污染等优势;如果用药适时、适量,可使麻醉过程平稳,恢复也较快。但是,由于是多种药物的复合应用,如何根据各种药物的药理特点选择给药时机及剂量是十分重要的,也是相当困难的。而且,全静脉麻醉下的麻醉体征与麻醉分期也难以辨别,麻醉后清醒延迟及肌松药的残余作用也可带来严重并发症。

静-吸复合麻醉:全静脉麻醉的深度较难判断,给药时机较难掌握,有时麻醉可突然减浅。因此,常在静脉麻醉的基础上,持续或间断吸入低浓度的挥发性麻醉药,如异氟烷、七氟烷或地氟烷等,这样既可维持麻醉相对稳定,又可减少吸入及静脉麻醉药的用量,有利于麻醉后迅速苏醒。静-吸复合麻醉适应范围较广,麻醉操作和管理较容易掌握,极少发生麻醉突然减浅的被动局面。

三、全身麻醉深度的判断

对于麻醉深度的定义目前仍有争议。一般认为,麻醉状态是多种药理效应和伤害性刺激并存时的综合结果,麻醉深度是指麻醉药物对患者的意识、感觉、运动、神经反射及内环境稳定性的影响程度。因此,临床体征的观察仍是目前判断麻醉深度的基本方法。在电生理方法中,脑电双频谱指数(BIS)对于判断患者的镇静程度方面比较敏感。

(一)麻醉深度的临床判断

20世纪30年代,Guedel总结了乙醚麻醉分期的各种体征和表现。由于乙醚本身的特性,对生理影响的过程较慢,临床表现明确且层次分明,临床上也容易理解和掌握。尽管新的麻醉药及麻醉方法应用于临床,乙醚麻醉时判断麻醉深度的各种标志并未因此而完全改变。乙醚麻醉分期的基本点仍可作为当今临床麻醉中判断和掌握麻醉程度的参考。乙醚麻醉分期是以药物对患者意识、痛觉、反射活动、肌肉松弛、呼吸及循环抑制的程度为标准,描述了典型的全身麻醉过程,即全麻药对中枢神经系统的抑制过程。

  复合麻醉时同时应用了多种药物,有针对性地抑制生理功能,以达到意识丧失或遗忘、疼痛消失、反射抑制及肌肉松弛,而对血流动力学又不产生明显抑制的目的。某些情况下,由于强效镇痛药和肌松药的应用,患者可无疼痛反应,肌肉也完全松弛,但知道术中发生的事情而无法表示,称为术中知晓(intraoperative awareness),表明患者的意识并未完全消失。因此,麻醉深度应根据复合应用的药物(包括各种全麻药、安定药、催眠药、肌松药、镇痛药等)对意识、感觉、运动、神经反射及内环境稳定性的影响程度来综合判断。例如,有自主呼吸者,手术刺激时呼吸增强、加速为浅麻醉的表现。眼泪"汪汪"为浅麻醉的表现,而角膜干燥无光为麻醉过深的表现。循环的稳定性仍为判断麻醉深浅的重要标志,循环严重抑制多为麻醉过深,心率增快、血压升高则多为浅麻醉的表现。挥发性麻醉药的麻醉性能强,大量吸入虽可使患者意识、痛觉消失,但肌松作用并不满意,如盲目追求肌松势必付出深麻醉的代价,故复合麻醉仍在于合理的药物配伍,避免深麻醉。吸入麻醉药的肺泡浓度达 1.3 MAC 以上时痛觉方可消失,而在 0.3 MAC 以下时患者即可苏醒。维持适当的麻醉深度是重要而复杂的,应密切观察患者,综合各项反应做出合理判断,并根据手术刺激的强弱及时调节麻醉深度,以适应手术麻醉的需要。临床上通常根据临床体征将麻醉分为浅麻醉期、手术麻醉期和深麻醉期(表 5-2),对于掌握麻醉深度具有参考意义。

表 5-2 通用临床麻醉深度判断标准

麻醉分期	呼吸	循环	眼征	其他
浅麻醉期	不规则,呛咳,气道阻力↑,喉痉挛	血压↑,心率↑	睫毛反射(-),眼睑反射(+),眼球运动(+),流泪	吞咽反射(+),出汗,分泌物↑,刺激时体动
手术麻醉期	规律,气道阻力↓	血压稍低但稳定,手术刺激无改变	眼睑反射(-),眼球固定中央	刺激时无体动,黏膜分泌物消失
深麻醉期	膈肌呼吸,呼吸↑	血压↓	对光反射(-),瞳孔散大	

(二)麻醉深度测定的电生理方法

在监测患者意识方面,以脑电双频谱指数(bispectml index,BIS)的临床应用较为广泛。BIS 是应用非线性相位锁定原理对原始脑电图(EEG)波形进行回归处理的一种方法。BIS 数值范围为 0~100,数值越大,患者的神志越清醒,反之提示大脑皮质的抑制越严重。目前认为,当麻醉期间将 BIS 值控制在 60 以下时,术中知晓发生率很小。因此,建议麻醉期间控制 BIS 在 40~60 为适宜。

监测 BIS 能较好地反映催眠药对 CNS 的抑制效应,但对镇痛药效应的敏感性较差。因此,在临床应用 BIS 监测时应对麻醉的催眠成分与镇痛成分区别对待。当 BIS 升高但无体动反应和血流动力学反应时应加用催眠药,而在 BIS 较低仍有血流动力学和体动反应时则应加用镇痛药以增加麻醉中的镇痛成分。但 BIS 的域值可受多种麻醉药联合应用时的影响,这是其局限性所在。因此,BIS 可为麻醉深度监测提供有用的趋势信息,但单独使用尚不能完全预防麻醉中知晓的发生。

四、麻醉苏醒

麻醉苏醒是从停止追加全身麻醉药到患者意识完全恢复正常的时段。由于麻醉苏醒需要一定时间,此期间的并发症也较多,为保证患者的安全,全身麻醉后的患者应送到麻醉恢复室进行严密观察,待患者完全清醒和生命体征平稳后再送回普通病房。

(一)吸入麻醉的苏醒

吸入麻醉的苏醒必须将吸入麻醉药从体内经呼吸道排出体外,这个药动学的过程基本上与吸入麻醉的诱导和加深过程相反。因此,在确保吸入气中无吸入麻醉药的前提下,麻醉科医师可以通过加大肺泡通气量来加快吸入麻醉药经呼吸系统排出体外。在停止吸入麻醉药后,影响吸入麻醉清醒速度的主要因素有:

1. 药物的血/气分配系数 血/气分配系数越小者,清醒越快。
2. 麻醉时间 时间越短者,清醒越快。
3. 肺泡通气量在一定范围内肺泡通气量越大者,清醒越快。

(二)静脉麻醉的苏醒

静脉麻醉的苏醒有赖于药物在体内的再分布、生物转化和排泄,待中枢神经系统中麻醉药的浓度下降到一定水平后,患者才开始苏醒。目前尚无有效办法来主动干预和调控。影响静脉

麻醉苏醒速度的因素有:

1. 药物的半衰期　半衰期越短,清醒越快。单次给药后血药浓度减少一半的时间用分布半衰期($t_{1/2}\alpha$)和清除半衰期($t_{1/2}\beta$)表示。单次给药就能完成的静脉麻醉若需尽早清醒,应选用分布半衰期和消除半衰期短的药物。

2. 麻醉时间和药物用量　时间越长和用药总量越大,麻醉苏醒越慢。为了维持适当的麻醉深度,手术中往往需要重复给药或持续静脉输注。由于多数药物在重复和持续给药后在体内都有一定程度的蓄积,此时血药浓度降低的规律再也不能用分布半衰期或消除半衰期来准确反映,而与持续静脉输注敏感半衰期(context-sensitive half time, $t_{1/2}cs$)相关。$t_{1/2}cs$表示药物持续恒速输注一定时间后,血药浓度减少一半的时间。$t_{1/2}cs$越短的药物,清醒越快。

3. 影响药物代谢和排泄的因素　如某种药物主要经肝脏代谢,肝功能不全的患者苏醒较慢;如果某种麻醉药的原型或有麻醉作用的代谢产物主要由肾脏排泄,则肾功能不全者的苏醒较慢;低温可降低所有药物的代谢率,麻醉苏醒也会延长。

第三节　全身麻醉的并发症及其处理

(一)反流与误吸

全麻时容易发生反流和误吸,尤其以产科和小儿外科患者的发生率较高。因反流或误吸物的性质和量的不同,其后果也不同。误吸入大量胃内容物的死亡率可高达70%。全麻诱导时,因患者的意识消失、咽喉部反射消失,一旦有反流物即可发生误吸。无论误吸物为固体食物还是胃液,都可引起急性呼吸道梗阻。完全性呼吸道梗阻可立即导致窒息、缺氧,危及患者的生命。误吸胃液可引起肺损伤、支气管痉挛和毛细血管通透性增加,结果导致肺水肿和肺不张。肺损伤的程度与胃液量和pH相关,吸入量越大、pH越低,肺损伤越重;pH低于2.5、容量大于0.4ml/kg者危险性明显增加。麻醉期间预防反流和误吸是非常重要的,主要措施包括:减少胃内容物的滞留,促进胃排空,提高胃液的pH,降低胃内压,加强对呼吸道的保护。

(二)呼吸道梗阻(airwayobstruction)

以声门为界,呼吸道分为上、下呼吸道,声门以上(包括声门)为上呼吸道,声门以下为下呼吸道。

(三)通气不足(hypoventilation)

麻醉期间和全麻后都可能发生通气不足,主要表现为CO_2潴留,可伴有低氧血症。血气分析显示 $PaCO_2$ 高于 50mmHg,同时 pH 小于 7.30。颅脑手术的损伤和全身麻醉药、麻醉性镇痛药及镇静药的残余作用,是引起中枢性呼吸抑制的主要原因,应以机械通气维持呼吸直到呼吸功能的完全恢复,必要时以拮抗药逆转。术后肌松药的残余作用可导致通气不足,应辅助或控制呼吸直至呼吸肌力的完全恢复,必要时给予拮抗药。

(四)低氧血症(hypoxemia)

吸空气时,$SpO_2 < 90\%$,$PaO_2 < 60mmHg$,或吸纯氧时,$PaO_2 < 90mmHg$ 即可诊断为低氧血症。临床表现为呼吸急促、发绀、躁动不安、心动过速、心律失常、血压升高等。常见原因和处理原则为:①麻醉机的故障、氧气供应不足可引起吸入氧浓度过低;气管内导管插入一侧支气管或脱出气管外以及呼吸道梗阻均可引起低氧血症,应及时发现和纠正。②弥散性缺氧:可见于 N_2O 吸入麻醉。停止吸入 N_2O 后应继续吸氧至少 5~10 分钟。③肺不张:可通过吸痰、增大通气量、肺复张等措施纠正。④误吸:轻者应用氧治疗有效,严重者应行机械通气治疗。⑤肺水肿:可发生于急性左心衰竭或肺毛细血管通透性增加。应在增加吸入氧浓度的同时积极治疗原发病。

(五)低血压(hypotension)

麻醉期间收缩压下降幅度超过基础值的 30% 或绝对值低于 80mmHg 者应及时处理。常见原因有:①麻醉过深可导致血压下降、脉压变窄,若麻醉前已有血容量不足者,表现更为明显。②术中失血过多可引起低血容量性休克。③过敏反应、肾上腺皮质功能低下及复温时,均可引起血管张力降低而导致低血压。治疗包括补充血容量、恢复血管张力(应用血管收缩药)及病因治疗。④术中牵拉内脏时常可引起反射性血压下降,同时发生心动过缓。应及时解除刺激,必要时给予阿托品治疗。

(六)高血压(hypertension)

麻醉期间舒张压高于 100mmHg 或收缩压升高幅度超过基础值的 30%,都应根据原因进行适当治疗。常见原因有:①与并存疾病有关,如原发性高血压、嗜铬细胞瘤、颅内压增高等;②与手术、麻醉操作有关,如手术探查、气管插管等;③通气不足引起 CO_2 蓄积;④药物所致血压升高,如氯胺酮。处理原则:气管插管时可复合镇痛药如芬太尼,以减轻插管时的心血管反应;根据手术刺激的程度调节麻醉深度;对于顽固性高血压者,可行控制性降压以维持循环稳定。

(七)心律失常

窦性心动过速与高血压同时出现时,常为浅麻醉的表现,应适当加深麻醉。存在低血容量、贫血及缺氧时,心率均可增快,应针对病因进行治疗。当手术牵拉内脏(如胆囊,可引起胆心反射)或发生眼心反射时,可因迷走神经反射致心动过缓,严重者可致心搏骤停,应及时停止手术操作,必要时静注阿托品。发生期前收缩时,应先明确其性质并观察其对血流动力学的影响。因浅麻醉或 CO_2 蓄积所致的室性期前收缩,适当加深麻醉或排出 CO_2 后多可缓解。如室性期前收缩为多源性、频发或伴有 R-on-T 现象,表明有心肌灌注不足,应积极治疗。

(八)高热、抽搐和惊厥

常见于小儿麻醉。由于婴幼儿的体温调节中枢尚未发育完善,体温极易受环境温度的影响。如对高热处理不及时,可引起抽搐甚至惊厥,应积极进行物理降温。恶性高热表现为持续肌肉收缩、$PaCO_2$ 迅速升高、体温急剧上升(速度可达 1℃/5min),可超过 42℃。最容易诱发恶性高热的药物是琥珀胆碱和氟烷。恶性高热在欧美国家的发病率稍高,而国人较罕见,但死亡率很高,应提高警惕。治疗恶性高热的特效药物是丹曲林(dantrolene)。

第六章 气道管理

在临床麻醉和危重病患者急救过程中,建立和维持完整而通畅的气道是保证患者正常通气和氧合的前提,也是保证患者安全和进行后续治疗的先决条件。气道控制技术不仅是麻醉科医师必须掌握的基本技术,也是其他科室临床医师在处理危重病患者时所必须具备的基本技能,尤其是重症监测治疗病房(ICU)和急诊科医师。

第一节 影响气道通畅的原因

一、气道的结构

呼吸系统由气道(airway)和肺两部分组成。气道又可分为上呼吸道和下呼吸道。临床上将口、鼻、咽和喉部称为上呼吸道(图6-1);将气管、支气管及其肺内各级分支支气管称为下呼吸道。其中口、鼻、咽部也是呼吸系统与消化系统的共同通道。上述解剖结构中的任一环节出现问题,都可能造成气道梗阻。

1.颌面及口部 颌面部的解剖结构与面罩辅助通气时的气密性和气管内插管操作等有着密切的联系。张口度过小、下颌的退缩、颊部的消瘦凹陷以及突起的大鼻等都可能增加操作难度。口腔和牙齿的解剖异常也与插管困难密切相关,如舌体过大、口腔内的增殖体或肿瘤、缺齿、残齿、门齿过长或前突、全口无牙等,都可增加面罩通气和气管内插管的难度。

2.鼻 鼻是呼吸道的起始部分,吸入的气体通常在这里被湿化和加温;鼻毛和黏液还可起到过滤作用,以阻挡空气中的粉尘和细小颗粒。平静呼吸时,2/3的气道阻力是气流通过鼻腔时所产生的。经鼻呼吸时的气道阻力几乎是经口呼吸时的两倍,这亦是剧烈运动时人类通常选择张口呼吸的重要原因。鼻腔顶部,尤其是鼻中隔前上区的黏膜,具有来自上颌动脉分支极丰富的血管丛分布,该区域亦称为鼻易出血区(亦即Little区)。与置管损伤相关的鼻出血90%以上都发生在该区域。经鼻置管时,严禁气管导管或胃肠引流管等进入上鼻道,以免造成难以控制的损伤和出血。鼻部气道梗阻的常见原因包括:鼻息肉、鼻中隔扭曲、炎症引起的黏膜水肿和分泌物增加等。

3. 咽 咽腔为呈漏斗状的肌性管道,上接鼻后孔,下至食管上端、梨状窝附近。以软腭下缘和会厌软骨上缘为界,可将咽腔人为地区分为鼻咽腔、口咽腔和喉咽腔。鼻咽部和口咽部引起气道梗阻的主要原因分别是扁桃体肿大和颏舌肌松弛引起的舌后坠。

4. 喉 喉位于第3颈椎至第6颈椎之间,主要作用是发声和保护下气道。喉由肌肉、韧带和软骨组成。软骨包括甲状软骨、环状软骨、会厌软骨以及三对成对的软骨(杓状软骨、小角状软骨和楔状软骨),

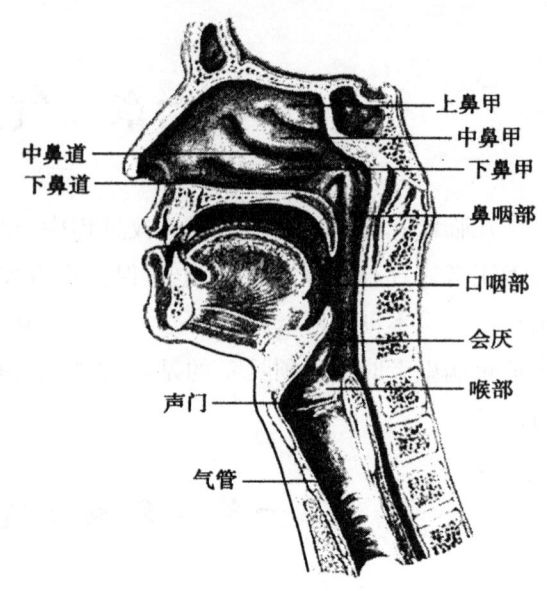

图6-1 呼吸道剖面示意图

其表面由黏膜覆盖。喉部的肌肉非常活跃,主要由迷走神经的分支支配。插管刺激或喉部的操作刺激可引起喉痉挛,这也是气道梗阻的常见原因。

5. 气管和主支气管 如图6-2所示,气管通常由12~20个马蹄形软骨环组成,一般为15~16个。成人气管长度为10~15cm,平均约10.5cm。上部起始于环状软骨(相当于第6颈椎水平),下部止于气管隆嵴处(相当于第4胸椎下缘,胸骨角水平),向下气管分为左、右主支气管。气管和支气管黏膜表面有丰富的迷走神经纤维末梢分布,尤其是气管隆嵴部位,遇刺激后易引起剧烈的咳嗽和支气管痉挛。引起气管和支气管梗阻的主要原因为:气道分泌物或异物等阻塞、颈部巨大肿瘤侵犯或压迫以及严重支气管痉挛等。

二、影响解剖气道通畅的常见原因

相对于气管导管等人工气道而言,人体自身的气道属于解剖气道。临床上,凡是能引起上至口咽部,下至支气管等部位的气道狭窄或梗阻的因素,都是影响解剖气道通畅的原因。常见原因有:

1. 分泌物、出血和异物 分泌物、血液凝块以及异物阻塞是急诊患者气道梗阻的常见原因,在意识不清的患者中更容易出现。咽喉部分泌物多或有异物时,常引起不完全性呼吸道阻塞,表现为吸气性呼吸困难,听诊时可听到患者喉头部和

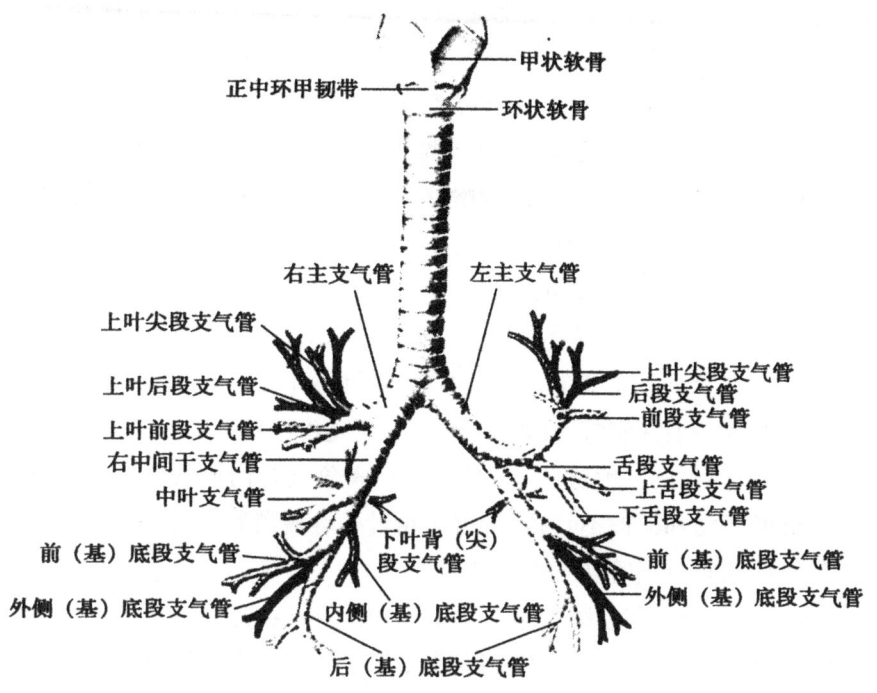

图 6-2 气管和支气管

(或)胸部有痰鸣音和高调的哮鸣音。

处理原则：尽快清除分泌物或异物。在气道通畅前，应力争保留患者的咳嗽反射和自主呼吸，防止分泌物或异物向下呼吸道移行，以致造成气道的完全性梗阻。分泌物过多或咽喉部有血液时，应及时以负压吸引器吸除；当异物或血凝块阻塞气道时，可将患者舌头拉出，用手或其他辅助器械将其清理干净；当暴露或操作困难时，可在直接喉镜下吸引或将异物取出，以恢复气道通畅。

2.舌后坠　是临床上气道梗阻最常见的原因，多发生于意识不清、全身麻醉诱导期与苏醒期患者以及非全身麻醉患者辅用镇静镇痛药时。患者仰卧位时，在重力作用下下颌骨和颏舌肌松弛，可造成舌体坠向咽后壁而阻塞气道。当舌后坠引起不完全性气道梗阻时，最明显的表现为随呼吸发出的强弱不等的鼾声以及喉头拖曳征；当舌后坠引起完全性气道梗阻时，鼾声消失，患者早期即出现明显的胸腹反常呼吸、三凹征和口鼻部的呼吸气流完全中断，随即出现 SpO_2 进行性下降和发绀等，此时必须紧急处理。

处理原则：可采用单手抬下颌法或双手托下颌法，或放置口咽或鼻咽通气管（详见本章第二节）。

3.喉痉挛　喉痉挛是由于咽喉部应激性增高,支配喉部的迷走神经兴奋性增加,使声门关闭、活动增强所致。多发生在全麻诱导插管或术后苏醒拔管期,特别是在浅麻醉或低氧和 CO_2 蓄积时,进行喉部操作更容易诱发喉痉挛。临床表现为吸气性呼吸困难,可伴有干咳及典型的高调吸气性喉鸣音。轻度喉痉挛仅假声带挛缩,声门变窄,吸气时出现喉鸣;中度喉痉挛时,真假声带均发生挛缩,但声门未完全关闭,吸气和呼气时都出现喉鸣音;重度喉痉挛时,声门紧闭,呼吸道完全梗阻,呼吸音消失,SPO_2 迅速下降,患者发绀。

处理原则:应强调以预防为主,避免在低氧和 CO_2 蓄积或者浅麻醉下刺激喉部黏膜。轻度的喉痉挛一般在刺激解除后可自行缓解;中度者需以面罩加压给氧,必要时以短效的麻醉药加深麻醉,并辅助通气;对于重度喉痉挛必须十分迅速地加深麻醉,甚至可加用肌松药以解除痉挛,必要时行紧急气管内插管以解除梗阻;当情况更危急或麻醉药物和器械不具备时,可用粗针头等锐器紧急行环甲膜穿刺,然后再准备行气管内插管或气管切开术。

4.支气管痉挛　常因过敏、呕吐物反流误吸、分泌物过多,以及气管内插管或异物刺激气管黏膜而引起。临床表现以呼气性呼吸困难为特征,患者的呼气期延长且费力,听诊两肺满布哮鸣音,常伴有窦性心动过速甚至更严重的心律失常。最严重的情况下,患者肺部的呼吸气流完全中断,听诊肺部哮鸣音反而消失,出现"寂静肺"。机械通气时,最显著的特征为气道压显著升高,甚至难以通气。

处理原则:轻度支气管痉挛通过吸氧或以面罩加压给氧即可缓解。中重度时一般需用药物治疗,如沙丁胺醇(舒喘宁沙丁胺醇)或异丙托溴铵(爱全乐)气雾剂吸入、静脉注射或雾化吸入糖皮质激素等。围术期出现急性支气管痉挛者,往往为有哮喘病史或气道高反应性的患者,麻醉过浅是最常见的诱因,因此,及时加深麻醉常能起到事半功倍的效果。

5.药物残余作用所致通气障碍　除了神经肌肉系统的病变可导致限制性通气功能障碍外,能抑制中枢神经系统的麻醉药以及肌松药的应用过量、蓄积或残余作用等,也可造成患者的通气功能障碍,表现为低氧血症和高碳酸血症。

处理原则:轻者可应用简易呼吸器或麻醉机面罩辅助呼吸,重者宜气管内插管辅助/控制呼吸。同时,可针对性地应用麻醉药和肌松药的特异性拮抗剂,如氟马西尼、纳洛酮和新斯的明等。

第二节　维持气道通畅的方法

目前已有多种方法可用于控制气道。针对患者的不同情况,在选择何种方法控制气道时,所遵循的基本原则是:选择最简便、有效、安全而又被操作者所熟悉的方法。临床上,除了全麻患者气管内插管是在手术室内实施以外,多数需紧急气道处理的患者都位于手术室外,难以在数分钟内紧急呼叫麻醉科医师到场处理气道。这时,如果临床医师被动地等待专业医师来建立人工气道,往往使患者丧失了宝贵的救治时机。此时,一些简单的清理气道、手法辅助通气以及简便的人工气道建立方法,常常可以发挥难以估量的作用。

一、维持气道通畅的基本方法

(一)单手抬下颏法和双手托下颌法

这两种手法是解除因舌后坠所致上呼吸道机械性梗阻最简便有效的方法,也是各临床工作者均需掌握的基本方法。

1.单手抬下颏法　如图6-3A所示,患者取仰卧位,操作者将患者的头后仰,以一只手在下颌部向患者的上方抬举下颏,力争将患者的舌体抬离咽后壁,从而解除舌后坠造成的气道梗阻。此方法在临床使用时的局限性较多。当患者存在头颈部粗短、肥胖、鼻道阻塞、牙关紧闭、颈部强直等情况时,往往难以奏效。此时需考虑采用双手托下颌法或其他方法。

2.双手托下颌法　如图6-3B所示,患者取仰卧位,操作者立于患者的头端,将患者的头略后仰,双手的食指或中指置于患者下颌角的后支,向前、上方托举下颌。为了有效地将患者的舌体抬离咽后壁,应尽量使患者下门齿的高度超过上门齿(俗称为"地包天")。

(二)口咽、鼻咽通气管的使用

如需较长时间解除梗阻或手法托举无效时,可放置口咽通气管或鼻咽通气管,以帮助开放气道。

1.口咽通气管(oropharyngeal airway)　是用金属、硬橡胶或硬塑料制成的、外观略呈J形、中空的人工气道(图6-4)。

操作方法:依据患者的体型选择适当大小的通气管。向患者头侧方向将通气管的前端(其凹面朝向头端)插入口腔,然后一边旋转通气管180°、一边推进通气

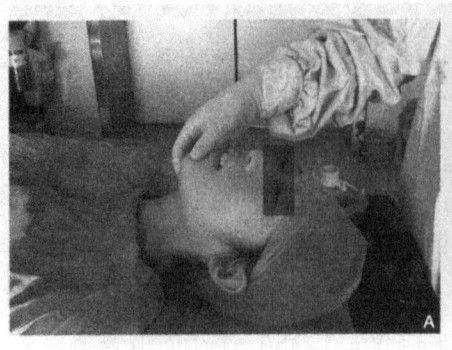
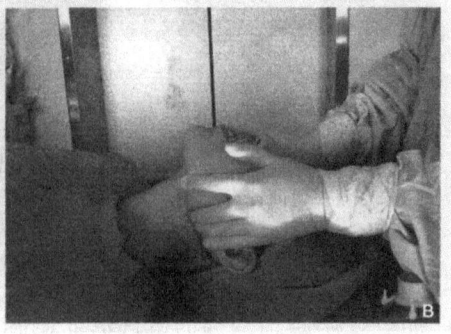

图 6-3 手法维持气道通畅
A.单手抬下颏法;B.双手托下颌法

管直至咽腔。此方法可避免在推送通气管的过程中将舌体推向口腔深部,造成置管困难。也可利用压舌板或喉镜片压迫舌体后,将通气管放入口咽部。此时口咽通气管的弯曲弧线恰好与患者舌体的自然弧度贴合。

注意事项:①清醒或浅麻醉患者使用口咽通气管时,可出现恶心呕吐、呛咳、喉痉挛和支气管痉挛等反射,因此只适用于非清醒或麻醉深度恰当的患者;②通气管位置放置不恰当时,反而会将舌根推至咽腔深部而加

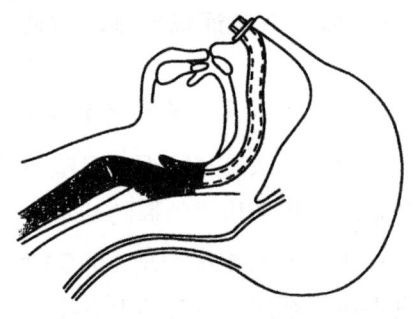

图 6-4 放置口咽通气管

重梗阻或引起喉痉挛、舌及咽部损伤等;③如患者不能开口,又不宜使用鼻咽通气管时,可先将两个压舌板分别置入双侧上下后臼齿之间,利用杠杆作用撬开口腔,再置入口咽通气管。

2.鼻咽通气管(nasopharyngeal airway) 是用橡胶或塑料等制成的软质中空导管,长度约15cm,外形与气管导管相似。其前端斜口较短而钝圆,不带套囊。主要用于解除舌后坠等所致的上呼吸道梗阻,尤其是咬肌痉挛的患者(图6-5)。由于患者对其耐受性好,较少发生恶心、呕吐和喉痉挛。由于通气管是由患者的鼻孔插入,且管径较大,易致出血,因此,对于凝血功能异常、颅底骨折、鼻咽腔感染或鼻中隔外伤移位等患者禁忌使用。

操作方法:①选择通畅的一侧鼻孔置入。插入前在鼻腔内滴入适量血管收缩药,如麻黄碱等,以减少鼻腔出血的风险。②先于通气管表面涂以含局部麻醉药的医用润滑剂(导管胶)。③通气管的插入长度一般为鼻尖至外耳道的距离,这样通

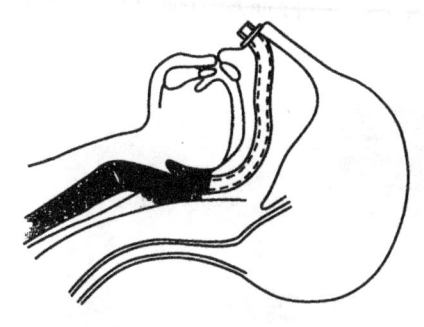

图6-5 放置鼻咽通气管

气管前端恰好位于会厌的上方。④通气管必须沿下鼻道插入,保持插入方向与面部完全垂直,严禁指向鼻顶部方向插入,以免造成损伤出血。⑤插入动作应轻柔、缓慢,遇有阻力不应强行插入,可稍稍旋转导管直至无阻力感后再继续推进。

二、面罩通气

面罩通气(mask ventilation)技术是各级临床医师必须掌握的一项基本技能。其设备要求简单、操作方便且通气效果确切,且可提供较高浓度的氧疗;在无明显呼吸道梗阻的情况下,其通气效果与气管内插管相似;患者的耐受性良好,不需要较深的麻醉亦可配合完成通气操作。因此,在紧急气道处理和危重病救治中,至今仍发挥着不可替代的作用。

1.适应证 ①为无胃内容物反流、误吸危险者的短小手术施行全身麻醉通气;②气管内插管前为患者预充氧去氮;③紧急情况下进行辅助或控制呼吸,如心肺复苏的现场急救。

2.操作方法

(1)物品的准备:选择大小合适的透明通气面罩,以使面罩能紧贴鼻梁、面颊和口,并可观察到口唇颜色和分泌物情况。检查贮气球囊,使之与供氧管相连接,并确保无漏气。应备有适当的口咽通气管、鼻咽通气管,以及负压吸引装置等。

(2)面罩的放置:单人操作时,操作者左手持面罩,用小指提起下颌角,中指与无名指置于下颌骨处,示指与拇指置于面罩上,适当用力以保持面罩的气密性;右手控制贮气球囊行手法通气(图6-6A)。如患者头面部较大、面罩难以密闭时,则可能需要双人操作。这时,操作者双手维持面罩于良好的位置,助手控制贮气球囊(图6-6B、C)。也可使用四头带帮助将面罩固定于患者的面部。要求既要保证面罩与患者面部的紧密贴合、无明显漏气,又要能通过托举下颌角的动作解除舌后坠造成的气道梗阻。

(3)辅助或控制呼吸的操作要点:在操作者用右手或由助手行辅助或控制呼吸时,应通过观察或手感来判断患者胸廓起伏的幅度和通气阻力的大小,并评估通气效果。可通过使患者头部略后仰、抬起颏部或托起下颌的方法,使患者下颌骨向前上抬起并张口,来改善通气效果(图6-6)。必要时可置入口咽或鼻咽通气管。

吹入一次潮气量(6~8ml/kg)的时间一般不少于 1 秒。缓慢而均匀地供气可最大限度地避免胃膨胀的发生。

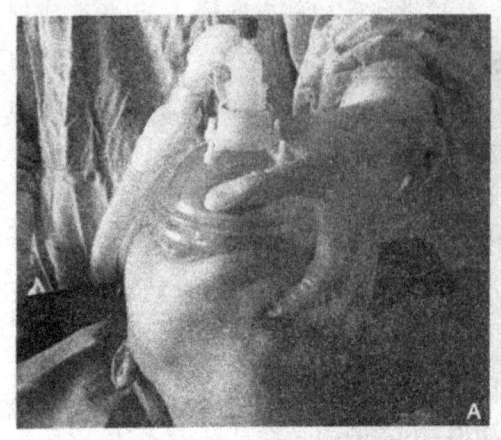
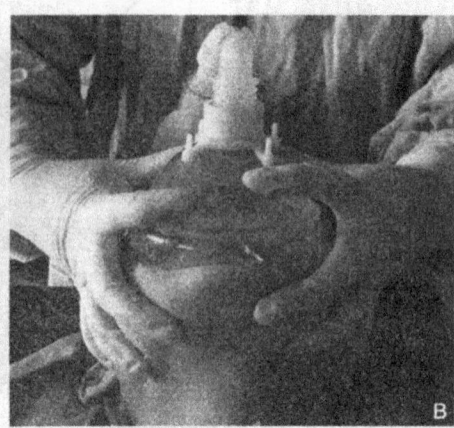
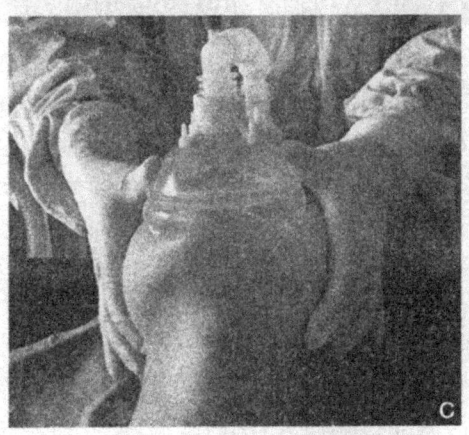

图 6-6　面罩通气的手法

3.注意事项　由于在进行面罩通气时,并没有将人工气道与下呼吸道紧密连接,因而使用时需要注意:

(1)必须彻底清除气道内的分泌物、血液和异物等,否则在正压通气下,有加重道梗阻的风险。

(2)面罩通气时,气体有进入胃肠道的风险,使患者发生反流误吸的风险增加。

(3)对于下呼吸道梗阻,面罩通气往往效果差或无效。

4.常见并发症　较长时间面罩通气引起的口、眼或鼻周围软组织压伤最为常见,而胃内容物反流误吸是其最严重的并发症。保持患者镇静和(或)配合、控制通气压力和潮气量等是防止反流误吸最有效的措施。

三、气管插管术

气管插管术通常又可分为气管内插管(endotracheal intubation)和支气管内插管(bronchealintubation)两类。气管内插管是将人工气道与解剖气道连接的最可靠的方法,也是麻醉科医师和急诊医师(包括 ICU 医师)所必须掌握的基本技能之一。

(一)气管内插管

1.适应证 气管内插管可保持患者的呼吸道通畅,防止异物进入呼吸道,便于及时吸出气管内分泌物或血液;进行有效的人工或机械通气;便于吸入全身麻醉药的应用。因此,凡是在全身麻醉时,难以保证患者呼吸道通畅者(如颅内手术、开胸手术、俯卧位手术等),因疾病难以保持呼吸道通畅者(如肿瘤压迫气管),全麻药对呼吸有明显抑制或应用肌松药者,都应行气管内插管。因各种原因需要进行机械通气者、心肺复苏以及新生儿严重窒息时,都是气管内插管的适应证。

2.插管前准备 插管前必须做到所有设备和器材就位且功能正常,人员到位,相关药品(麻醉药、血管活性药等)准备到位。插管前准备不足或对困难气道预计不够,不仅可导致插管失败,更可能威胁患者的生命安全。常用器械包括:喉镜、气管导管、牙垫或口塞、表面麻醉用喷雾器、衔接管、管芯、插管钳、固定胶带以及负压吸引装置等。

(1)插管前对患者的检查和评估:插管前应常规对患者进行有关检查和评估,并了解气管内插管的难易程度。患者既往的手术麻醉史对判断插管的难易度有重要参考价值。

(2)喉镜的选择和检查:临床上可供选择的直接喉镜种类较多,其用途和使用方法也各不相同,应根据操作者使用习惯及患者情况加以选择。目前最常用的仍是最传统的 Macintosh 喉镜(弯喉镜片)。成人气管内插管多选择 3 号或 4 号 Macintosh 喉镜。使用前须检查喉镜电池的电量是否充足、喉镜片前端的灯泡或光纤是否明亮。

(3)气管导管的选择和检查:成人一般选择内径 7.0~7.5mm 的气管导管,小儿气管导管内径(mm)可根据经验公式进行选择,即导管内径(mm)= 患儿年龄(岁)/4+4。选择好导管后,应另外再备两根分别大于和小于该导管内径 0.5mm 的导管,以备插管过程中根据患者的实际情况及时调整气管导管的型号。检查导管套囊是否漏气,并将导管前端用医用润滑剂或生理盐水润滑;将导管芯置于气管导管腔内,根据患者的喉部位置情况,将气管导管保持合适的弯曲度,以便提高插管的成功率。导管芯前端不能超出气管导管。

（4）药品的准备和核对：根据患者的病情，选择和准备合适的麻醉药品，以及辅助用药，包括镇静催眠药、麻醉性镇痛药和肌松药等。麻醉期间所用药品，必须经过核对后方可使用。

3.气管内插管方法　根据插管时是否需要显露声门分为明视插管和盲探插管；根据插管路径分为经口插管和经鼻插管；根据插管前麻醉方法分为慢诱导插管、快诱导插管和清醒插管等。

（1）经口明视气管内插管术

1）预充氧去氮：患者插管前以面罩吸纯氧至少3分钟，以排出患者体内的氮气，增加肺内的氧气储备，延长插管的安全时限。

2）插管的体位：自患者的口腔至气管之间可以人为地划出三条解剖轴线：口轴线为口腔至咽后壁的轴线（OA）、咽轴线为咽后壁至喉头的轴线（PA）、喉轴线为喉腔至气管上段的轴线（LA）。患者仰卧时，这三轴线彼此相交成角，并不处于一条直线。如果在患者枕下垫一薄枕，使患者的头部垫高约10cm，并头后仰（"嗅花位"），可以使患者咽、口、喉三轴线接近重叠，插管径路接近为一条直线，利于显露声门（图6-7）。

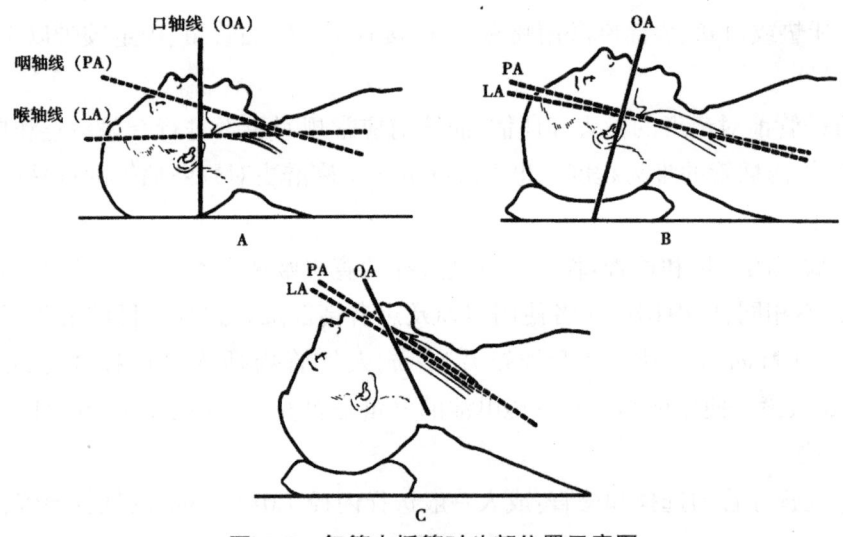

图6-7　气管内插管时头部位置示意图

A.平卧位时，三轴线相互成角；B.枕下垫高约10cm后，PA与LA接近重叠，但仍与OA明显成角；

C.枕下垫高约10cm、头后仰（"嗅花位"）时，三轴线的成角变小，接近重叠，便于喉镜显露声门

3）插管操作方法：操作者左手持喉镜柄，右手提颏张口并拨开上下唇。从患者

右侧口角置入喉镜片,边沿患者的舌背面向下滑行,在将喉镜片逐渐移至口正中部的同时,将舌体略压向左侧。显露悬雍垂后,继续沿舌背部的曲线轻柔地将喉镜片向下滑入,直至看见会厌软骨。使用弯喉镜片时,在明视下将喉镜片的前端伸入舌根与会厌软骨根部之间的会厌谷,再向上、略向前方上提喉镜,使会厌向上翘起紧贴喉镜片,以显露声门(图6-8)。如果使用直喉镜片(如 Miller 喉镜)时,在暴露会厌软骨后,将镜片置于会厌软骨的喉面,直接向前上方挑起会厌,即可显露声门。注意上提喉镜时,用力的方向应与喉镜柄的方向一致,即朝向患者脚部上方天花板的方向,大致为前上方45°。这时注意不要弯曲自己的腕部或将喉镜片在患者的牙齿上撬动,以免损伤牙齿或软组织。

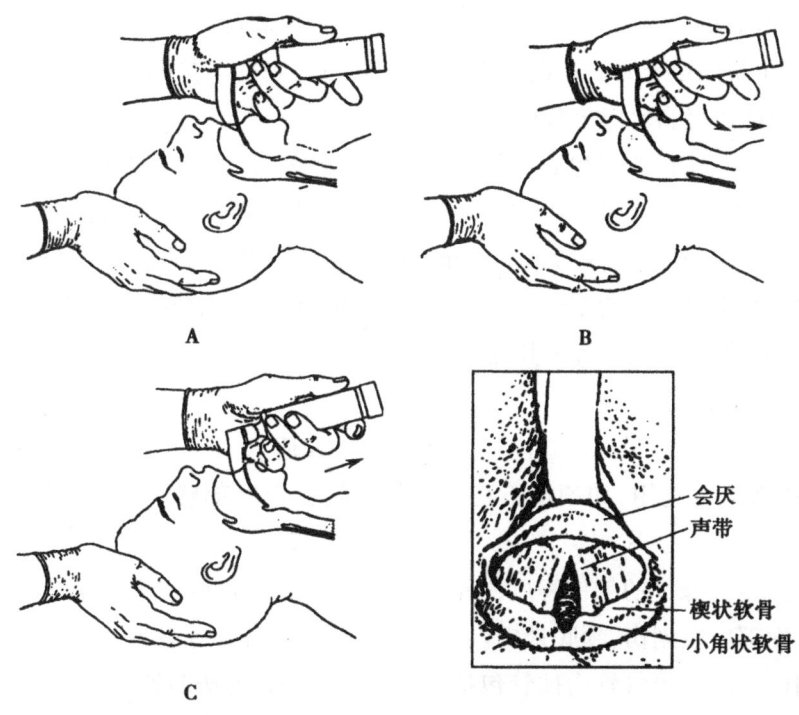

图6-8 Macintosh 喉镜(弯喉镜片)操作示意图

　　置管时右手以持笔式持气管导管,在明视声门的情况下将气管导管沿患者的右口角置入,避免导管阻挡操作者的视野,亦不要使牙齿刮破导管套囊。气管导管进入声门后,将导管内的导管芯拔出,继续置管,直到气管导管的套囊进入声带下3~4cm的位置。然后将牙垫置入患者的门齿之间,退出喉镜。使用注射器将导管套囊充气,最佳充气标准是使套囊内压力为手控呼吸下套囊周围无漏气时的最小压力。成年人置管平均深度(即气管导管前端至门齿距离)为18~22cm。

4)气管导管位置的判定:理想的导管位置其前端应位于气管的中段,气管隆嵴上 3~7cm。确认气管导管位置的常用方法包括:①将气管导管与 CO_2 探测器或呼气末 CO_2 监测相连,行数次人工通气,以检测气道内出现的 CO_2,出现正常的 $P_{ET}CO_2$ 波形是气管导管位于气管内的可靠指标。②以听诊器依次置于患者两侧的胸前区及腋中线,听诊并观察正压通气时双肺的呼吸音和胸廓起伏幅度是否一致。插管后若患者一侧肺呼吸音消失,提示导管可能过深而进入了另一侧主支气管,需要缓慢地退管,直到双肺呼吸音对称。③若条件允许,可以胸片来判断导管的位置。要确保导管上的标志线前端位于气管中部,而没有进入一侧支气管。但该方法并不能可靠地判断导管是否位于食管内。

5)气管导管的固定:最好采用专用的导管固定器来固定导管;也可采用胶带或气管导管固定带固定导管。ICU 患者插管后应用适当的镇静药物,并限制患者上肢的活动,以防患者自己意外拔管。

6)注意事项:①插管时患者应处于适当的麻醉深度,以使咬肌松弛、张口满意,并抑制咽喉反射;②暴露过程中如发现咽喉反射活跃,宜暂停插管,在辅助通气下适当加深麻醉;清醒插管者可做喉部表面麻醉;③喉镜的着力点应始终位于喉镜片的顶端,并采用上提喉镜的手法,严禁将上门齿作为支点,以防损伤牙齿;④导管插入声门时必须动作轻柔,避免使用暴力。

(2)经鼻气管内插管术

1)适应证:与经口明视气管内插管相似。尤其适于一些不适合经口明视气管内插管的特殊患者选用,如颈椎不稳、下颌骨骨折、口咽部感染、需较长时间带管者等。

2)禁忌证:此操作的创伤程度高于经口明视气管内插管。主要禁忌用于凝血功能障碍、面部中段创伤、颅底骨折以及可能有颅内压升高等患者。

3)操作要点:经鼻气管内插管包括经鼻明视法和盲探法两种。

经鼻明视气管内插管时,喉镜的操作要领与经口明视气管内插管相似。选择通气较好的一侧鼻孔插管。气管导管应使用医用润滑剂充分润滑,鼻腔内施行表面麻醉,并滴入数滴 3%麻黄碱以使鼻腔黏膜血管收缩,减少出血风险。置管时注意气管导管应与面部垂直置入鼻孔,沿下鼻道插管,以免出现损伤和难以控制的出血。导管难以进入声门时,可采用插管钳辅助置管。

经鼻盲探气管内插管是在保留患者自主呼吸的情况下,导管置入鼻腔后,通过患者呼吸气流的导引而盲探置管的一种方法,既往多用于喉镜暴露困难或不适于喉镜暴露而需气管内插管的患者。该方法要求操作者具备丰富的插管经验,成功率也难以保障,并不适合初学者使用。近年来,随着纤维支气管镜等辅助插管技术日益成熟和推广,该方法在临床上的使用日渐减少。

(二)支气管内插管

支气管内插管是将支气管导管置入气管隆嵴以下的支气管内,以建立单肺或双肺分别人工通气的方法。其目的是将两侧肺隔开分别通气,并可分别吸除双侧肺内的分泌物。主要用于咯血患者、肺脓肿或囊肿患者、其他肺部或食管手术以及支气管肺泡灌洗等患者,以保护非手术侧肺功能或提高胸腔内手术野的显露质量。

支气管内插管需要特制的支气管导管。支气管导管主要有两种:双腔支气管导管(分为左侧管和右侧管)和 Univent 导管。双腔支气管导管型号包括 28~41F(一般成年男性为 39~41F,女性为 35-37F),每一型号均有专门用于左侧或右侧的双腔支气管导管。多数情况下使用左侧双腔支气管导管即可完成手术,以降低右上叶支气管被导管阻塞的风险。但有不少学者主张选择非手术侧双腔支气管导管,这可保证导管不会妨碍需行主支气管切除的手术操作,也可避免手术操作牵拉肺门而影响支气管导管的位置。

(三)气管内插管的常见并发症

1. 气管内插管所引起的创伤　气管内插管可能造成口唇、舌、牙齿、咽喉或气管黏膜的损伤,偶可引起环杓关节脱位或声带损伤。只要细心操作,避免暴力,一般不会发生或症状轻微。

2. 气管导管不畅　气管导管扭曲、导管气囊充气过多阻塞导管开口、俯卧位时头部扭曲、头过度后仰等体位使导管前端斜开口处贴向气管壁,以及导管衔接处内径过细等多种原因,均可能导致气道不全或完全阻塞。此时应根据原因做好预防。一旦发生,经处理仍不能解除时,可用纤维支气管镜检查以明确原因,并给予相应处理,或立即更换气管内导管。

3. 痰液过多或痰痂　痰液过多或痰痂阻塞气管导管常见于小儿或长时间留置导管的患者。对于长时间留置导管的患者要定期吸痰,并且进行气道湿化,以防痰痂形成。在充气套囊上方的气管与导管之间的缝隙内可存留较多的分泌物或痰液,一旦套囊放气,即可能流入气道内引起气道梗阻,所以要定期清理干净。

4. 气管导管插入过深阻塞一侧支气管气管　导管插入过深容易误入一侧支气管而使另一侧支气管无通气,特别是在插管后头部位置变动,以及腹腔镜气腹手术引起膈肌和气管上抬时易发生。最好的诊断方法是听诊两肺呼吸音和观察两侧胸部呼吸动度。一旦发生应及时调整好气管导管的位置。

5. 麻醉机或呼吸机故障 麻醉机或呼吸机活瓣失灵、管道脱落、呼吸机湿化水在管道内凝结过多阻塞气道以及其他机械因素均可引起气道阻塞。及时发现并处理非常重要，必要时更换麻醉机或呼吸机。

四、气管切开术

气管切开术(tracheostomy)是通过切开颈段气管开放下呼吸道，并可置入金属或硅胶气管切开套管，以解除上呼吸道梗阻。这是建立通畅人工气道的一种常见手术操作，是临床医师应掌握的急救技能之一，尤其是麻醉与危重病医学专业医师。

目前，除传统的气管切开术外，可供选择的气管切开方法，还包括环甲膜穿刺术、环甲膜切开术和经皮扩张气管切开术(percutaneous dilational tracheostomy, PDT)。其主要适应证包括：

①各种原因所致的急性上呼吸道梗阻，如急性喉炎、严重喉痉挛和上呼吸道异物阻塞等；②口腔颌面部严重外伤，无法行气管内插管者；③各种原因所致的气管内插管失败，尤其是出现非预见性的困难气道时；④下呼吸道痰液或分泌物潴留或阻塞，为便于及时清理气道、维持下呼吸道通畅时；⑤需较长时间保持人工气道和机械通气等。

气管切开术常见的并发症主要包括：皮下气肿、气胸、纵隔气肿、出血、气道梗阻、喉部神经损伤、食管损伤甚至气管食管瘘、声带损伤、声门下狭窄以及气管狭窄等。

(一)常规气管切开术

1. 术前准备 除需准备制式的气管切开包外，还应准备好氧气、负压吸引器、气管切开套管、简易呼吸皮囊或呼吸机以及各种急救药品等。对于非紧急气管切开的患者，可考虑先行气管内插管和氧疗，待呼吸困难缓解后，再行气管切开术。

2. 体位 一般取仰卧位，肩颈部适当垫高，使头后仰、气管尽量接近皮肤，便于手术的暴露和操作。颈部常规消毒、铺单或洞巾。

3. 麻醉 对于全麻状态下或严重意识障碍的患者，可不必麻醉。其他多选用局部浸润麻醉，阻滞范围上自甲状软骨下缘，下至胸骨上窝。

4. 操作方法 一般为双人操作，作颈部正中直切口，自甲状软骨下缘至接近胸骨上窝处切开皮肤及皮下组织。以血管钳沿正中线钝性分离胸骨舌骨肌和胸骨甲状肌，暴露出甲状腺峡部。向上牵引甲状腺峡部，或切断并缝扎峡部，以暴露出气管环。一般于第2~4气管环处用尖刀片自下向上切开两个气管环；以弯血管钳撑开气管切口,置入适当大小的气管切开套管;拔出管芯,吸净术野及气管内的血液和分泌物,并检查无明显出血。将气管切开套管与呼吸机连接行机械通气或维持开放气道自主呼吸。以套管上的系带环绕颈部将切开套管固定,注意避免固定过紧或过松,以免压迫颈部血管或切开套管意外脱出。皮肤切口一般不需缝合,以无菌纱布垫覆盖于皮肤切口与套管之间即可。

(二)环甲膜穿刺术

该方法是仅在急性严重上呼吸道梗阻情况下采取的急救措施。一般尽量选用大口径的静脉套管针或金属针头,经环甲膜穿刺。穿刺时,针体与患者皮肤成30°角,针尖指向患者足端,当感觉到明显落空感、回抽有空气时,表明针尖进入气管,即可退出针芯将套管针留在气管内。通过套管针可进行高频喷射通气或接麻醉机行小潮气量手法快速通气。该方法只能作为困难气道的紧急处理措施,应同时准备和尽快施行常规气管切开或气管内插管。

(三)环甲膜切开术

与环甲膜穿刺术相似,环甲膜切开术通常也是作为一种解除上呼吸道梗阻的紧急措施,应同时准备和尽快进行常规气管切开或气管内插管。操作时尽量将患者置于与常规气管切开术相同的体位,于甲状软骨和环状软骨间作一长约2~4cm的皮肤横切口,于接近环状软骨处切开环甲膜,以弯血管钳撑大切口。此时即可解除上呼吸道梗阻,经环甲膜切口置入适当大小的气管切开套管或气管导管,与呼吸机或麻醉机连接可行机械通气。

(四)经皮扩张气管切开术

目前国内大多数医院中,传统的气管切开术仍需要专科医师(如耳鼻喉科医师)进行,且需要特殊的手术器械和导管,从而极大地限制了其在紧急困难气道处理中的应用。为了适应麻醉与重症医学发展的需要,近十余年来,已研制了多种可供临床选择的微创经皮扩张气管切开套件。图6-9为经皮扩张气管切开套件的基本组成。

操作方法 取颈前正中第1~2或第2~3气管环间隙处作一长约1cm的皮肤横切口;以穿刺套管针在切口正中垂直向下穿刺入气管内;当穿刺针有明显落空感且注射器回抽见空气后,退出针芯并经套管针置入导引钢丝至气管内;退出套管针并将导引钢丝留在气管内;使用不同管径的扩张器经导引钢丝依次从小到大钝性扩张穿刺径路;退出扩张器,经导引钢丝置入气管切开导管并留置在气管内。确认气管切开导管进入气管内后拔出导引钢丝,将切开导管套囊充气。清理气道和

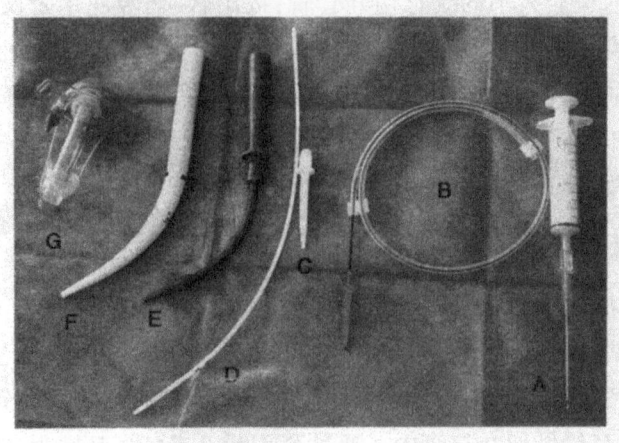

图 6-9 经皮扩张气管切开套件
A.穿刺套管针与注射器;B.导引钢丝;C~F.不同管径的扩张器,
依次从小到大;G.气管切开套管

导管固定方法与气管切开术相同。有的经皮扩张气管切开套件是在置入导引钢丝后,采用特制的弯血管钳沿导引钢丝进行钝性扩张,然后置入气管切开导管。对于操作熟练者来说,该方法能更迅速地建立人工气道。

经皮扩张气管切开术由于无须切开气管软骨环,亦无须逐层手术分离颈前组织,因而具有操作更简单、迅速、安全且创伤小的优点。术后发生声带损伤、严重出血、气道狭窄和食管损伤等并发症的风险亦显著降低。

五、喉罩通气道的应用

喉罩通气道(laryngeal mask airway,LMA)是一种特殊形状的通气管,多由硅胶或塑料制成。自1983年首次应用于临床以来,已广泛应用于临床,并由最初用于困难气道处理,逐渐扩展到临床麻醉与重症医学中的气道处理。目前喉罩(laryngeal mask)的种类和型号多样,可根据不同患者、临床需要、个人习惯和经验选择合适的喉罩。

1.喉罩的优点 ①携带方便;②操作方法易学;③对喉头的刺激小,经适当镇静的患者在保留自主呼吸的情况下即可置入;④呛咳、喉痉挛等的发生率低;⑤误插入食管的可能性极低;⑥能较好地避免或减轻声带和气道损伤;⑦不需特殊的辅助器械或设备,一般都以盲探法置入;⑧气道阻力往往低于气管内插管。

2.喉罩的局限性 喉罩作为一种声门上的通气技术,其本身并未能完全控制气道,因两在使用中具有一定的局限性。主要包括:①难以完全避免反流误吸的发生;②在气道压过高或置管位置不佳时,有致胃扩张或漏气的风险;③气道梗阻的发生率较高,主要是喉罩推挤会厌致其变形或卷曲所致;④长时间使用可造成咽喉部压迫性损伤,甚至出现会厌水肿和气道梗阻;⑤术后部分患者可出现暂时性构音障碍。

3.喉罩的适应证　随着新型喉罩的不断出现和临床应用范围的不断拓展,喉罩通气道的适应证仍在不断地扩展中。目前其主要适应证包括:①无反流误吸风险的手术麻醉,尤其是非预见性气管内插管困难的患者;②颈椎不稳定患者,施行气管内插管需移动头部而有较大顾虑时;③短小手术需人工通气或保留自主呼吸的患者;④紧急气道处理和心肺复苏时及时建立人工通气等。

4.喉罩的禁忌证主要包括:①饱胃、腹内压过高、有反流误吸高风险的患者;②张口度过小(<2.5~3.0cm)的患者;③咽喉部感染、水肿、活动性出血、血管瘤和组织损伤等病变的患者;④通气压力需大于25cmH_2O的气道狭窄和慢性阻塞性肺疾病患者等。

5.放置喉罩的方法　因喉罩种类众多,放置方法略有差异。本文仅以经典喉罩(LMA-dassic)为例,简要介绍喉罩的放置方法。LMA-dassic喉罩在其通气管的前端连接一扁长凹形(勺状)套囊。套囊充气后,其大小恰好能盖住喉头,从而将人工气道与患者的自然气道(喉及下呼吸道)相连。一般设有1、2、2.5、3、4和5号六种型号,分别适用于新生儿、婴儿、儿童和成人。多根据患者的体重选择相应推荐体重范围内使用的喉罩型号。

(1)置管前应检查喉罩各部分的连接是否可靠,套囊是否漏气。在喉罩勺状套囊的背面作适度润滑备用。由于喉罩不进入气管内,故对患者的刺激性较小,可在适度镇静加咽喉部表面麻醉下置入。不能配合者也可应用肌松药后置入。

(2)一般采用盲探法放置。患者仰卧位,操作者用左手推下颌或下唇使患者张口,右手持喉罩,罩口朝向患者下颌方向,将喉罩顶向患者硬腭方向置入口腔;沿舌正中线贴咽后壁向下推送,直至遇阻力不能再推进为止。不可将喉罩以垂直的方式插入口腔,以免喉罩打折或卷曲而难以保持正确的置入方向。置入后将套囊充气后检查喉罩位置是否合适。

(3)喉罩位置的判断:喉罩置入的最佳位置应该为:前端位于下咽底部,紧贴食管上段括约肌的前壁,两侧位于梨状窝内,勺状套囊的上边界贴住舌根,将其抵向前方。这时,会厌应位于喉罩的勺状凹陷内,罩内的通气口正对声门(图6-10)。一般通过连接麻醉机或呼吸皮囊行正压通气进行初步判断。如胸廓起伏良好,且经皮听诊咽喉部无明显的漏气,多提示喉罩位置良好。采用纤维支气管镜检查是判断喉罩位置最确切的方法。然而,即使喉罩的位置欠佳,只要没有明显的漏气和气道阻力增高,也多能维持较好的通气。

(4)喉罩位置的调整:喉罩置入后,如有漏气应及时调节其位置:①喉罩后退一段距离后重新置管并适当充气,充气过度反而增加漏气的风险;②调节患者头颈部的屈曲度;③轻轻压迫患者的甲状软骨部位;④更换为大一号的喉罩;⑤选择不同类型的喉罩;⑥如仍漏气明显,应考虑行气管内插管。

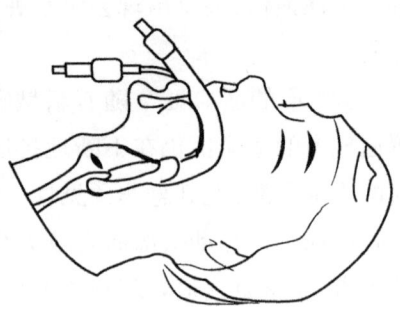

图6-10 喉罩的正确位置

6.喉罩的常见并发症 ①拔管后口咽喉部不适和疼痛,多可自行恢复;②长时间留置、套囊压力过高或喉罩位置不佳时,可引起暂时性的构音障碍、喉头水肿、声门梗阻等;③胃内容物反流误吸是最严重的并发症,多与喉罩漏气及气道压力过高有关。带有引流管的双管喉罩(如 LMA-Proseal),可置入胃肠引流管引流。

六、食管-气管联合导管的应用

食管-气管联合导管(esophageal-tracheal combitube,ETC)是一种具有食管阻塞式通气管和常规气管内插管双重功能的双腔、双气囊导管。最早主要用于院前急救、心肺复苏及困难气道时的紧急气道处理。与常规气管内插管和喉罩等通气技术相比,它具有使用简单和置管迅速等优点,且能较可靠地减少胃内容物反流误吸的风险,已成为困难气道急救处理的有效措施之一。

1.ETC 的结构 ETC 是由硅胶或塑料制成的双腔导管(图6-11),远端有一套囊,可充气约10~15ml,近端有一套囊可充气约100ml。其中一个腔直达导管远端并开放,称为气管腔;另一个腔在远端套囊的近端形成盲端,并于两套囊之间有侧孔,称为食管腔。当 ETC 置入后,可通过听诊来确定导管的位置。当导管进入食管时,可经食管腔借助套囊之间的开孔进行通气,双肺可听到呼吸音;当导管进入气管时,可经气管腔直接进行通气,咽部套囊可放气。导管上距近端套囊约 8cm 处有一标记线,当该标记线与门齿平齐时,提示插管深度适当。

2.ETC 的禁忌证主要包括:①意识存在或咽反射活跃者;②上呼吸道外伤、感染、出血、肿瘤、服用腐蚀性液体者;③明确或可疑存在食管疾患或食管静脉曲张

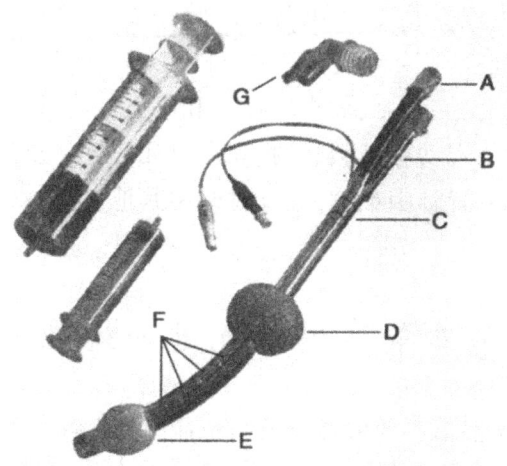

图 6-11　食管-气管联合导管

A.食管腔,远端为盲端,于两套囊间有侧孔；B.气管腔,远端为开放端；C.标志线,标示推荐的置管深度；D.近端套囊,容积约 100ml；E.远端套囊,容积约 10~15ml；F.食管腔侧孔；G.标准连接管,可与呼吸机或麻醉机连接

者；④16 岁以下的患者；⑤身高<150cm 或>200cm 的患者；⑥怀疑有颈椎损伤或需要颈椎制动的患者等。对于饱胃和反流误吸的高危患者,应属于相对禁忌证,急需时应谨慎采用。

3.ETC 的置入方法

(1)使用前准备：应仔细检查 ETC,确保导管无损伤；检查两个套囊是否漏气、损伤或套囊部分凸起等；检查完毕后,尽量抽尽套囊内的气体；以导管胶充分润滑导管外壁。

(2)操作方法：患者去枕平卧位,头适当后仰。操作者以左手上提下颌张口并拨开上下唇；右手以持笔式握住 ETC,沿口腔正中线舌体表面将导管插入口内；顺势推进 ETC 直到标志线与患者门齿水平平齐,停止置管。分别为近端套囊和远端套囊充气约 100ml 和 15ml。

(3)导管位置的测试：先将 ETC 的食管腔与麻醉机相连,手法行间歇正压通气,以听诊或监测 $ETCO_2$ 的方法,来确定导管的位置。听诊双肺呼吸音和上腹部的胃内气过水声。如双肺呼吸音清晰、对称,胸廓起伏良好,上腹部未能闻及气过水声,且可监测到正常的 CO_2 波形,说明此时 ETC 的气管腔位于患者的食管内,即可以经食管腔进行机械通气。若未听到双肺呼吸音,也未监测到 CO_2 波形,则应将气管腔与麻醉机相连进行正压通气,若可听到双肺呼吸音,并能监测到CO_2波形,说明导管的气管腔进入气管内,可经气管腔进行机械通气。

(4)ETC的常见并发症:包括:软组织损伤和出血、食管撕裂甚至穿孔、声带损伤等,极少数甚至可能出现动脉破裂、气胸和窒息死亡等严重后果。因此,在操作中应强调动作轻柔,遇有置管困难时,应及时改用其他方法,以避免严重并发症的发生。

第三节　困难气道的处理

困难气道(difficult airway)是临床麻醉与重症医学实践中比较多见而又十分危急的情况。据统计,30%~50%的麻醉相关严重并发症都与气道管理有关。因此,掌握困难气道的相关知识和处理流程具有十分重要的临床意义。本节内容主要依据中华医学会麻醉学分会于2009年制定的《困难气道管理专家意见》而编撰。

一、困难气道的定义及其评估

(一)困难气道的定义

困难气道是指有经验的麻醉科医师(一般指具有5年以上临床麻醉经验的麻醉科医师)在面罩通气时遇到困难(上呼吸道梗阻),或气管内插管时遇到困难,或两者兼有的一种临床情况。一般包括困难面罩通气(difficult mask ventilation)和困难气管内插管(difficult intubation)两种情况。

1.困难面罩通气　指有经验的麻醉科医师在无他人帮助的情况下,不能维持患者正常的氧合和(或)适当的通气,使用面罩纯氧正压通气时,无法维持患者的SpO_2在90%以上。

2.困难气管内插管指使用直接喉镜插管时出现的困难。一般包括两种情况:①在常规喉镜暴露下无法看到声门的任何部分;②在常规喉镜暴露下,插管时间超过10分钟或尝试3次以上插管失败。

临床上,当仅有气管内插管困难而无面罩通气困难时,定义为非急症气道。因为这时患者多可维持适当的通气和氧合,麻醉科医师有充足时间考虑采用其他技术建立人工气道。而面罩通气困难兼有气管内插管困难者,定义为急症气道。因为患者可在数分钟内进入缺氧状态,必须紧急建立人工气道。

(二)困难气道的评估

麻醉前对气道的评估非常重要,有利于选择合适的麻醉诱导方式和气管内插管技术,避免急症气道的出现。虽然目前尚无一种可靠的方法能完全准确地预测困难气道,但约90%的困难气道可以通过麻醉诱导前评估而被识别。临床评估主要从以下几个方面进行:

1.病史 了解患者病史,尤其是气道附近有无外伤、炎症、畸形和肿瘤及其治疗或手术史,麻醉史以及困难气道病史,有无喉鸣、打鼾或阻塞性睡眠性呼吸暂停、鼻出血史等。

2.一般体检 检查有无肥胖、门齿前突或松动、小下颌、颈短粗、颞颌关节强直;有无舌、口腔、颌面、颈部病变及气管移位。拟经鼻插管者,还需检查鼻道通气情况及有无鼻部病变。

3.特殊检查

(1)张口度:张口度指最大张口时上下门齿之间的距离。正常值为3.5~5.6cm;小于3cm气管内插管可能有困难;小于1.5cm或无法张口者多置入喉镜困难,即使能置入喉镜,显露声门亦不佳,可造成困难气道。

(2)甲颏间距:甲颏间距指患者头部后仰至最大限度时,甲状软骨切迹至下颌骨颏突间的距离。正常值>6.5cm;间距为6~6.5cm时,插管可能困难;小于6cm,则插管困难概率高。

(3)颈部活动度:颈部屈伸度是指患者最大限度地屈颈到伸颈的活动范围,正常值大于90°;颈部中立位到最大后仰位可达35°。颈部屈伸度小于80°,插管多有困难。

(4)舌咽的相对大小:舌体太大或咽腔太小都会影响直接喉镜显露声门。通常可通过改良Mallampati试验评估:患者端坐,面向检查者,头部正中位,用力张口和伸舌至最大限度。根据咽部结构的可见度分为四级:Ⅰ级:可见软腭、咽腭弓、悬雍垂;Ⅱ级:可见软腭、咽腭弓,悬雍垂部分被舌根遮盖;Ⅲ级:仅见软腭,Ⅳ级:未能见软腭。Ⅰ~Ⅱ级者气管内插管一般无困难,Ⅲ~Ⅳ级者插管多有困难。

3.放射影像学检查 颈部及胸部正侧位影像(X线、CT及MRI等检查)有助于鉴别困难气道及其可能原因。

二、困难气道的处理

按处理流程的不同,一般将困难气道的处理分为已预料的困难气道和未预料的困难气道两类。

(一)已预料的困难气道处理流程

已预料的困难气道通常按图6-12所示的步骤进行处理。

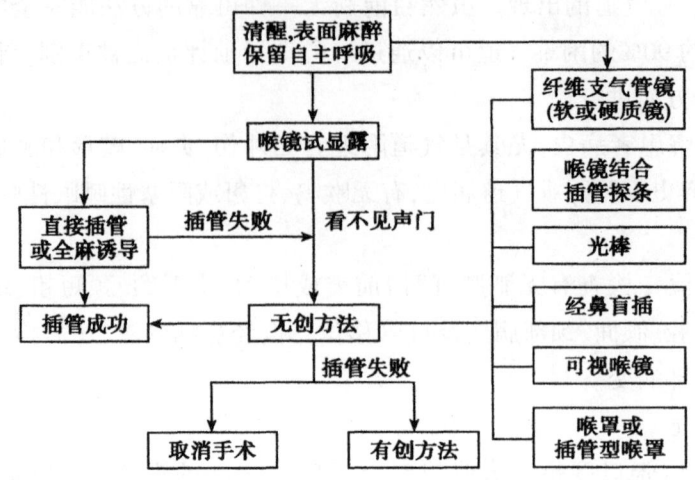

图 6-12 已预料的困难气道处理流程示意图

1.明确告知患者及其家属困难气道的风险性,并签署知情同意书。

2.由对困难气道处理有经验的麻醉科医师主持气道管理,并配有助手参加。

3.麻醉前应确定气管内插管的首选方案和备选方案,并做好相应准备。尽量选用麻醉科医师本人最熟悉的方法和器具。

4.气道处理前以面罩吸氧去氮,以延长患者对无通气的耐受时间。

5.首选清醒气管内插管方法,防止可预料的困难气道变成急症气道。

6.在轻度镇静、镇痛和充分表面麻醉(包括环甲膜穿刺气管内表面麻醉)后,尝试用喉镜显露声门。若能显露声门,则可直接进行气管内插管;若声门显露不佳,可采用常规喉镜结合插管探条(喉镜下至少能看见会厌时)、光棒、纤维支气管镜或经鼻盲探等技术,进行插管;也可采用可视喉镜或用插管型喉罩插管。

7.在困难气道处理过程中要以保证患者生命安全为首要目标,密切监测 SpO_2,确保患者的通气和氧合。

8.反复 3 次以上仍未能成功插管时,应放弃麻醉和推迟手术,待总结经验后再次进行气道处理。

(二)未预料的困难气道处理流程

对未预料的困难气道通常按图 6-13 所示的步骤进行处理。

1.提倡在进行快速麻醉诱导时分两步给药。首先是使用实验量的全麻药,使患者意识消失即可;在注射主要的全诱导药和肌松药之前,应常规进行面罩通气实验,以判断能否借助面罩实施控制通气。对于借助面罩难以进行控制通气者,应放

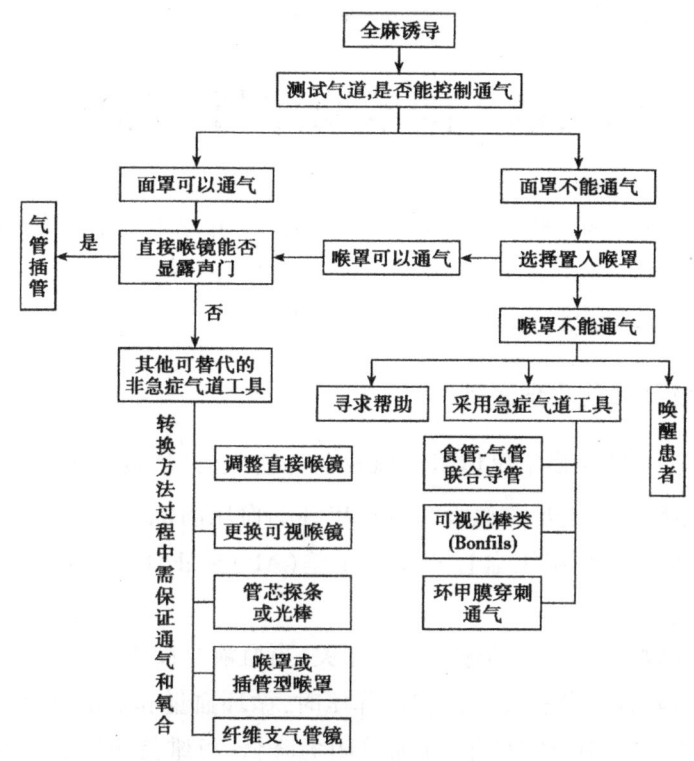

图 6-13　未预料的困难气道处理流程示意

弃使用肌松药和后续的全麻药,以防止出现急症气道。

2.对于借助面罩能进行有效通气,但声门暴露或插管困难者,应按照已预料的困难气道处理流程来处理。插管时间原则上不大于 1 分钟,或 SPO_2 不低于 92%。插管不成功时,应再次进行通气至达到最佳氧合,然后调整插管方法或人员后再次试行插管。

3.对于全麻诱导后出现的面罩通气困难,应立即寻求帮助;同时力争在最短的时间内解决通气问题,如面罩正压通气(使用口咽或鼻咽通气道)、喉罩通气等。若能改善通气,可考虑唤醒患者。

4.若通气困难仍难以纠正,应考虑立即采用急症气道处理措施,如食管-气管联合导管、喉罩通气、纤维支气管镜辅助气管内插管、逆行引导气管内插管、环甲膜穿刺高频喷射通气和环甲膜切开置管等。

5.为了保障患者的生命安全,可考虑及时终止麻醉,并取消手术。

第七章　围术期控制性降压

在麻醉和手术期间,有意识地降低患者的血压,并能主动调整降压程度和持续时间,称为控制性降压(controlled hypotension)。控制性降压能改善手术条件,有利于手术操作,减少或控制出血以减少或避免输异体血。

一、控制性降压的生理基础

血液循环的功能是供给机体组织氧及营养物质,并运输组织产生的 CO_2 和代谢产物,因此组织器官充足的血液灌注比单纯的血压高低更为重要。正常人组织的血流量(Q)与供应该组织血管两端的压差(ΔP)成正比,与血流阻力(R)成反比,关系式为:$Q = \Delta P/R$。

其中血管两端的压差与动脉压呈正相关;当血液黏度不变时,血流阻力(即血管阻力)与血管口径呈负相关。控制性降压时,循环血量和血液黏度不变,虽然动脉压降低,但由于周围血管扩张,使血管阻力降低,可维持组织的血液灌注不变。这与休克时的低血压有本质区别。休克时,心排出量减少,周围血管阻力增加,组织灌注的血流量减少和不足,局部代谢产物堆积。

二、控制性降压对机体的影响

控制性降压时对各器官血供的影响很复杂,其影响程度与管理经验、所用药物、降压程度、持续时间及器官本身的生理状态有关,脑缺血和心肌缺血为控制性降压的主要危险(表7-1)。

表7-1　器官丧失血流自身调节能力的最低限

器官	自身调节能力的灌注压最低限
肌肉	20~30mmHg
肠	30~40mmHg
脑	50~60mmHg
肾	60~70mmHg
皮肤、结缔组织	100mmHg

脑血管具有自动调节机制,当平均动脉压(MAP)在50~150mmHg范围内时,可维持脑血流(CBF)恒定在50ml/(100g·min);一旦MAP降至50mmHg以下,CBF随血压下降而下降。高血压患者的自动调节机制受到损害,血压低限明显增高,可达100mmHg;如经系统治疗,自动调节机制和血压低限仍可恢复正常。

正常心脏冠脉循环有高度的压力-流量自身调节能力,冠状血流通过心肌代谢活动进行调节。冠脉循环正常者应用控制性降压很少发生心肌缺血事件,除非舒张压降至40mmHg以下。但有缺血性心脏病时,冠状动脉的舒张功能受损,难以自身调节,冠状动脉灌注量更依赖于灌注压的改变。所以疑有缺血性心脏病患者不宜进行控制性降压。

正常肾脏血流具有良好的自身调节能力,MAP在80~180mmHg范围内,肾血流量维持恒定。当MAP在75mmHg以上可维持肾小球滤过率,75mmHg以下虽可出现无尿,但血流灌注量仍能满足肾细胞代谢所需,停止降压后可很快恢复尿量。门静脉无自身调节机制,肝动脉的压力-血流自身调节功能有限,收缩压低于60mmHg可能诱发肝损伤。但正常肝功能患者应用控制性降压极少出现肝功能障碍。胃肠道血管的自身调节能力较肾及脑差,严重低血压时易产生胃肠道低灌注状态。

MAP下降可引起眼内压下降,偶可诱发视力障碍,甚至失明。所以控制性降压时应避免采用眼部受压的体位。控制性降压时,皮肤和肌肉的血流量明显减少,组织内氧分压下降,但不会导致皮肤、肌肉缺血坏死。

三、控制性降压适应证和禁忌证

(一)适应证

控制性降压的目的是减少失血和输血量,改善术野条件和增加手术操作的安全性。近年来,随着控制性降压技术和药物的日益改进,血源紧缺和对输异体血并发症的认识,其适应证也日益扩大。包括:

1.预计出血较多、止血困难的手术,如巨大脑膜瘤、盆腔手术。
2.血管手术,如主动脉瘤、动脉导管未闭、颅内血管畸形。
3.显微外科手术、区域狭小而要求术野清晰的精细手术,如中耳手术、鼻内镜手术。
4.大量输血有困难或有输血禁忌证者;或因宗教信仰而拒绝输血者。
5.麻醉期间血压、颅内压和眼内压过度升高,可能导致严重不良后果者。

(二) 禁忌证

麻醉科医师对控制性降压技术缺乏认识和经验不足,可视为绝对禁忌证。此外,下列情况应禁用或慎用:

1. 重要脏器实质性病变 如脑血管疾病、心功能不全、严重肝或肾功能不全。
2. 血管病变严重高血压、动脉硬化、外周血管性跛行及器官灌注不良等。
3. 严重贫血或低血容量。
4. 颅内压增高患者,在手术开颅前禁忌降压。
5. 对有明显机体、器官、组织氧运输降低的患者,应仔细衡量术中控制性降压的利弊后再酌情使用。

四、控制性降压的实施

血压是决定手术创面出血多少的主要因素,控制性降压必须达到一定的低血压水平,才能达到减少出血的目的。目前施行控制性降压多采用药物诱导的方法。理想的降压药物具有以下特点:①给药方便;②有剂量依赖效应;③显效迅速,停药后血压快速恢复;④消除迅速且代谢产物无毒性;⑤对重要脏器的血流量影响小;⑥在神经外科手术中应用不会增加颅内压及不影响脑血流自身调节等。目前临床应用的降压药物都存在一定的缺陷,但可以多种药物联合应用以达到满意的效果。

(一) 常用控制性降压药物与方法

1. 吸入麻醉药物降压 常用异氟烷或七氟烷降压,恩氟烷、地氟烷亦有应用。吸入麻醉药主要通过扩张外周血管和抑制心肌收缩力来降低血压。降压时氧耗降低,对肺气体交换无损害,操作简单。但其扩张血管能力不强,降压程度有限,多与其他降压药物合用。如吸入高浓度吸入麻醉药则对心肌收缩力抑制增强,使心排出量降低,导致器官灌注不足。

2. 静脉麻醉药物降压 常用丙泊酚复合瑞芬太尼的全静脉麻醉来降压,丙泊酚具有扩张血管、抑制心肌并降低颅内压的作用。也可同时复合硝普钠等血管活性药物进行控制性降压,达到更满意的效果。

3. 血管扩张药降压

(1) 硝普钠(sodium nitroprusside):主要作用于小动脉,直接作用于血管平滑肌使其松弛,降低外周血管阻力,很少影响心肌收缩力。该药作用迅速、效果可靠、易于调节。常配备含硝普钠 $100\sim 200\mu g/ml$ 的溶液,按 $0.5\sim 8\mu g/(kg \cdot min)$ 速度静脉滴注或使用注射泵泵注。1分钟左右血压开始下降,4~6分钟可将血压降低到预定值。停药后数秒内血压开始回升,2~5分钟后可恢复到降压前水平。短期应用硝普钠无严重副作用。但大剂量或长时间(超过24小时)输入,可引起代谢产物氰化物蓄积,导致细胞缺氧的后果。配制后的硝普钠溶液及输液管路需避光,3小时未用完应弃去重配。

(2) 硝酸甘油(nitroglycerin):主要作用于容量血管,直接抑制血管平滑肌使静脉扩张后,减少回心血量,导致心排出量减少和血压降低。使用硝酸甘油降压时毛细血管灌注量无改变,心肌及肝组织氧分压保持正常,但其降压效应不如硝普钠。常配备含硝酸甘油 100~20(μg/ml 的溶液静脉输注,从 10μg/min 开始,根据降压反应调节速度。血压下降较为缓慢,常需 2~5 分钟,停药 5~10 分钟后血压可回复正常。

(3) 肾上腺素能受体拮抗药:酚妥拉明为 α 肾上腺素能受体拮抗药,具有较强的直接血管舒张作用,静脉注射后起效迅速,2 分钟内作用达到高峰,维持 5 分钟左右。主要用于控制围术期高血压,特别适用于嗜铬细胞瘤手术探查及分离肿瘤时控制血压。乌拉地尔可阻断外周 α 受体及激动脑内 5-羟色胺受体,产生扩血管效应,且无交感活性,也不影响颅内压、颅内顺应性及脑血流。艾司洛尔是短效选择性 β 受体拮抗药,起效极快,可单独用于降压。由于艾司洛尔通过降低心排出量降压,所以应限于需要轻度降压患者或并用其他降压药物者。

(4) 钙通道阻滞药:具有扩张周围血管、冠状动脉及脑血管的作用,降压同时不引起心动过速。控制性降压时,应用尼卡地平 100~250μg/(kg·h)滴注,多用于短时降压的患者。

(二) 控制性降压的安全限度

控制性降压的理想水平取决于患者的年龄、身体状况、体位及手术需要。一般认为,收缩压或 MAP 允许降至基础血压的 2/3,青年人收缩压可降至 60~70mmHg,而老年人降至 80mmHg 以上为宜。MAP 不应低于 50mmHg,必须降至 50mmHg 时,持续时间不应超过 30 分钟。手术时间较长者,若以降低基础血压 30%为标准,每次降压时间最长不宜超过 1.5 小时。从临床角度看,根据皮肤、结缔组织的血供减少早于重要脏器血供变化的生理特性,施行控制性降压期间,应密切监测手术创面出血量。观察到出血、渗血量明显减少,术野无活跃渗血即可,这就是该患者最佳低血压水平。若术野毫无渗血或渗血呈暗红色,则表明血压过低。降压过程中,只要心电图出现缺血性改变,应放弃降压,以确保安全。

(三) 控制性降压的监测与管理

1. 监测 降压期间应常规监测血压、ECG、SpO_2 和尿量。动脉血压最好是直接动脉测压,可及时、准确地测定动脉压力变化。心电图可监测心肌缺血的发生。尿量是重要的监测指标,应保持在 1ml/(kg·h) 以上。手术时间长者,应监测 CVP、$P_{ET}CO_2$、Hct、体温、动脉血气分析及血电解质等。监测 CVP 用于评估心脏前负荷和血容量;监测 $P_{ET}CO_2$ 有助于避免过度通气。

2.降压期间的管理

(1)控制性降压一般在气管内插管全麻下进行,便于呼吸管理。降压期间肺内分流和无效腔量均可能增加,因此必须充分供氧,避免通气不足或过度通气,$PaCO_2$ 过高或过低均可造成脑缺血缺氧。

(2)降压及升压过程应缓慢。无论采用何种措施施行控制性降压,降压开始或停止时都应使血压逐渐降低或回升,让机体尤其是脑血管等有一个适应过程。

(3)利用体位调节血压。由于降压药使血管舒缩功能抑制,血液分布可受重力影响随体位变动而改变。让手术野处于最高点可减少渗血。

(4)降压效果不明显时应及时更换降压措施,或联合应用其他降压药物。

(5)及时补充血容量,有效循环血量不足可造成血压剧降或重要脏器灌注不足。另外,适当输液可轻度降低血液黏度,防止血流减慢导致的血栓形成。

(6)尽量减少降压幅度和缩短降压时间,在主要手术步骤结束后,立即终止降压措施。

(7)俯卧位时注意眼部保护,避免局部长期受压而导致术后视力受损。

3.降压停止后的管理　停止降压后并不意味着降压药的作用已完全消失,仍应加强对患者呼吸和循环系统的监测,保持良好的氧供及补足血容量,减少患者体位的变化,并严密观察尿量。

五、控制性降压的并发症及防治

控制性降压有一定潜在的风险,需引起警惕。常见并发症有:①脑栓塞与脑缺氧;②冠状动脉供血不足,心肌梗死,心力衰竭甚至心搏骤停;③急性肾损伤;④血管栓塞;⑤降压后反跳性出血;⑥持续性低血压,休克;⑦嗜睡、苏醒延迟或苏醒后精神障碍;⑧呼吸功能障碍;⑨失明。

并发症的发生可能与降压适应证的选择,或降压技术的掌握以及管理有关。可能导致并发症的因素包括:血压过低及持续时间过长;降压期间输血、输液不足,造成血容量不足;呼吸及体位管理不善;对患者术前潜在危险性因素缺乏应有的了解等。

第八章　围术期体温管理

体温(body temperature)是人体主要的生命体征之一,体温的相对稳定对于维持人体各项生理功能至关重要。正常成人体温约为37℃,自身体温调节系统通常使中心温度维持在正常值上下0.2℃之内,较大的偏差将引起机体代谢功能紊乱,甚至导致患者死亡。麻醉期间影响体温的因素很多,体温异常对人体的影响也很大。因此,我们应高度认识麻醉期间影响体温的因素及其危害,正确预防和处理体温异常变化。

一、体温的生理调节

1.体温调节中枢　体温调节是指温度感受器接受体内、外环境温度的刺激,通过体温调节中枢的活动,相应地引起内分泌腺、骨骼肌、皮肤血管和汗腺等组织器官活动的改变,从而调整机体的产热和散热过程,使体温保持在相对恒定的水平。人体的体温调节主要由三部分组成:外周和中枢的温度感受器,下丘脑体温调节中枢及外周和中枢体温调节效应器。体温调节的基本中枢在下丘脑,下丘脑前部存在散热中枢,而下丘脑后部存在产热中枢,两个中枢之间有交互抑制的关系。温度感受器的传入冲动经下丘脑整合后,中枢便发出冲动(或引起垂体释放激素),使内分泌腺、内脏、骨骼肌、皮肤血管和汗腺等效应器的活动发生改变,调整了机体的产热和散热过程,从而可以保持体温的相对稳定。

2.体温调节方式　人体的体温调节是个自动控制系统,控制的最终目标是深部温度,以心、肺温度为代表。体温调节方式有两种,即行为性体温调节和自主性体温调节。行为性体温调节指人体通过其行为使体温不致过高或过低的调节过程,如人在严寒中原地踏步、跑动以取暖,均属此种调节。自主性体温调节指人体在体温调节中枢的控制下,通过调节机体产热和散热的生理活动,如寒战、发汗、血管舒缩等,以保持体温相对恒定的调节过程。

(1)产热:是指机体代谢过程中除去20%~25%的能量用于做功外,其余以热能形式发散于体外。产热最多的器官是内脏(尤其是肝脏)和骨骼肌。内脏器官的产热量约占机体总产热量的52%;骨骼肌产热量约占25%。运动时,肌肉产热量剧增,可达总热量的90%以上。冷环境刺激可引起骨骼肌的寒战反应,使产热量增加4~5倍。产热过程主要受交感-肾上腺髓质系统及甲状腺激素等因素控制。因热能来自物质代谢的化学反应,所以产热过程又称为化学性体温调节。

(2)散热:指体表皮肤通过辐射、传导、对流以及蒸发等物理方式散热,又称为物理性体温调节。散热的速度主要取决于皮肤与环境之间的温度差,皮肤温度越高或环境温度越低,则散热越快。当环境温度与皮肤温度接近或相等时,上述三种散热方式便无效。皮肤温度决定于皮肤的血流量和血液温度,当交感神经兴奋时皮肤血管收缩,血流量减少,则皮肤温度降低。反之,皮肤温度则升高。因此皮肤血管的舒张、收缩是重要的体温调节形式。蒸发是很有效的散热方式,每克水蒸发时可吸收0.58kcal(1kcal = 4.2kJ)的汽化热。常温下,经机体表层透出而蒸发掉的水分叫作无感蒸发,每天约为1000ml。其中,通过皮肤蒸发约600~800ml,通过肺和呼吸道蒸发约200~400ml。一般在环境温度升到25~30℃时,汗腺即开始分泌汗液,叫作发汗或可感蒸发。环境温度等于或高于体温时,汗和水分的蒸发即成为唯一的散热方式。

二、麻醉手术期影响体温的因素

麻醉手术期患者容易受到多种因素影响而发生体温的变化,被动性体温降低是常见现象,偶尔也可发生体温升高。

1.全身麻醉对体温调节的影响　在全身麻醉下,由于患者的意识消失和肌松药的应用,机体的行为性体温调节减弱甚至消失,而自主性体温调节也可被全麻药抑制。其特点为体温调节反应的阈值范围增大,体温调节反应强度降低。

(1)全麻中体温下降的原因:机体的代谢率下降,产热减少;中枢抑制,下丘脑体温调定点下移,对体温变化的敏感性下降;血管扩张,散热增加等。

(2)全麻中体温升高的原因:诱导不平顺、麻醉过浅等可使骨骼肌张力增加,产热增加;麻醉机故障等导致的CO_2蓄积可导致体温升高;极少数患者可发生恶性高热。

2.椎管内麻醉对体温调节的影响　因神经传入和传出冲动被阻滞,干扰了温度感受,抑制了正常的体温调节反应,如降低血管收缩与寒战的阈值。交感神经阻滞后引起血管扩张和散热增加。局麻药毒性反应可引起肌张力增强、抽搐等,使体温升高。

3.其他药物的影响　①肾上腺素能受体激动药,如肾上腺素等可使皮肤血管收缩、肌张力增强,体温升高;②单胺氧化酶抑制剂、苯丙胺和三环类抗抑郁药均可导致高代谢状态;③抗胆碱药如阿托品可抑制汗腺分泌,影响散热。

4.环境温度的影响 室温过低,患者麻醉后容易发生体温降低;室温过高、手术无菌单覆盖范围及湿度增大,均可限制机体散热,使体温升高。

5.年龄的影响 小儿体表面积大,体温调节中枢发育不完善,尤其是新生儿、早产儿,易出现体温异常。老年人代谢率较低,自主体温调节能力差,围术期易发生低体温。

6.手术操作的影响 ①下丘脑附近手术可影响下丘脑的体温调定点,导致中枢性体温升高;②胸腹腔手术,暴露面积大、时间长,可引起体温明显下降;③术中大量低温液体冲洗体腔或进行局部低温保护脏器,可引起全身降温。

7.其他影响因素 ①炎症、感染和脓毒血症时机体释放炎性介质,脱水、甲亢、输血输液反应等,都可使体温升高;②体弱消瘦者术中输注大量低温液体或库存血者、酒精皮肤消毒等,可使体温降低。

三、围术期体温异常对患者的影响

体温的恒定是维持机体各项生理功能的基本保证,体温严重异常可引起机体一系列代谢功能的紊乱。一般认为,患者体温低于36℃时为低体温(hypothermia)。

1.低体温的影响 低体温是麻醉手术期间常见的并发症,在施行外科手术的患者中有50%~70%发生低体温;约有1/2患者体温低于36℃,约有1/3患者体温低于35℃。低体温可导致诸多并发症的发生,需引起重视。

(1)循环系统:术中低体温的患者术后心肌缺血的发生率是术中体温正常者的3倍。低体温直接抑制窦房结功能、减慢传导,心率和心排出量随体温降低而下降。增加心肌细胞对钙离子敏感性,易出现室颤。严重低体温可导致外周血管阻力升高、室性心律失常和心肌抑制。

(2)能量代谢:在无御寒反应的情况下,人体代谢率随体温降低而降低,但各器官氧耗量并不一致,脑氧耗量在31℃以上时较少改变。低体温可引起器官血流量明显减少,无氧代谢产物增加。低体温引起的寒战可使产热量增加100%~300%,氧耗量和CO_2的产生也增加。

(3)血液系统:低体温可抑制血小板功能,并使各种凝血因子及纤维蛋白原减少,造成凝血功能紊乱,渗血及出血增加。另外,低体温增加毛细血管静水压,血管内液向组织间隙转移,血容量减少,血液浓缩,血液黏度增高,使发生血栓的可能性增加。

(4)神经系统:低体温可降低中枢神经系统氧耗量,一定范围内有利于降低颅内压和脑保护;脑血流减少,脑血管阻力增高;减慢周围神经传导速度,但动作电位反而增强,故肌张力增加。

(5)呼吸系统:呼吸节律随体温下降而减慢加深,体温低于25℃时,呼吸变弱甚至停止;降低呼吸中枢对低氧和高二氧化碳的通气反应;扩张支气管,增加无效腔;氧解离曲线左移,不利于组织供氧等。

(6)肝、肾功能:低体温可降低肝脏代谢率和解毒能力,降低肾小球滤过率,抑制肾小管的重吸收和分泌功能。同时,低体温也可增加肝脏对缺氧的耐受性,对肾缺血也有保护作用。

(7)切口感染率:即使轻度的体温降低也可直接损害机体免疫功能,尤其是抑制中性粒细胞的氧化杀伤作用,使切口感染率增加。

(8)对麻醉的影响:低体温可增加中枢神经系统对麻醉药的敏感性,尤其是吸入麻醉药,如体温每下降1℃,氟烷和异氟烷的最低肺泡浓度(MAC)减小约5%;静脉麻醉药、肌松药和阿片类镇痛药的作用时间明显延长,显著延长麻醉恢复时间;丁哌卡因的心脏毒性增加。

2.高体温的影响

(1)机体代谢率增高,氧耗量增大。

(2)心率加快,心脏负荷增加,容易发生心律失常和心肌缺血。

(3)代偿性每分通气量增加,并可导致呼吸性碱中毒。

(4)出汗和血管扩张可导致血容量降低及静脉回流减少。

(5)严重的水、电解质紊乱和酸碱失衡。

(6)体温升至40℃以上时,常导致惊厥。

四、围术期体温保护

1.低体温的预防和治疗

(1)维持或升高周围环境温度可减少辐射散热。若室温低于21℃,麻醉患者很可能发生低体温。

(2)使用加热毯和电热毯保温,但温度应低于40℃以免烫伤。

(3)对输入的液体和血液进行加温,尤其是需要输注大量液体的患者。在大量液体冲洗体腔(胸腔、腹腔、膀胱等)时,应使用加温液体,避免热量丢失。

(4)对暴露的体表面进行覆盖,可减少传导和对流散热,一层覆盖物可减少约30%的热量丢失。但不应对缺血组织采取加温措施,如当主动脉夹闭时。

(5)使用紧闭式或低流量半紧闭麻醉环路,可降低蒸发散热,减少热量丧失。

在麻醉环路中使用加热湿化器,可减少肺的蒸发散热。

(6)使用辐射加热器和加热灯保温。但加热灯应距离患者至少70cm,以免烫伤。

2.高热的预防和治疗

(1)避免和消除引起高热的因素,并连续监测体温。

(2)可用冰、降温毯或降低周围环境温度以降低暴露皮肤的温度,或用冷盐水体腔内灌洗法降温,如腹腔、胸腔灌洗。

(3)使用挥发性液体(如酒精)敷于皮肤可加快蒸发散热。

(4)应用硝普钠或硝酸甘油等药物扩张血管以增加传导性散热。

(5)经胃管或直肠给予中枢作用的药物,如阿司匹林和对乙酰氨基酚。

(6)恶性高热,是指某些麻醉药诱发的全身肌肉强直性收缩并引起体温急剧上升及进行性循环衰竭的代谢亢进危象。可使用特效药物丹曲林治疗。

五、低温麻醉

低温麻醉又称全身低温,即在全身麻醉的基础上,用物理方法人为地降低患者的体温,旨在降低全身及各组织器官尤其是脑组织的温度和代谢率,减少氧耗量,增加细胞对缺氧的耐受力,从而保护大脑及其他代谢率较高的器官。低温按其程度分为浅低温(32~35℃)、中低温(28~32℃)和深低温(28℃以下)。

(一)降温方法

1.体表降温法　常用于浅低温和中低温的实施,最常用的方法包括:冰水浴或冰屑降温法,冰袋、冰帽降温法和变温毯降温法。冰水浴或冰屑降温法常用于一些大血管手术或神经外科手术。冰袋、冰帽降温法常用于小儿降温。在脑复苏、术中高热的情况下,可采用头部重点降温加冰袋的方法。变温毯降温法主要适用于浅低温或低温的维持。

2.体腔降温法　主要作为在体腔手术时采用低温的一种辅助手段和补救方法,很少单独使用。

3.体外循环血液降温法　在体外循环时,应用人工心肺机及变温器进行血流降温,将体温降至预计值。该方法降温迅速、安全,常在中低温和深低温时应用,或与体表降温法合用。

4.静脉输入冷液体(46℃)降温　一般在特殊情况下应用。因受输液量的限制,降温程度受限。此外,应警惕冷液体输注过快所导致的心律失常。

(二)复温

手术步骤基本完成后,可开始复温。常用复温方法有:体表复温、胸腔或腹腔用40~45℃盐水复温和体外循环下血液复温。体温升至32℃以上可停止复温,对体温已达32℃者一般不必复温。

(三)低温麻醉注意事项

1. 麻醉处理　降温前必须以全身麻醉为先导,降温开始时麻醉要深,肌松要充分,以达到抑制应激反应和御寒反应的目的。低温下要保持适当的麻醉深度,充分供氧,注意改善微循环,维持酸碱平衡,以减轻低温带来的损害。

2. 体温监测　核心温度可在肺动脉、鼓膜、食管远端或鼻咽部测量到,但临床上也可通过口腔、腋窝或直肠的温度进行大致估计。各部位温度可间接代表某一器官的温度,如食管远端温度可代表心脏温度;直肠代表身体内部温度;鼻咽或鼓膜温度代表大脑温度。

3. 降温速度与幅度　影响体温下降的因素有很多,主要有:①降温方法,体外循环法降温最快;②年龄、体表面积和肥胖程度,小儿快,肥胖患者慢;③麻醉深度,麻醉过浅时不能完全抑制御寒反应,影响降温;④室温与季节。降温幅度由手术部位、阻断血液循环器官不同温度下的缺血安全时限决定。

(四)低温麻醉的适应证

1. 心血管手术　低温与体外循环结合现已广泛应用于需要阻断循环的复杂心内直视手术和大血管手术。

2. 神经外科手术　巨大颅内动脉瘤、颈内动脉海绵窦及脑血管瘤手术等。

3. 中毒性疾病或高代谢状态　在甲状腺危象、病毒性脑炎及恶性高热等情况下,应施行低温,以降低代谢,减少氧耗量。

4. 脑复苏　心搏骤停后的脑复苏,选择头部重点降温的方法,可延长中断脑循环时间,改善预后。

5. 肝和肾的手术　低温可增加肝和肾对缺血缺氧的耐受性,延长阻断时间。

(五)低温麻醉的并发症

1. 御寒反应　降温过程中患者可出现御寒反应,表现为寒战、血管收缩、皮肤苍白、肌张力增加等。应适当加深麻醉、应用肌松药或神经节阻滞药。

2. 心律失常　在降温过程中可出现各种心律失常,其中最严重的是心室颤动,体温在30℃以上时,很少发生室颤,而体温在28℃:以下时,室颤的发生率明显增加。因此,应加强体温监测,维持循环稳定,防止缺氧和 CO_2 蓄积,避免酸碱失衡和电解质紊乱。

3. 组织损伤　在体表降温时,耳郭及指/趾接触冰屑或冰袋与皮肤直接接触,可造成冻伤。复温过程中,温度过高可造成烫伤。

4. 酸中毒　低温时组织灌注不足,可出现代谢性酸中毒。在全麻过程中,应密切监测血液酸碱变化,及早发现,及时处理。

5. 胃肠出血　发生应激性溃疡或小肠动脉栓塞致内脏出血。

第九章 麻醉后苏醒室

第一节 概述

麻醉后苏醒室(postanesthesia care unit,PACU)亦称为麻醉后监测治疗室或麻醉恢复室。PACU 的主要任务是为当天麻醉后患者,在完全清醒前和转入普通病房前,提供密切的监护和治疗,以保障患者安全度过麻醉恢复期;如病情危重需进一步加强监护和治疗者则转入重症监测治疗病房(ICU)。

PACU 在麻醉科主任领导下,由分管医师与护士长共同管理。苏醒室一般为日间开放,晚间急症手术者可直接送 ICU。如果本单位的手术量及急诊手术量大,也可 24 小时开放。苏醒室由专职医师和护士负责日常工作,护士的编制可按病床与护士之比 2~3 PACU 应宽敞明亮,便于病床的进出;配备急救药品和设备,包括:多功能监测仪、呼吸机、除颤器、输液泵,以及气道管理用具等;配备中心供氧、压缩空气和中心吸引等装置;多功能电源插座等。

第二节 工作常规和离室标准

一、工作常规

PACU 接收全麻后未苏醒以及术后病情尚未稳定者。患者在麻醉科医师的监视下从手术室转运到 PACU。患者入 PACU 后,应立即安置好患者,建立必要的监测并记录生命体征;保持呼吸道通畅、吸氧和输液;保留气管插管及呼吸功能未恢复者,以呼吸机辅助或控制呼吸。

麻醉科医师应向 PACU 医师和护士提供患者的相关信息,包括:①患者的一般资料、现病史、既往史及治疗情况等;②手术方式、时间及麻醉方法;③麻醉诱导和维持用药及其他药物使用情况,麻醉性镇痛药和肌松药的用量及最后一次用药时间和剂量,拮抗药及其他药物的应用;④术中生命体征;⑤术中失血量,输液、输血量及尿量;⑥术中病情变化,如:困难气道、ECG 改变、血流动力学异常、异常出血等;⑦目前存在的问题、处理措施及可能的并发症;⑧向 PACU 提供完整的记录单, PACU 医护人员接管后方可离开。

常规监测包括:呼吸频率、心电图、血压、SpO_2 体温;保留气管内插管者接呼吸机行机械通气并监测相关呼吸参数;保留桡动脉和中心静脉置管者监测直接动脉压和 CVP。PACU 管理内容包括:①每 5~10 分钟监测和记录 BP、HR、RR 和 SPO_2 以判断恢复程度和速度。对于恢复缓慢者应进行治疗,如残余肌松药或麻醉性镇痛药的拮抗等。②观察意识状态、瞳孔变化、颜面与口唇颜色、保持呼吸道通畅。③各种管道妥善固定、引流通畅。④保持伤口敷料完好,观察患者的伤口情况。⑤约束好患者。

二、离室标准

1.神志状态　患者的神志清醒,能按照指令活动;定向能力恢复,能辨认时间和地点。

2.呼吸方面　自主呼吸恢复并能保持呼吸道通畅;咳嗽、吞咽反射恢复,有清除口腔异物的能力;无呼吸困难,吸空气时 SpO_2 在 95% 以上,皮肤、黏膜色泽红润。如果病情严重需行呼吸支持者应转至 ICU。

3.循环系统　血流动力学稳定,心率、血压不超过术前值的 ±20% 并稳定 30 分钟以上;不用血管活性药物或抗心律失常药物;心律正常,ECG 无明显急性缺血改变。如仍需血管活性药物支持循环功能者,应转入 ICU。

4.由于疼痛或躁动等原因用过麻醉性镇痛药和镇静药者,观察 30 分钟无异常反应。

5.局部麻醉或椎管内麻醉者,运动功能和本体感觉恢复,循环、呼吸稳定,不用血管活性药。

6.苏醒程度评价　可参考:Steward 苏醒评分(表 9-1),评分在 4 分以上方能离开恢复室;或 Alderete 评分标准(表 9-2),最高分为 10 分时,说明患者术后恢复良好,一般达 9 分可以转入普通病房。

表 9-1　Steward 苏醒评分

评分	清醒程度	呼吸道通畅程度	肢体活动度
2	完全苏醒	可按医师吩咐咳嗽	肢体能做有意识的活动
1	对刺激有反应	不用支持可以维持呼吸道通畅	肢体无意识活动
0	对刺激无反应	呼吸道需要予以支持	肢体无活动

表 9-2 Alderete 评分标准

项目	评分	标准
活动	0	不可活动
	1	两肢可活动
	2	四肢可活动
呼吸	0	窒息,气道梗阻
	1	呼吸浅表,但通气足够
	2	可深呼吸,可咳嗽,饱和度满意
循环	0	血压变化在50%以上,ECG明显变化
	1	血压变化在术前20%~50%内,ECG轻微变化
	2	血压变化在术前20%内,无ECG变化
清醒	0	无反应
	1	能唤醒
	2	完全清醒
皮肤颜色	0	发绀
	1	苍白
	2	红润

注:由于 Alderete 评分标准尚不能准确反映患者是否无尿、疼痛、严重恶心、呕吐或心律失常等,故有一定的局限性

第三节 PACU 常见并发症

麻醉恢复期是停用麻醉药到患者生命体征平稳或清醒的时期,也是具有危险因素的特殊时期,随时可能突发危及生命安全的并发症,需要密切监测和及时处理。PACU 是手术结束后继续观测病情、预防麻醉后期并发症、保障患者安全、提高医疗质量的重要场所。PACU 并发症的发生率因患者组成不同而发生变化,且 PACU 并发症在合并轻中度疾病的患者中更为常见。研究显示,PACU 的一般并发症发生率大约为 5%。

一、呼吸系统并发症

1.呼吸道梗阻(airway obstruction)　麻醉苏醒期,特别是患者拔除气管导管后,

容易发生呼吸道梗阻。

2.通气不足(hypoventilation) 每分通气量过低,可导致 $PaCO_2$ 升高和急性呼吸性酸中毒。术后通气不足的临床表现为高碳酸血症和低氧血症;潮气量不足,或呼吸频率慢;动脉血气分析:$PaCO_2>45mmHg$,同时 $pH<7.30$。常见原因和处理:①中枢性呼吸抑制:包括颅脑手术的损伤,麻醉药、麻醉性镇痛药和镇静药的残余作用。应以机械通气维持呼吸直到呼吸功能完全恢复。必要时以拮抗药逆转。②肌松药的残余作用:肝肾功能不全、电解质紊乱及抗生素的应用等,可使肌松药的代谢速度减慢,加重术后肌松药的残余作用。应辅助或控制呼吸直到呼吸肌力完全恢复,必要时给予拮抗。③术后低肺容量综合征:胸腹部手术后、疼痛刺激、腹胀、胸腹带过紧及过度肥胖等因素,可限制肺膨胀,导致通气不足,尤其是 COPD 患者。应加强术后镇痛,鼓励和帮助患者深呼吸和咳嗽,必要时行预防性机械通气。④气胸:是手术及一些有创操作的并发症,听诊或胸部 X 线片可以确诊。应立即行胸腔闭式引流。⑤支气管痉挛:合并 COPD、哮喘或近期呼吸道感染者容易发生。可以静注氨茶碱、皮质激素或肾上腺素。

3.低氧血症(hypoxemia) 全身麻醉可抑制缺氧性和高二氧化碳性呼吸驱动,减少功能残气量(FRC),这些变化可持续到术后一段时间,易导致通气不足和低氧血症。临床表现:吸空气时,$SPO_2<90\%$,$PaO_2<60mmHg$;呼吸急促,发绀,神志改变,躁动不安,迟钝;心动过速,心律失常,血压升高。常见原因和处理:①上呼吸道梗阻,通气不足或气胸;②弥散性缺氧:多见于 N_2O 吸入麻醉,停止吸入 N_2O 后应吸纯氧 5~10 分钟;③肺不张:鼓励患者深吸气、咳嗽及胸部物理治疗;④肺误吸入:轻者对氧治疗有效,严重者应行机械通气治疗;⑤肺梗死:主要是支持治疗,包括氧治疗和机械通气治疗;⑥肺水肿:可发生于急性左心衰竭或肺毛细血管通透性增加。治疗包括强心、利尿、扩血管、吸氧及以 PEEP 行机械通气治疗。

二、循环系统并发症

1.术后低血压(postoperative hypotension) 临床表现为收缩压比术前降低 30% 以上;少尿或代谢性酸中毒;器官灌注不足体征,如心肌缺血、中枢神经功能障碍等。发生原因与前负荷下降,心肌功能受抑制及外周阻力下降有关。因低血容量引起低血压者,应排除术后隐性出血的可能。心肌功能受抑制可降低心排出量而发生低血压。心脏肌力效应下降的原因很多,如原已存在的充血性心力衰竭、心肌缺血和心律失常等。在任何负性肌力影响下,前负荷下降会增加低血压的严重程度。麻醉恢复期由于全身麻醉作用使外周血管阻力下降,心脏后负荷明显降低也可引起低血压。应针对病因进行治疗。

2.术后高血压(postoperative hypertension)　为麻醉清醒期较多见的并发症。临床表现为收缩压比术前升高30%以上;有高血压病史者,收缩压高于180mmHg或(和)舒张压高于110mmHg。术后高血压的常见原因有:疼痛、躁动不安、低氧血症和(或)高碳酸血症、颅内压升高、尿潴留、高血压患者术前停用抗高血压药等。处理应针对病因治疗,如镇痛、纠正低氧血症和高碳酸血症、降颅压等。一般情况下,血压中度升高可不处理;但对合并冠心病、主动脉或脑血管瘤及颅内手术者,应以药物控制血压。

3.心律失常(arrhythmia)　发生心律失常的常见原因包括:交感神经兴奋、低氧血症、高二氧化碳血症、电解质和酸碱失衡、心肌缺血、颅内压增高等。房性期前收缩和偶发室性期前收缩一般不需要治疗。窦性心动过速常继发于疼痛、躁动不安、发热或低血容量,如不合并低血压或心肌缺血,只需针对病因处理。窦性心动过缓可因麻醉性镇痛药、β受体阻断药或迷走神经兴奋引起,一般对阿托品治疗有效。快速室上性心律失常包括:阵发性房性心动过速、多源性房性心动过速、交界性心动过速、心房颤动及扑动,若不及时治疗可导致心肌缺血。应依据病因对症处理,可考虑应用短效β受体阻断药、钙通道阻滞药、洋地黄类药物治疗。对于室性期前收缩和稳定非持续性室性心动过速一般不需要立即处理,应寻找可逆性原因(低氧、心肌缺血、酸中毒、低钾低镁和中心静脉导管的刺激);如果室性期前收缩为多源性、频发、或伴有RonT现象,表明有心肌灌注不足,应积极治疗。

三、术后恶心呕吐

术后恶心呕吐(postoperative nausea and vomiting,PONV)是全麻术后常见的并发症,其原因可能与患者因素、麻醉药物、手术类型、术后镇痛等有关。术后恶心呕吐的高危因素包括:女性、有晕动史、使用氧化亚氮、不吸烟、上腹部手术等。临床观察发现,通过规范术前用药、合理应用镇吐药、优化全麻用药及PACU管理,可降低PONV的发生率。

四、躁动与寒战

引起术后躁动(agitation)的原因有:麻醉药残余作用;术后伤口疼痛;留置尿管的刺激;苏醒初期对陌生环境的恐惧感,尤其是小儿患者。应根据病因对症处理,必要时可给予适当的镇静、镇痛药。PACU患者发生寒战(shivering)可能与麻醉变浅、患者低体温(冬季和夏季室温低、切口暴露、输液等)、术后疼痛、输液反应、苏醒时恐惧心理等有关。对 PACU 患者应加强保温措施,必要时可给予适当的镇静、镇痛药。

五、神经系统并发症

1.苏醒延迟(failure to regain consciousness) 全麻结束后 90 分钟患者意识仍不恢复,称为全麻后苏醒延迟。苏醒延迟的原因很多,包括年龄、手术种类、手术时间、药物作用、患者的一般情况及手术情况等。老年人、婴幼儿及营养不良和低温等患者对麻醉药的需求量减少,需注意麻醉中的用药量,术毕耐心观察,不主张使用催醒药,耐心待其平稳度过麻醉恢复期。此外,苏醒延迟的原因还包括麻醉药的残余作用,如术中使用阿片类药物易引起术后苏醒延迟。目前以超短效吸入麻醉药(如七氟烷)、静脉全麻药(如丙泊酚)和阿片类药物(如瑞芬太尼)复合应用,很少因为麻醉过深造成苏醒延迟。另外,肝肾功能障碍、低蛋白血症等患者,因代谢功能降低,容易发生麻醉苏醒延迟,麻醉中用药量应酌减。术中长时间低脑灌注不仅可引起苏醒延迟,还有可能发生脑梗死,尤其是高血压患者。其他代谢因素,如低血糖、高渗高糖无酮症性昏迷、低钠血症等也可导致术后苏醒延迟,应加强对血糖、电解质的监测并做相应处理。

2.术中知晓(intraoperative awareness) 术中知晓的发生率为 0.1%~0.4%,对患者的情感和精神健康可能带来一定影响。但目前还没有一种可靠方法能 100% 地预防其发生。通常是浅麻醉技术的结果,尤其在创伤、心脏和产科手术麻醉中较易发生。危险因素包括:年轻患者、药物滥用史、ASA 分级 Ⅲ~Ⅴ 和肌松药的使用。

六、低体温

低体温可使全身麻醉患者苏醒延迟,对于容易发生术中低体温者,如高龄、手术时间长、开胸开腹手术等患者,应监测体温并加强保温措施,如应用保暖毯、提高环境温度、对输液输血加温等。

七、肾脏并发症

1.少尿 尿量少于 0.5ml/kg 为少尿。常见原因:低血容量、低血压、低心排出量。肾后性原因有导尿管梗阻或脱离,膀胱破裂或肾静脉受压等,首先应检查导尿管是否通畅、膀胱是否充盈等,不应盲目应用利尿药,以免加重因低血容量引起的少尿。术后少尿在适当补充容量及血压恢复后,即可得到纠正。必要时可静注呋塞米,或持续泵入多巴胺,或静脉滴入甘露醇。

2.多尿 尿量不成比例地多于液体输入量。常见原因:输液过多、药物性利尿、高血糖症、高渗盐水及甘露醇引发的渗透性利尿、尿崩症等。应对症处理。

3.电解质紊乱 因多尿或少尿以及合并有内分泌疾病者,围术期可发生不同程度的电解质紊乱,如低钾/高钾、低钠、低镁、低钙血症等并发症,严重者可诱发心律失常。应及时纠正,以避免发生严重心律失常,甚至死亡。

第十章 重症监测治疗病房

一、概 述

重症监测治疗病房(intensive care unit,ICU)是集中了各有关专业知识和技术,先进的监测和治疗设备,由专业人员对重症患者的生理功能进行严密监测和积极治疗的专业学科。ICU 的发展与麻醉学专业有着密切关系。在麻醉期间,麻醉科医师使用各种监测技术最为频繁,尤其是对呼气、循环及中枢神经系统功能的监测;对呼吸道的控制和呼吸管理最为熟悉,包括呼吸模式的观察、人工气道的建立、人工/机械通气等;术中经常进行大量、快速输液输血,使用多种血管活性药物及其他强效、速效药物;对心肺脑复苏知识和技术也最为熟悉。应用这些监测技术能及时发现危及生命的潜在高危因素,以便及时采取预防和治疗措施;能准确判断病情,进行有效治疗。ICU 的专业化是发展的趋势。由麻醉科主管 ICU 是麻醉学科建设的重要组成部分,由于各地区发展不平衡,麻醉科可依据本专业的发展方向和特长,管理具有本科特色的 ICU,例如,以收治术后重症患者为主的外科 ICU(SICU)、以收治创伤和休克患者为主的 ICU、以收治呼吸功能障碍患者为主的呼吸ICU(RICU)等。

ICU 配备有先进的设备,可以进行全面、连续和定量的监测;具备早期诊断及先进的治疗手段;采用现代化管理,具有较高的工作效率和成功抢救率;拥有一支训练有素的医疗护理队伍。ICU 在麻醉科主任领导下开展工作,其日常工作由 ICU 主管医师负责。收入 ICU 的患者主要由 ICU 主治医师负责管理与治疗,但患者原病情仍应由原主管医师负责处理。因 ICU 患者的病情复杂,常需要多专业共同研讨和处理。因此,ICU 医师必须与心脏病学、药理学、影像医学、营养学等专家保持密切合作,以提高临床疗效。每个 ICU 管理单元床数以 8~12 张为宜。ICU 护士总数与床位数的比例为 3:1~4:1,护士长 1~2 名,负责护理和护士培训工作,并参与行政管理;并配备专业治疗师(如呼吸治疗师)及工程技术人员等。

二、ICU 的主要任务与工作职责

1.主要任务　对重症患者进行严密的观察和监测,及时发现和处理高危因素,对病情进行分析和评估,及时诊断并积极预防和治疗原发病及病症。特别是在麻醉手术结束后,麻醉药的作用尚未完全消失,各种反射尚未完全恢复,麻醉和手术对患者生理功能的干扰,或患者并存的疾病等因素的影响,更需要医护人员的精心监测、治疗和护理,以防止各种意外及并发症的发生,使患者安全度过围术期。收入 ICU 的患者由麻醉科主管医师和原病房医师负责。

2.ICU 医护的职责　患者主要由 ICU 医师与护士负责监测与相关治疗。ICU 护士应坚持床边监护,医师应强调直视诊治。具体要求如下:

(1)根据病情建立适当的监测方法和其他辅助检查,如胸部 X 线片、血液生化等。

(2)维持体液和内环境稳定:包括水、电解质、酸碱和渗透压平衡等。

(3)呼吸管理和治疗:呼吸道管理、氧疗、机械通气治疗等。

(4)循环管理和支持治疗:如抗心律失常药及血管活性药的使用等。

(5)重要器官功能的管理和障碍的处理。

(6)发现专科情况应及时与原病房主管医师沟通,以便及时诊治。

(7)ICU 主治医师每日至少查房 2 次,科主任每周总查房 1~2 次。疑难问题要及时向科主任报告或组织会诊。

(8)承担专业范围内的院内外会诊任务,主要包辑:①心肺脑复苏;②严重休克的治疗;③呼吸治疗;④多脏器功能障碍;⑤床边监测技术的实施等。

3.原病房主管医师的职责

(1)原发病的专科治疗,包括手术、术后恢复过程及并发症的诊治等。

(2)对患者的治疗提出意见,并参加特殊治疗方案的研讨和决策,如输液、输血、抗生素及其他特殊药物的应用,气管切开、机械通气等。

(3)每天查房,根据病情提出相关专科医师会诊、特殊检查或检验项目等。

(4)必要时应与 ICU 医师共同向患者家属交代病情。

(5)与 ICU 医师密切合作,互相尊重;发生意见分歧时,应各自请上级医师或科主任协商解决。

三、ICU 的收治对象和转出标准

(一)收治对象

ICU 主要收治那些经过严密监测和积极治疗后有可能恢复的各类重症患者。所收治的患者在 ICU 通过监测、治疗和护理,能获得在普通病房所不能达到的疗效。而晚期肿瘤及其他易于交叉感染或传染病患者,均不宜收入普通 ICU。ICU 应

根据本身的专业特点收治相应的患者。一般来说,麻醉科管理的 ICU 主要收治术后患者。包括:

1. 麻醉手术后需继续使用机械通气和麻醉手术期间发生严重并发症的患者,如心搏骤停、休克、大出血等。

2. 需严密监测治疗的、有生命危险的患者,如心肺脑复苏、呼吸衰竭、循环衰竭、休克、多器官功能障碍综合征等。

3. 手术前并存严重的病理生理状况,术后需要继续加强监测治疗的患者,如高龄、各种心脏病、高血压、糖尿病、重要脏器功能障碍及其他严重疾病等。

4. 重大或新开展的大型手术后的患者。

(二) 转出 ICU 的标准

ICU 是实施重症监测治疗的场所,当患者重要器官功能状况稳定后即应转入普通病房。其参考标准如下:

1. 患者神志清醒,能辨认时间、地点和人物等;能自主有意识活动或按指令活动。

2. 自主呼吸平稳,能主动做深呼吸和有效咳嗽,PaO_2 及 $PaCO_2$ 在正常范围。

3. 循环功能稳定,表现为血压和心率稳定,不用血管活性药物,末梢循环良好,无严重心律失常。

4. 无严重外科并发症,无严重水、电解质和酸碱平衡失调。

5. 肝、肾功能无急性衰竭征象。

四、ICU 监测项目

ICU 大量的工作是对重症患者进行观察和监测,以便能及时判断病情并采取相应的处理和治疗措施。虽然有许多先进的监测方法,但临床检查以及监测数据资料仍然要靠医师来分析判断。监测不是目的,而是为治疗提供依据,选用监测的原则必须利大于弊,并尽可能选用无创监测法。

(一) 循环系统监测

1. 心电图监测 心电图的临床意义主要是能了解心率的快慢,对心律失常的类型进行确切诊断,对心肌缺血状况的判断也有重要价值。

2. 动脉血压 血压是衡量循环功能状态的基本参数。决定血压高低的因素包括:心排出量、外周血管阻力、血容量、血管弹性和血液黏度等。但组织和器官的灌注取决于血压和血管阻力两个因素,当外周血管过度收缩、阻力升高时,血压虽然可以维持正常,但组织灌注反而减少。因此,血压并不是衡量循环状态的唯一指标。对于循环不稳定者常选用直接动脉测压,可持续监测血压的动态变化,根据动脉波形分析心肌收缩力,并可重复采集动脉血气标本。

3.中心静脉压(centralvenous pressure,CVP) 是指位于胸腔内的上、下腔静脉或平均右心房的压力,主要反映右心功能与静脉回心血量之间的平衡关系。监测 CVP 对于评估右心功能与其前负荷之间的关系具有十分重要的临床意义。

4.肺动脉漂浮导管(pulmonaryartery catheter,PAC) 也称 Swan-Ganz 导管,对于病情复杂或循环功能极不稳定的病例,置入 Swan-Ganz 导管可以取得一系列的血流动力学数据,包括:CVP、右房压(RAP)、肺动脉压(PAP)及肺动脉楔压(PAWP),测定心排出量(CO),计算心指数(CI)、每搏量(SV)和每搏指数(SI)等,是现今较好的血流动力学监测手段。

5.其他监测 如观察皮肤黏膜色泽、毛细血管再充盈时间、尿量、体温等。

(二)呼吸功能监测

能够在床边测定的指标最适于对重危患者的监测。患者现有肺功能状态及能否承受某种治疗的估计,基础是对原病史的采集,呼吸系统的物理检查、胸部 X 线片及血液气体分析等。表 10-1 为常用呼吸功能监测参数。

表 10-1 常用呼吸功能监测参数

参 数	正常值	参 数	正常值
潮气量(V_T,ml/kg)	5~7	氧分压(PaO_2,mmHg)	80-100
呼吸频率(RR,次/分)	12~20	脉搏血氧饱和度(SPO_2,%)	96-100
每分通气量(MV,L/min)	6~8	肺内分流(Q_s/Q_t,%)	3
无效腔量/潮气量(v_D/v_T)	0.25~0.40	肺活量(VC,ml/kg)	65~75
二氧化碳分压($PaCO_2$,mmHg)	35~45	最大吸气力(MIF,cmH_2O)	75~100

(三)神经系统监测

以临床观察最常用,观察记录患者的意识、反射、瞳孔变化等。采用 Glasgow 昏迷评分法(Glasgow coma scale)可评估意识障碍程度(表 10-2):最高 15 分,表示清醒;8 分以下,表示昏迷;最低 3 分,表示濒死状态。颅脑损伤或手术后必要时可监测脑血流图、脑电图或诱发电位、颅内压等。

表10-2　Glasgow昏迷评分法

评分	言语反应	评分	运动反应	评分	运动反应
自动睁眼	4	回答正确	5	遵嘱活动	6
呼唤睁眼	3	回答错误	4	刺痛定位	5
刺痛睁眼	2	语无伦次	3	躲避刺痛	4
无反应	1	只能发声	2	肢体屈曲	3
		不能发声	1	肢体过伸	2
				无反应	1

(四)肾功能监测

连续监测肾功能的动态变化不仅能评价肾脏本身的功能状态,而且在评估全身的组织灌注、体液平衡状态及心血管功能等方面都有重要价值。及时发现肾功能不全的早期征兆,可采取有力的治疗和预防措施,以免发生急性肾衰竭。

(五)其他监测

记录24小时的出入量,血清钾、钠、氯等;检查血红蛋白、血细胞比容、白细胞计数及分类、血小板计数、凝血障碍时查凝血因子及纤溶活性等;肝功能常监测血胆红素、白蛋白、球蛋白以及酶学改变;观察腹痛、肠鸣音变化,注意肠梗阻、胃肠道出血等;根据需要监测内分泌功能、血糖、营养状态等。

五、ICU治疗

(一)呼吸治疗

1.氧疗(oxygenthempy)　是通过不同的供氧装置,使患者的吸入氧浓度(FiO_2)高于大气的氧浓度以达到纠正低氧血症和提高氧供的目的。如鼻导管吸氧、面罩吸氧。

2.胸部物理治疗　胸部物理治疗是维护呼吸道卫生、促进分泌物排出、预防或逆转肺萎陷方法的总称,包括体位引流、拍背、胸部震颤、辅助咳嗽和呼吸功能训练等。

3.机械通气 机械通气是治疗呼吸衰竭的有效方法,任何原因导致的肺通气功能障碍都是机械通气的指征,持续呼吸道正压还可通过增加功能残气量改善肺弥散功能,减轻肺水肿,防止肺不张。机械通气期间要加强呼吸道湿化及分泌物的清除,预防肺部感染。

(二) 循环治疗

在 ICU 维持重症患者的循环功能稳定十分重要,有赖于对心率、心律、心脏前负荷、后负荷和心肌收缩性的正确评价和维持。维持正常循环血容量是循环稳定的基础;改善心肌功能是循环稳定的动力,必要时可应用血管活性药物以增加心排出量;适当的后负荷是改善组织灌注的必要条件。在治疗心律失常时,除了合理选用抗心律失常药外,应同时纠正缺氧、CO_2 蓄积、酸碱失衡及电解质紊乱。

(三) 纠正水电解质平衡紊乱

ICU 重症患者可因多种原因导致脱水或水过多、低钠或高钠、低钾或高钾、钙镁失衡、酸中毒或碱中毒等,可加重循环、呼吸、肝肾功能障碍,需及时纠正。

(四) 营养支持

由于多种原因,重症患者对能量的需求明显增加,但又不能正常地摄取营养,对于病情的恢复十分不利。合理的营养支持能加速疾病的恢复,减少并发症及降低病死率。一般可采用静脉补充葡萄糖、氨基酸等,严重或病情较长者需采用深静脉营养支持,最好是肠道营养支持。

(五) 其他治疗

预防和控制感染,连续肾脏替代疗法(CRRT)维持内环境稳定以及适当的镇静镇痛等,对于重症患者都是非常重要的。

第十一章 呼吸功能监测和临床应用

呼吸功能监测除观察临床表现外,还可借助仪器测定呼吸功能数据并绘制图形进行分析。呼吸功能监测的项目、范围及方法不断增加和改进,目前多采用电子化、自动化综合监测仪进行连续监测。

第一节 呼吸功能的一般监测

1. 呼吸运动的监测 包括呼吸频率、幅度、模式等。正常呼吸时两侧胸廓对称,胸腹同步;呼吸频率为 10~16 次/分,超过 20 次/分即提示有潜在的呼吸障碍,大于 30 次/分常表现为明显的呼吸窘迫。呼吸频率过慢可见于严重缺氧、中枢神经系统病变或阿片类药物过量。上呼吸道梗阻可呈现三凹征,并可见颈部呼吸辅助肌收缩。下呼吸道梗阻表现为呼气时腹肌紧张、呼气期延长。

2. 胸部的听诊与叩诊 听诊与叩诊是了解肺部病变的基本方法。干、湿性啰音、哮鸣音等病理性呼吸音均提示相应肺部的病变;而呼吸音不对称,除表示一侧肺不张、炎症、气胸或胸腔积液外,在气管内插管者提示导管位置过深并进入一侧主支气管(通常为右侧)。胸部叩诊有助于气胸、胸腔积液及胸膜病变的诊断。

第二节 通气功能的监测

(一)常用通气量监测

1. 潮气量(tidal volume,V_T)是指平静呼吸时,每次吸入或呼出的气体量,正常自主呼吸时潮气量为 5~7ml/kg。当 V_T 不足时,为了维持 $PaCO_2$ 在正常范围,必须增加呼吸频率来代偿。但呼吸频率越快,无效腔通气就越大,呼吸做功越增加。当呼吸频率超过 35 次/分时,可因呼吸做功显著增加而导致呼吸衰竭。因此,观察呼吸频率的变化是最简单而实用的呼吸功能监测方法。

2. 每分通气量(minute ventilation,V_E)和肺泡通气量(alveolar ventilation,V_A) V_E 指在静息状态下每分钟吸入或呼出气体的总量,等于潮气量与呼吸频率的乘积。正常值:成年男性约 6.6L,成年女性约 5.0L。由于无效腔的存在,V_E 并不能代表肺

泡通气量。V_A指每分钟吸入肺泡的新鲜气量,计算公式如下:

$$V_A = (潮气量 - 无效腔量) \times 呼吸频率$$

成人V_E低于3L表示通气不足,或呼吸频率降低或潮气量不足;超过10L为过度通气。V_E或V_A过小将导致缺氧和CO_2蓄积,过大可发生CO_2排出过多导致呼吸性碱中毒。行机械通气时,由于机械无效腔的增加,V_E可高于非机械通气时的20%左右。

3.无效腔量/潮气量(V_D/V_T)　无效腔量是指潮气量中没有参加气体交换的气体。临床常用V_D/V_T来表示无效腔量的大小,V_D/V_T的正常值为0.2~0.3,V_D/V_T升高表示无效腔通气量增加。自主呼吸时,如果V_D/V_T大于0.6,肺泡通气效率很低,呼吸做功显著增加,可导致呼吸衰竭。在机械通气时,因气道内正压使呼吸传导系统的容量扩张,导致无效腔通气增加,V_D/V_T升高。当V_D/V_T达0.5时仍可被临床所接受,而高于0.6时则很难撤离呼吸器。计算方法 $W_D/V_T = (PaCO_2 - P_{ET}CO_2)/PaCO_2$。

4.最大通气量(maximumvoluntary ventilation.MVV)　指尽力作深快呼吸时,每分钟所能吸入或呼出的最大气量。一般测量15秒最深最快的呼出或吸入气量,再换算成每分钟最大通气量。正常值:成年男性约104L;成年女性约82L。一般以实测值占预计值的百分比作为判断指标,低于80%为减少。MVV反映了个体的通气储备功能。临床上常以通气储量百分比表示通气功能的储备能力:

$$通气储量百分比 = (最大通气量 - 每分通气量)/最大通气量 \times 100\%$$

通气储量百分比高于93%者为正常,低于86%者提示通气储备不佳,70%以下为通气功能严重受损,胸科手术应慎重。MVV常用于胸外科患者手术前的肺功能评价,MVV<50%预计值提示患者不能耐受肺切除术。

5.用力肺活量(forcedvital capacity,FVC)和用力呼气量(forced expiratory volume,FEV)FVC指最大吸气后,尽快呼气所呼出的最大气量。FEV是根据FVC计算出单位时间内所呼出的气量及占用力肺活量的百分比,如1秒、2秒、3秒的用力呼气量以FEV_1、FEV_2、FEV_3表示,以FEV_1最有意义。FEV_1、FEV_2、FEV_3百分比分别为83%、96%、99%。正常人$FEV_1/FVC(\%)$一般大于80%,主要用于判断较大气道是否有阻塞。

正常者FVC在3秒内呼完,如在第1、2秒呼完提示存在限制性通气障碍,阻塞性通气障碍时呼气延长。$FEV_1\% < 70\%$说明气流阻塞,见于支气管哮喘、肺气肿、慢性支气管炎的阻塞性肺病。$FEV_1\%$大于正常值提示存在限制性通气功能障碍,见于胸膜增厚粘连、胸廓畸形等。在COPD患者FEV_1降低比FVC更明显,因而

FEV_1%降低;而在限制性肺疾病患者 FEV_1 和 FVC 均降低,但 FEV_1% 可正常,甚至超过 80%。

6.最大呼气中段流量(maximalmid-expiratory flow, MMEF) 将用力呼气中段曲线起、止点间分成四等分,计算中间两等分(25%~75%)的平均流量。正常值:成年男性约 3.36L/s,成年女性约 2.38L/s,或以实测值占预计值百分比表示,大于 75%者为正常。MMEF 较 MVV 或 FEV 更为敏感,对评估阻塞性通气障碍有一定价值。主要取决于 FVC 的非用力依赖部分,所以对识别气道阻塞较 FEV_1% 和 MVV 更敏感。

V_E、MVV、FVC 由肺量计测出,FEV 和 MMEF 须根据由肺量计描出的用力肺活量曲线计算。

(二)二氧化碳的监测

1.监测指标和方法

(1)动脉血二氧化碳分压(arterialpartial pressure of carbon dioxide):是血液中物理溶解的 CO_2 分子所产生的分压,可采动脉血或由血管内电极连续测定。正常值约为 35~45mmHg,是反映肺通气功能的可靠指标。

(2)经皮二氧化碳分压(transcutaneousPCO_2):增加局部皮肤温度可使其毛细血管的血流量和气体经皮肤角质层弥散的速率升高,以电极测定皮肤表面的 CO_2 分压即为 $P_{tc}CO_2$。$P_{tc}CO_2$ 一般较 $PaCO_2$ 高 5~20mmHg,在成人和婴幼儿中与 $PaCO_2$ 相关性较好,但有滞后现象,可反映 $PaCO_2$ 变化趋势。

(3)呼气末二氧化碳分压(end-tidal PCO_2, CO_2)和 CO_2 波形图(capnography):$PaCO_2$ 是衡量肺泡有效通气量的最佳指标,由于 CO_2 的弥散能力很强,肺毛细血管血中的 CO_2 可迅速透过肺毛细血管膜进入肺泡内,并达到平衡状态。所以临床上常用肺泡 CO_2 分压(P_ACO_2)代替 $PaCO_2$,而呼吸末的 CO_2 浓度与肺泡 CO_2 浓度很接近,因此 $P_{ET}CO_2$ 可反映 $PaCO_2$,一般较 $PaCO_2$ 低 3~5rmnH$_g$。可应用红外线分析仪或质谱仪以主气流或旁气流形式连续测定 $P_{ET}CO_2$,并同步绘制出 CO_2 波形图。

分析 CO_2 波形图应从以下几个方面进行:①波形高度代表肺泡气 CO_2 浓度,即 $P_{ET}CO_2$;②基线代表吸入气 CO_2 浓度,正常应为零;③形态:只有出现正常形态的图像时,特别是肺泡气平台出现时,$P_{ET}CO_2$ 才能代表 $PaCO_2$;④频率:反映自主呼吸或机械通气的频率;⑤节律:反映患者呼吸中枢或通气机的工作状态。正常图形如图 11-1 所示。图中 A、B 部分表示呼气开始,呼出的气体为不含 CO_2 的无效腔气。随肺泡气排出,CO_2 浓度急剧上升,形成曲线的 B、C 段。C、D 段代表含 CO_2 的肺泡气被持续呼出,形成平台。下次吸气时,由于吸入不含 CO_2 的新鲜气,(CO_2 快速下降为零水平,形成 D、E 段。

2.二氧化碳监测的临床应用

(1)$PaCO_2$:$PaCO_2$ 直接反映患者的通气状况,同时也是判断呼吸性酸碱失衡的重要指标。

$P^aCO_2>45mmHg$ 见于:①CO_2 生成增加,如高热、寒战、输入碳酸氢钠等。②中枢性或外周性呼吸抑制导致肺泡通气不足,如术后全身麻醉药残余作用、椎管内麻醉平面过高时。③手术需要行

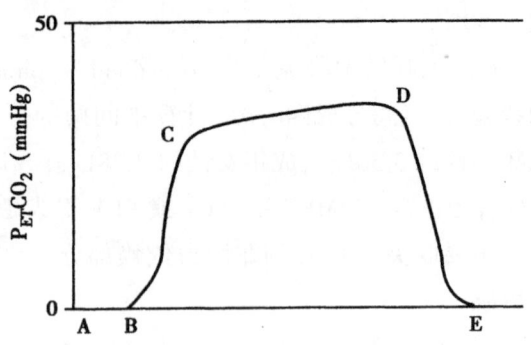

图 11-1 正常 CO_2 波形图

CO_2 气腹导致腹内压增加和膈肌上移,使呼吸受限。CO_2 吸收入血也可使 $PaCO_2$ 增高。④机械通气时也可由于通气量设置过低、无效腔量过大或钠石灰失效、呼出活瓣失灵导致重复吸入使 $PaCO_2$ 增高。$PaCO_2<35mmHg$ 常见于:过度通气或低体温,机体代谢率降低,CO_2 生成减少。

(2)CO_2 波形图:图 11-2 为常见的异常 CO_2 波形图。

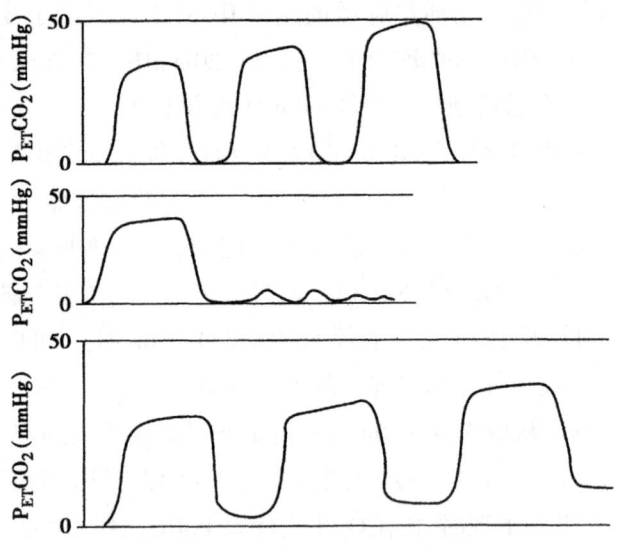

图 11-2 几种常见的异常 CO_2 波形图

波幅增高:①在波形不变的情况下,波幅逐渐升高可能与每分通气量不足、CO_2 产量增加或 CO_2 气腹时 CO_2 吸收有关;②如同时伴有基线抬高提示有 CO_2 重复吸

入,见于呼吸环路中活瓣失灵、CO_2 吸收剂耗竭、无效腔量增加等;③波幅突然增高可能由于静脉注射碳酸氢钠或松解肢体止血带引起。

波幅降低:①突然降低为零,可见于呼吸环路断开、气管导管脱出或采样管阻塞等;②波幅呈指数形式降低,见于短时间内循环血容量快速减少致血压下降、肺栓塞及心搏骤停等;③突然降低但不为零,可能是气管导管扭折、回路部分脱连接等。

麻醉中还可根据 CO_2 波形图判断患者自主呼吸恢复情况和肌松药的残留作用。

第三节 氧合功能的监测

氧合功能(oxygenation)的监测对于早期纠正和预防组织缺氧具有重要意义。呼吸过程包括三个环节:①外呼吸(肺呼吸),空气被吸入肺,肺泡内气体与肺毛细血管血液中气体进行交换,氧进入血液循环,CO_2 进入肺泡并随呼吸排出体外;②氧与 CO_2 在血液中的运输;③内呼吸(组织呼吸),气体在血液与组织细胞间的交换,氧从血液中进入组织细胞,而 CO_2 则由组织进入血液中。

(一)氧交换功能

1.吸入氧浓度(inspriredoxygen fraction) 即吸入气中的氧浓度。现代通气机、麻醉机均配备有氧浓度监测仪,但应用前均应校正。

2.动脉血氧分压(arterialpartial pressure of oxygen) 指物理溶解在动脉血浆内的氧所产生的张力。它不仅反映了血浆中溶解的氧量,而且影响与血红蛋白结合的氧量。所以,PaO_2 是决定氧运输量的重要因素,也是判断低氧血症(hypoxemia)的唯一指标。健康人在海平面呼吸空气时,PaO_2 的正常值为 80~100mmHg。60~79mmHg 为轻度低氧血症;40~59mmHg 为中度低氧血症;低于 40mmHg 为重度低氧血症。但 PaO_2 正常值随着年龄的增大而降低,60 岁以上者,每增长 1 岁,PaO_2 降低 1mmHg。根据氧解离曲线,当 PaO_2 为 60mmHg 时,血氧饱和度为 90%,如 PaO_2 于 60mmHg,血氧饱和度则显著降低。因此认为,人类可耐受的最低 PaO_2 为 60mmHg。测定 PaO_2 需取动脉血进行血气分析。

3.氧合指数(oxygenationindex) 为 PaO_2 与吸入氧浓度的比值,即 PaO_2(mmHg)/FiO_2(%),正常者应大于 300mmHg。当肺弥散功能正常时,FiO_2 增加 PaO_2 也相应升高,否则提示肺弥散功能障碍或有不同程度的肺内分流。如 PaO_2/FiO_2≥400~500mmHg,提示肺氧交换效率正常;PaO_2/FiO_2≤300mmHg 提示肺的氧弥散功能受损,患者存在急性肺损伤(ALI);$PaO_2/FiO_2 \leq 200mmHg$ 提示发生急性呼吸窘迫综合征(ARDS)。

最近欧洲会议将氧合指数在诊断 ARDS 时的标准进行了修改,并将病程分为三类,内容如下:

轻度 ARDS $200 < PaO_2/FiO_2 \leq 300$(PEEP 或 $CPAP \geq 5cmH_2O$)

中度 ARDS $100 < PaO_2/FiO_2 \leq 200$($PEEPcmH_2O$)

重度 ARDS $PaO_2/FiO_2 \leq 100$($PEEP \geq 5cmH_2O$)

4.动脉血氧含量(arterialoxygen content)为 100ml 血液中实际携带的氧量,正常值为 19ml/100ml。CaO_2 是决定氧供的主要因素之一。

5.氧摄取率(oxygenextraction ration,O_2ER)是指在毛细血管处组织细胞从动脉血中摄取氧的百分比,可用公式 $O_2ER = VO_2/DO_2$(氧耗/氧供)计算。正常值为 22%~32%。正常情况下组织可以通过改变氧摄取率而保持 VO_2 处在稳定状态,当机体的氧需求高于氧耗量时,说明氧供不足,已发生无氧代谢。氧需求随机体各组织代谢速度改变而变化,在正常生理状态和病理状态下也各不相同。机体可调节呼吸系统、循环系统及微循环系统等以满足机体代谢的需要。若氧摄取率低于 0.22,表明存在氧摄取障碍,可能原因为心排出量过多、血流灌注异常分布等;若氧摄取率大于 0.30,表明氧需求增加,输送到组织的氧不能满足细胞代谢的需要。

6.脉搏血氧饱和度(pulseoxygen saturation,SpO_2) SpO_2 是用脉搏血氧饱和度仪经皮测得的动脉血氧饱和度值,为临床常用的评价氧合功能的指标。脉搏血氧饱和度仪(pulse oximeter)是根据氧合血红蛋白和还原血红蛋白具有不同的吸收光谱,并通过动脉搏动信号排除静脉和毛细血管的干扰而设计的。影响 SpO_2 准确的因素有:①当低温(<35℃)、低血压(<50mmHg)或应用血管收缩药物使脉搏搏动减弱时,可影响其准确性;②当血液中存在与氧合血红蛋白和还原血红蛋白可吸收光一致的物质如亚甲蓝、高铁血红蛋白(MetHb)、碳氧血红蛋白(COHb)时,可影响其准确性;③不同测定部位、外部光源干扰等也影响其结果。连续监测 SpO_2 能及时发现因各种原因引起的低氧血症。正常 $SpO_2 > 94\%$;若 $SPO_2 < 90\%$ 常提示有低氧血症。

7.混合静脉血氧饱和度(mixedvenous saturation of oxygen,SvO_2) 是反映由心排出量、动脉血氧饱和度、血红蛋白量决定的氧供与氧耗之间平衡关系的指标,氧供减少或氧耗增加都将会导致 SvO_2 下降。麻醉手术中一段时间内如无意外,动脉血氧饱和度(SaO_2)、血红蛋白量和全身氧耗相对恒定,此时 SvO_2 的变化主要反映心排出量的改变。当发生缺氧时机体的代偿机制主要有两个方面,第一是增加心排出量,第二是从毛细血管中摄取更多的氧。正常时 SaO_2 为 97%,动、静脉血氧饱和度差为 22%,而心功能有很大的代偿潜力。正常人在活动时可以通过增加心排出量来增加氧供,同时组织摄取氧量也有所增加,所以运动时 SvO_2 可以下降至 31%,动、静脉血氧饱和度差可以从 22% 增加到 66%。

连续监测 SvO_2 的主要意义是:①连续反映心排出量的变化;②反映全身氧供和氧耗之间的平衡;③确定输血指征:$SvO_2 < 50\%$。

SvO_2 正常值为 75%(65%~85%),$SvO_2 > 65\%$ 为氧贮备适当,SvO_2 50%~60% 为氧贮备有限,SvO_2 35%~50% 为氧贮备不足(表11-1)。

表11-1　SvO_2 及 PvO_2 变化的常见原因

SvO_a(%)	PvO_2(mmHg)	氧供	氧耗	常见原因
>80	>44	升高	降低	CO 增加,左向右分流,FiO_2 增加,高压氧,测量错误,脓毒血症,低温,全麻,使用肌松药,甲状腺功能低下
60~80	31~44	正常	正常	CO 正常,SaO_2 正常,机体代谢状态正常
<60	<31	下降	下降	贫血,低血容量,心源性休克,低氧血症,右向左分流,通气/血流比值失调,发热,抽搐,寒战,疼痛,体力劳动,甲状腺功能亢进

8.中心静脉血氧饱和度(centralvenous saturation of oxygen, $ScvO_2$)是指上腔静脉血或右心房血的 SO_2,近年来临床应用较为普遍。研究表明,$ScvO_2$ 与 SvO_2 具有很好的相关性,在临床上更具可操作性,所代表的趋势是相同的,可以反映组织灌注和氧合状态;监测 $ScvO_2$ 能够在病程早期判断和治疗潜在的组织缺氧,对预后更有利。$ScvO_2$ 的正常值为 70%~80%。

9.肺泡气-动脉血氧分压差(alveolar-arterialgradient of oxygen)　$P_{(A-a)}O_2$ 是指肺泡气和动脉血之间的氧分压差值,是衡量肺弥散功能及肺内分流的重要参数。健康人吸空气时,$P_{(A-a)}O_2$ 的正常值为 5~10mmHg,而吸纯氧时为 40~50mmHg。

临床监测 $P_{(A-a)}O_2$ 对判断低氧血症的原因很有帮助。①$P_{(A-a)}O_2$ 正常的低氧血症:通气不足或 FiO_2 过低均可使 P_AO_2 和 PaO_2 同时下降,而 $P_{(A-a)}O_2$ 不变;如同时伴有 $PaCO_2$ 升高,提示低氧血症由通气不足引起;如 $PaCO_2$ 不变或降低,则可能为 FiO_2 过低;②$P_{(A-a)}O_2$ 升高的低氧血症:除受 FiO_2、年龄、呼吸商和心排出量的影响外,通气/血流比值失调、肺内分流及气体弥散障碍均可使 $P_{(A-a)}O_2$ 升高。

动态观察 $P_{(A-a)}O_2$ 变化能反映分流的改变,是判断病情严重程度和转归的指标。

10. P_{50} 当 SaO_2 为 50% 时的 PaO_2 称为,是反映血红蛋白(Hb)与 O_2 亲和力的指标,正常值为 26.5mmHg。以 PaO_2 为横坐标,相应的 SaO_2 为纵坐标可绘制出氧解离曲线(图 11-3)。氧解离曲线右移,促进氧合血红蛋白解离,向组织中释放氧;若左移则导致 Hb 与 O_2 亲和力增加而不易解离,氧释放减少。影响氧解离曲线右移的因素包括 pH 降低、$PaCO_2$ 升高、温度升高和 2,3-二磷酸甘油酸(2,3-DPG)增加;氧解离曲线左移的因素包括 pH 升高、$PaCO_2$ 降低、温度降低和 2,3-DPG 下降等。输注大量库存血时,红细胞内 2,3-DPG 含量下降,氧解离曲线左移。

(二)肺内分流(Q_S/Q_T)

Q_S/Q_T 指每分钟未经氧合即直接进入左心的血流量占心排出量的比率。正常生理情况下,来自支气管、胸膜和心小静脉的血液未经过肺毛细血管床和气体交换直接进入肺静脉,称为解剖分流(anatomic shunt),一般不超过 3%~5%。合并肺血管瘤、动静脉瘘以及先天性心脏病右向左分流时,可使解剖分流增加。某些病理情况下,如肺不张、COPD、肺水肿等,血液流经不通气或通气不良的肺泡时,通气/血流比值失调,血液得不到充分的氧合,导致病理性分流增加。

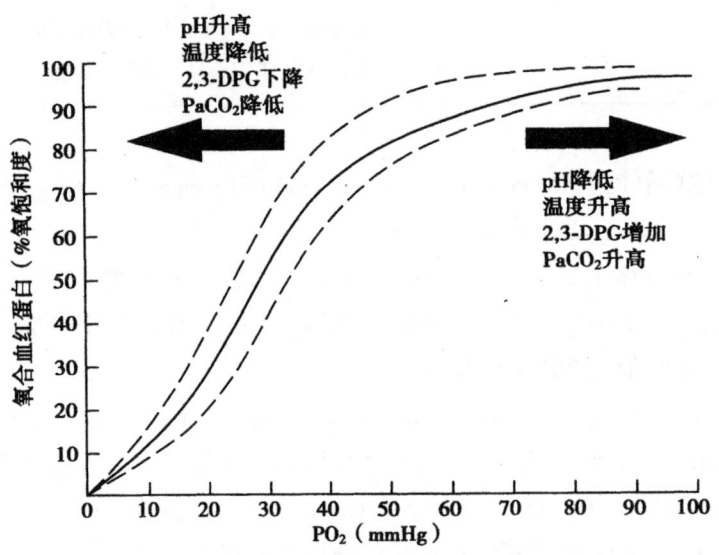

图 11-3 氧解离曲线及影响解离曲线左移和右移的因素

Q_S/Q_T 大于 10% 时说明有病理性分流。Q_S/Q_T 大于 30% 即使吸入高浓度氧也难以改善低氧血症,需要进行呼吸支持治疗。Q_S/Q_T 的计算方法:

$$Q_s/Q_t = (CcO_2 - CaO_2)/(CcO_2 - CvO_2)$$

式中：CcO_2 为肺泡毛细血管末端血氧含量；CaO_2 为动脉血氧含量；CvO_2 为混合静脉血氧含量。CcO_2 可由下式计算：

$$CcO_2 = 1.38 \times Hb \times SaO_2 + 0.0031 \times PaO_2$$

(三) 氧供与氧耗

1.氧供(oxygendelivery, DO_2) 氧供是机体通过循环系统在单位时间内向组织提供的氧量，也就是动脉血单位时间内运送氧的速率。其数值为心脏指数与 CaO_2 的乘积，即：

$$DO_2 = CI \times CaO_2$$
$$CaO_2 = 1.38 \times Hb \times SaO_2 + 0.0031 \times PaO_2$$

其中 1.38 为每克 Hb 结合最大氧量的系数；0.0031 为氧在血液中的物理溶解系数。从公式中可以看出，决定向组织供氧量的因素有：循环因素、呼吸因素和血液因素。DO_2 正常值为 $520 \sim 720 ml/(min \cdot m^2)$。在临床中，麻醉药物抑制心脏功能使心排出量降低、出血或通气不足使 Hb 或 SaO_2 降低均可导致 DO_2 下降。

2.氧耗(oxygenconsumption, VO_2) 氧耗是指单位时间全身组织消耗氧的总量，取决于机体的功能代谢状态。正常值为 $110 \sim 180 ml/(min \cdot m^2)$。正常生理状态下，$DO_2$ 与 VO_2 相互匹配维持组织氧供需平衡。

氧耗的测定方法：①反向 Fick 法：根据 Fick 原理，氧由器官摄取或释放的总量等于到达该器官的血流量与动、静脉血氧含量差的乘积，可以用下式来表示：$VO_2 = CI \times (CaO_2 - CvO_2)$。②直接法：直接测定单位时间内吸入气中的氧含量与呼出气中的氧含量之差即为氧耗，可以表示为：$VO_2 = (FiO_2 \times Vi) - (FeO_2 \times Ve)$，其中 FiO_2 为吸入气的氧浓度、FeO_2 为呼出气的氧浓度、Vi 为每分吸入气量、Ve 为每分呼出气量。

影响氧耗增加的因素主要有：①温度升高，体温每升高代，氧耗增加 10%~15%；②感染或全身炎症反应综合征；③烧伤、创伤或手术；④交感神经兴奋、疼痛、寒战或癫痫发作等，如寒战可使氧耗增加 100%；⑤β_2 受体激动剂，苯丙胺和三环类抗抑郁药等；⑥高代谢状态或摄入高糖饮食等。应用镇静药、镇痛药或肌肉松弛药等可以降低细胞代谢率，使机体氧耗降低。

第四节　小气道功能的监测

小气道是指气道内径在 2mm 以内的细支气管。小气道病变早期在临床上多无症状，胸部 X 线检查及常规肺功能测定也基本正常，小气道功能测定有助于病变的早期发现和诊断。

(一)监测指标和方法

1.闭合气量(dosingvolume,CV) 闭合气量是指一次呼气过程中,肺低垂部位小气道开始闭合时所能继续呼出的气量。闭合容量(dosing capacity,CC)是指小气道开始闭合时肺内存留的气量,即闭合气量与残气量之和。临床常用氮气为示踪气体,根据呼气量与呼气瞬时氮气浓度的关系进行测定。测量结果以 CV/VC 和 CC/TLC 表示。

2.最大呼气流量-容积(MEFV)曲线 MEFV 曲线是指在最大用力呼气过程中,流速和容量变化用 X-Y 记录仪进行描记而形成的一条曲线(图 11-4)。曲线前半部分的最大呼气流量取决于受试者呼气时用力的大小,而后半部分的最大呼气流量与受试者呼气用力大小无关,主要取决于肺泡弹性回缩力和外周气道的生理功能。因此,曲线的形状及从曲线中测出的若干流量参数,可作为小气道阻塞的早期诊断依据。

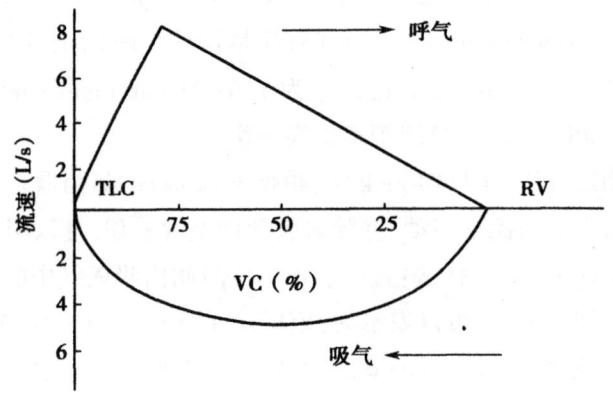

图 11-4 最大呼气流量-容积曲线

3.动态肺顺应性的频率依赖性(FDC) 在吸气和呼气时,肺泡充气和排空的速度取决于时间常数,后者为顺应性和阻力的乘积。在正常情况下,各肺单位时间常数应相同,故动态肺顺应性不受呼吸频率的影响。平静呼吸时,动态肺顺应性接近或略小于静态肺顺应性。当快速呼吸时,由于吸气时间短,有病变的肺单位不能及时充盈。小气道疾病时肺顺应性受呼吸频率的影响,呼吸频率增快,顺应性降低。动态肺顺应性随呼吸频率增加而明显降低的现象称为 FDC,是检测早期小气道功能异常的最敏感指标。

(二)小气道功能监测的临床应用

1.CV/VC 的增高可由小气道阻塞或肺弹性回缩力下降而引起。常见于长期大量吸烟者、大气污染、长期接触挥发性化学物质、细支气管感染、慢性阻塞性肺疾病早期、结缔组织病引起的肺部病变或肺间质纤维化。

2.MEFV 曲线主要用于检查小气道阻塞疾病。主要指标为 50%肺活量最大呼气流量及 25%肺活量最大呼气流量。以实测值占正常预计值百分数表示。如实测值/预计值<80%时即为异常,提示有小气道功能障碍。

3.正常人动态肺顺应性与相同潮气量时的静态肺顺应性比值保持在 0.8 以上。小气道病变时,快速呼吸(频率>60 次/分)引起小气道闭合、肺泡充气量减少,导致动态肺顺应性下降,动态肺顺应性与静态肺顺应性之比小于 0.8。

(1)吸气峰压(peakpressure,P_{pk}):指呼吸周期中气道内达到的最高压力。在胸肺顺应性正常的患者应低于 $20cmH_2O$。吸气峰压与气道阻力和胸肺顺应性相关,峰压过高可损伤肺泡和气道,导致气胸、纵隔气肿等气压伤,一般限制峰压在 $35cmH_2O$ 以下。

第五节 呼吸力学监测

(一)监测指标和方法

1.气道压力(图 11-5)

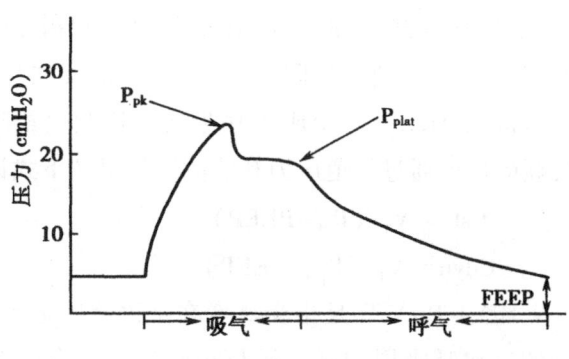

图 11-5 气道压力波形

(2)平台压(plateaupressure,P_{plat}):为吸气末到呼气开始前气道内压力。此时肺内各处压力相等,并无气流,因此在潮气量不变的情况下,P_{plat}只与胸肺顺应性有关,可用于计算静态肺顺应性。正常情况下,P_{plat}约 $9 \sim 13cmH_2O$,平台压维持时间约占整个呼吸周期的10%。平台压能真正反映肺泡内的最大压力,平台压过高和吸气时间过长可增加肺循环的负荷。

(3)呼气末压(end-expiratory pressure):为呼气末至吸气开始前肺内平均压力值,自主呼吸情况下应为零。在机械通气治疗中经常应用呼气末正压(positive end expiratory pressure, PEEP)或持续气道正压(continuous positive airway pressure, CPAP)呼吸模式,此时呼气末压按设定值提升。

气道压力监测是全麻期间及ICU中行机械通气必不可少的监测内容。如气道压力超过报警限,通气机可发出声光报警以提醒医师注意。

2.气道阻力(airway resistance, R_{aw})　R_{aw}是指气体流经呼吸道时由气体分子间和气体分子与气道壁之间产生的摩擦力,可用单位时间内维持一定量气体进入肺泡所需的压力差表示。通过测定体积描记仪仓内压力或容积变化,以及受试者的口腔压(气流暂时阻断时等于肺泡压)和呼吸流量仪算出受试者气道阻力。通气机内附有流量仪时,可直接测得气流流量,按下式计算:

$$R_{aw} = (P_{pk} - P_{alat})/气流流量$$

R_{aw}正常值为$1\sim 3 cmH_2O/(L \cdot s)$,麻醉状态下机械通气时$R_{aw}$可增加至$9 cmH_2O/(L \cdot s)$。

3.肺顺应性(lung compliance, C_L)　是指单位跨肺压改变时所引起的肺容量的变化,即C_L=肺容量的改变(ΔV)/经肺压(P_{tp})。跨肺压=肺泡压(P_{alv})-胸腔内压(P_{pl})。肺顺应性又分为静态肺顺应性(static compliance, Cst)和动态肺顺应性(dynamic compliance, Cdyn)。Cst系指在呼吸周期中,气流暂时阻断时所测得的顺应性,相当于肺组织的弹性,正常值为$50\sim 100 ml/cmH_2O$。Cdyn则指在呼吸周期中,气流未阻断时测得的顺应性,由于受到气道阻力的影响,只能反映呼吸系统的弹性。Cdyn正常值为$40\sim 80 ml/cmH_2O$。可用床边呼吸功能检测仪或呼吸机监测。在使用机械通气的患者,顺应性可通过气道压力和监测潮气量按下式计算:

$$Cst = V_T/(P_{pk} - PEEP)$$

$$Cdyn = V_T/(P_{pla} - PEEP)$$

4.压力-容量环(P-V环)　P-V环是指受试者在平静呼吸或接受机械通气时,用肺功能测定仪描绘的一次呼吸周期潮气量与相应气道压力(或气管隆嵴压力、胸腔内压、食管内压)相互关系的曲线环(图11-6)。

因其表示呼吸肌运动产生的力以克服肺弹性阻力(肺顺应性)和非弹性阻力(气道阻力和组织黏性)而使肺泡膨胀的压力-容量关系,故也称为肺顺应性环。P-V环反映呼吸肌克服阻力维持通气量所做的功(呼吸功)。P-V环吸气支具有

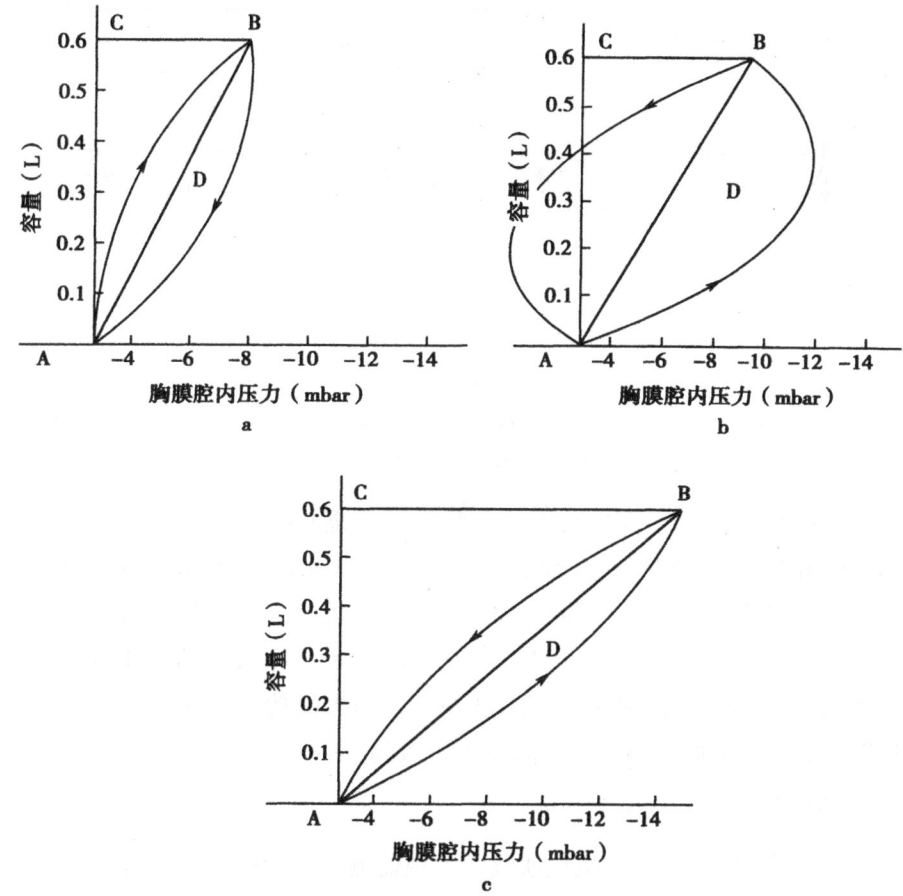

图 11-6 动态压力-容量环
a.正常平静呼吸;b.阻塞性通气障碍;c.限制性通气障碍

低位和高位折点。低位折点是 P-V 环吸气支的低肺容积处出现的一个转折点,表示肺泡开始开放时对应的压力和容积。高位折点是 P-V 环吸气支在接近肺总容积时出现的转折点,提示部分肺泡和(或)胸壁过度膨胀。ARDS 患者易出现高位折点。围术期多采用旁气流(SSS)技术作连续气道监测(CAM)。

5.流速-容量环(F-V 环) 显示呼吸时流速和容量的动态关系(图 11-7)。呼吸功能监测仪或多功能呼吸机可监测。

6.呼吸功(workof breathing,WOB) 监测呼吸功是指呼吸肌克服阻力(气道阻力、肺及胸廓的弹性回缩力和组织阻力)维持通气量所做的功。正常 WOB 为 0.4~0.6J/L,占全身氧耗的 1%~2%。气道阻力增加、肺及胸廓顺应性降低时可增加

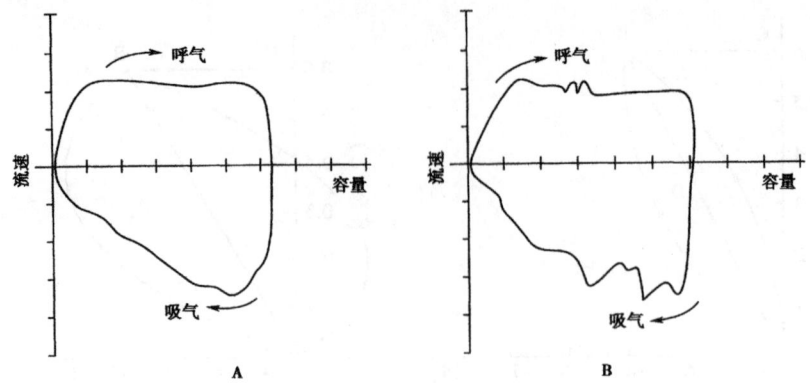

图 11-7 流速-容量环
A.正常；B.气道有分泌物

数十倍。患者呼吸做功(WOBp)，即患者呼吸肌收缩将一定量气体送入肺内所做的功。可利用患者自主呼吸或机械辅助通气时所测得 P-V 环来计算。呼吸机做功(WOBv)，即呼吸机输送潮气量至患者肺内所做的功。可利用机械通气时所测得的 P-V 环来计算。图 11-6 中 ABC 三角形面积表示呼吸时消耗于弹性阻力的功；而半圆形 D 的面积表示呼吸时消耗于非弹性阻力的功。WOB 的增加提示肺弹性和非弹性阻力的增加。可用多功能呼吸机监测。

(二)呼吸力学监测的临床应用

1.气道压力　气道压力是机械通气的常规监测项目，其意义在于：
(1)为实施肺保护通气策略，及时、合理调节通气机工作参数提供依据。
(2)根据气道压力变化趋势判断病情进展和治疗效果。
(3)有助于及时发现呼吸回路连接脱落、气管导管打折、分泌物阻塞等异常情况。

2.气道阻力　气道阻力受气流速度、气流形式和管径大小影响。术中一旦发现气道阻力异常增加就应立刻检查其原因并做出合理的处置，如清理呼吸道分泌物、更换气管导管、应用支气管扩张药等。

3.肺顺应性
(1)评价肺组织的弹性：Cst 降低常见于肺实质损害、肺表面活性物质功能障碍或肺容积减少，如 ARDS、肺不张、弥散性肺间质纤维化、肺水肿、肺炎等限制性肺疾病等；还见于肺外疾患，如胸膜肥厚、脊髓灰质炎、胸廓成形术后、心脏疾患如二尖瓣狭窄、心房(室)间隔缺损等。Cst 增加多见于肺气肿、肢端肥大症。
(2)检测小气道疾患：在小气道疾患时，随呼吸频率增加，Cdyn 可明显减少(称动态肺顺应性的频率依赖性,FDC)。FDC 是检测小气道疾患最敏感的指标之一。

(3)指导机械通气模式的调整和 PEEP 的应用。

4.压力-容量环(P-V 环)

(1)可以根据 P-V 环的形状对某些疾病状态做出判断。

(2)机械通气时,在重症肺部疾病患者(如 ARDS),监测 P-V 环意义重大。P-V 环吸气支低位折点对选择最佳 PEEP 有重要意义。目前认为最佳 PEEP 为高于低位折点 2~3cmH$_2$O。P-V 环吸气支高位折点对应的容积可作为潮气量大小的高限。ARDS 患者易出现高位折点。为避免肺损伤应将潮气量设置在高位折点以下。

(3)利用 P-V 环可以计算呼吸功。呼吸功能不全的患者,特别是机械通气患者,监测 WOB 具有重要意义。但是,利用 P-V 环计算呼吸功有其局限性。在无容积改变时 P-V 环就计算不出呼吸功,如气道明显阻塞、高水平内源性呼气末正压时。另外,在压力测量部位不同也影响呼吸功的计算。

5.流速-容量环(F-V 环) F-V 环的临床意义有:

(1)监测呼吸道回路是否有漏气:若呼吸回路有漏气,则 F-V 环不能闭合,呈开放状或面积

缩小。

(2)自主呼吸时,波形出现锯齿状提示有分泌物。

(3)判断支气管扩张药的治疗效果:呼气流量波形变化可反映气道阻力变化,从而判断用药后支气管可以扩张的程度。

(4)监测内源性 PEEP:如果气流阻力过大,流速过慢,导致呼气不充分,可发生内源性 PEEP,阻力环上表现为持续的呼气气流,环不能闭合。

6.呼吸功(WOB) 对于呼吸功能不全,特别是机械通气患者,监测 WOB 具有以下临床意义:

(1)可以选择和评价呼吸支持模式,调整机械通气的支持水平,为压力支持通气(PSV)的应用提供客观的定量指标。为使患者呼吸肌得到完全休息,可以用较高的压力支持,使呼吸做功为零;如患者需要呼吸锻炼,可逐步降低 PSV 水平,使呼吸做功逐渐增加至正常水平,以恢复患者的呼吸肌力。

(2)指导呼吸机撤离,如呼吸做功小于 0.75J/L 撤机多能成功,呼吸做功大于 0.75J/L 可导致呼吸肌疲劳。

(3)定量判断呼吸困难的程度。呼吸做功为 0.85~1.15J/L 时提示典型的呼吸肌运动负荷增加;呼吸做功大于 1.25J/L 为严重呼吸肌疲劳的高负荷状态。

(4) 评价气管插管、呼吸机和其他治疗对呼吸功的影响。

(5) 寻找 WOB 增加的原因，便于迅速纠正。WOB 增加可见于气道阻力增加、胸肺顺应性减退、呼吸机的触发水平调节不当、患者和呼吸机对抗、通气方式选择不当、存在内源性 PEEP 等。

择期手术（除在局麻下做小手术外）无论采取何种麻醉方式均需常规排空胃，目的在于防止术中或术后发生反流、呕吐，避免因误吸（aspiration）而导致的肺部感染或窒息等意外发生。正常胃排空时间是 4~6 小时，情绪激动、恐惧、焦虑或疼痛不适等可使胃排空显著减慢。一般认为，择期手术患者，无论选择何种麻醉方法，术前都应禁食（fasting）易消化固体食物或非人类乳至少 6 小时；而禁食油炸食物、富含脂肪或肉类食物至少 8 小时；如果对以上食物摄入量过多，胃排空时间可延长，应适当延长禁食时间。新生儿、婴幼儿禁母乳至少 4 小时，易消化固体食物、非人类乳或婴儿配方奶粉至少 6 小时。所有年龄患者术前 2 小时可饮清水，包括饮用水、果汁（无果肉）、苏打饮料、清茶、纯咖啡，但不包括酒精饮料。急症患者也应充分考虑胃排空问题。对饱胃的急症手术患者应采取措施避免发生误吸，以保证呼吸道通畅和防止严重肺部并发症。

第十二章 急性呼吸衰竭

第一节 概 述

一、概 念

1.急性呼吸衰竭的定义 原来呼吸功能正常,由各种原因引起的急性严重肺通气和(或)换气功能障碍,以致在静息状态下亦不能维持足够的气体交换,导致低氧血症伴(或不伴)高碳酸血症,进而引起一系列病理生理改变和相应临床表现的综合征被称为急性呼吸衰竭。ARF 常在数分钟至数小时内发生,机体难以及时代偿,所以必须及时诊断,尽早抢救,避免发生多器官功能损害。ARF 的诊断有赖于动脉血气分析:在海平面静息状态下吸入一个大气压空气、排除心内解剖分流等因素条件下 $PaO_2 < 60 mmHg$,或伴有 $PaCO_2 > 50mmHg$ 时,即可诊断为呼吸衰竭。

2.急性肺损伤与急性呼吸窘迫综合征的定义 急性肺损伤(acute lung injury,ALI)、急性呼吸窘迫综合征(acute respiratory distress syndrome,ARDS)是在严重感染、创伤、休克及烧伤等非心源性疾病过程中,肺毛细血管内皮细胞和肺泡上皮细胞损伤造成弥漫性肺间质及肺泡水肿,导致的急性低氧性呼吸功能不全或衰竭。以肺容积减少、肺顺应性降低、严重的通气/血流比值失调为病理生理特征,临床上表现为进行性低氧血症和呼吸窘迫,肺部影像学上表现为非均一性的渗出性病变。在过去,有很多命名来描述这种疾病状态,如:休克肺、非心源性肺水肿、成人呼吸窘迫综合征等。

ALI 和 ARDS 并非一种特异性的疾病,而是一个动态变化的复杂的临床综合征。ALI 和 ARDS 为同一疾病过程的两个阶段,ALI 代表早期和病情相对较轻的阶段,而 ARDS 代表后期病情较严重的阶段。提出 ALI 概念的主要意义在于强调了 ARDS 的发病是一个动态过程,可对患者在 ALI 阶段进行早期治疗以提高临床疗效,同时还可以按不同发展阶段对患者进行分类(病情的严重程度分级),有利于判断临床疗效。

3.ARF 与 ALI、ARDS 的关系 从 ARF 的定义看,其病因种类繁多,患者并非都有肺部病变,诊断强调动脉血气分析结果,即自主呼吸条件下 $PaO_2<60mmHg$,或伴有 $PaCO_2>50mmH_g$。而 ALI/ARDS 的诊断条件更为严格(见下文),肺部改变是其诊断的必备条件,患者的低氧血症往往更严重,常规的氧疗常常难以奏效,机械通气仍然是最主要的呼吸支持手段。并非所有的 ARF 患者均具有 ALI,而 ALI/ARDS 是急性呼吸衰竭的特殊类型。

二、ALI/ARDS 的病因

ALI 和 ARDS 的病因可原发于肺自身或源于肺外器官。病因不同,ARDS 患病率也明显不同。严重感染时 ALI/ARDS 患病率可高达 25%~50%,大量输血可达 40%,多发性创伤达到 11%~25%,而严重误吸时,ARDS 患病率也可达 9%~26%。同时存在两个或三个危险因素时,ALI/ARDS 患病率进一步升高。另外,危险因素持续作用时间越长,ALI/ARDS 的患病率越高,危险因素持续 24 小时、48 小时及 72 小时时,ARDS 患病率分别为 76%、85% 和 93%。

第二节 病理生理及发病机制

一、病理变化

ALI 病理改变的特征是弥漫性肺泡损伤(diffuse alveolar damage,DAD),表现为肺广泛性充血水肿和肺泡内透明膜形成,但 DAD 并非 ALI 特有,它是肺脏对多种损伤因素的非特异性反应。各种原因所致 ARDS 的病理改变基本相同,经过渗出期、增生期和纤维化期三个阶段,三个阶段常重叠存在。

ARDS 肺组织的大体表现为肺呈暗红或暗紫红的肝样变,可见水肿、出血,重量明显增加,切面有液体渗出,故有"湿肺"之称。显微镜下可见肺微血管充血、出血、微血栓形成,肺间质和肺泡内有富含蛋白质的水肿液及炎症细胞浸润。约经 72 小时后,由凝结的血浆蛋白、细胞碎片、纤维素及残余的肺表面活性物质混合形成透明膜,伴灶性或大片肺泡萎陷。可见 I 型肺泡上皮受损坏死。经 1~3 周以后,逐渐过渡到增生期和纤维化期。可见 II 型肺泡上皮、成纤维细胞增生和胶原沉积,部分肺泡的透明膜经吸收消散而修复,亦可有部分形成纤维化。ARDS 患者容易合并肺部继发感染,可形成肺小脓肿等炎症改变。

ARDS 病理改变具有以下特征:

1.病变部位的不均一性 ARDS 病变可分布于下肺,也可能分布于上肺,呈现不均一分布的特征。另外,病变分布有一定的重力依赖性,即下肺区和背侧肺区病变较重,而上肺区和前侧肺区病变轻微,中间部分介于两者之间。

2.病理过程的不均一性　不同病变部位可能处于不同的病理阶段,即使同一病变部位的不同部分,可能也处于不同的病理阶段。

3.病因相关的病理改变多样性　不同病因引起的 ARDS,肺的病理形态变化有一定差异。全身性感染和急性胰腺炎所致的 ARDS,肺内中性粒细胞浸润十分明显。创伤后 ARDS 患者肺血管内常有纤维蛋白和血小板微血栓形成,而脂肪栓塞综合征则往往造成严重的肺小血管炎症改变。

二、病理生理改变

ALI 和 ARDS 是由各种病因引起的肺泡毛细血管膜损害,造成肺毛细血管通透性增加,使水分甚至蛋白质聚积于肺间质和肺泡内,引起肺顺应性降低,功能残气量减少,通气/血流比值失调,肺内分流增加和严重低氧血症等一系列病理生理改变。

1.非心源性高通透性肺水肿　正常情况下肺淋巴系统有清除肺间质及肺泡中过多液体和蛋白质的能力。当进入肺间质的液体量超过淋巴引流量的最大负荷时,液体即聚集于肺内引起肺水肿。ARDS 时发生肺水肿主要是由于肺泡毛细血管膜损害,内皮细胞的间隙增加或扩大,液体和蛋白通过损伤的内皮细胞膜的速度加快而引起的肺水肿。ARDS 初期,液体多聚集于肺间质,称为间质性肺水肿;当水肿继续进展,液体进入并充盈肺泡称为肺泡性肺水肿。临床所见,间质性肺水肿与肺泡性肺水肿多共存。

2.肺呼吸功能变化

(1)肺内分流增加:由于Ⅱ型肺泡上皮细胞表面活性物质生成、分泌不足和活性下降,以及肺泡液对表面活性物质的稀释和破坏,导致肺表面张力升高,肺顺应性下降,引起弥漫性肺泡萎陷,致肺内分流增加,有时达 30% 以上。肺血管内微血栓形成、血管活性物质引起的肺血管收缩,以及肺间质水肿对微血管的压迫,不仅可增加肺血管阻力使肺动脉压升高,而且使流经肺泡的血流量减少,造成无效腔样通气。因此肺泡通气/血流比值严重失调、肺内分流增加,是 ARDS 时出现进行性低氧血症的主要原因。

(2)气体弥散功能障碍:ARDS 患者,由于肺间质和肺泡水肿、透明膜形成、肺纤维化,均可增加气体弥散的距离,导致弥散功能障碍,使肺泡血液间气体达到平衡的时间延长(正常 0.3 秒),导致流经肺泡周围毛细血管内的静脉血得不到充分氧合,引起静脉血的掺杂增加,从而加重低氧血症。

(3)肺泡通气量减少:ARDS患者由于肺水肿、肺顺应性下降和小气道的阻塞,可引起部分肺泡通气量减少,这也是ARDS低氧血症的重要原因之一。未受累或病变轻的肺泡则代偿性通气增强,以及因呼吸加快,排出二氧化碳过多,故早期患者常表现为通气过度、低二氧化碳血症。到了晚期,肺泡-毛细血管膜损伤更为严重,肺通气量进一步减少,可引起二氧化碳蓄积而发生高二氧化碳血症。

(4)肺顺应性降低和呼吸功增加:由于功能残气量减少、肺间质水肿、肺组织充血以及肺泡表面活性物质减少等原因导致肺顺应性下降。后期发展为肺纤维化,肺顺应性进一步减退。顺应性减退必然引起机体代偿性呼吸频率增加,呼吸肌耗氧量上升。在ARDS患者有时呼吸肌做功的耗氧量占全身耗氧量的30%~50%。

(5)肺循环功能改变:肺血管阻力增高是ARDS肺循环功能改变的主要表现。由于缺氧、酸中毒、细菌内毒素及血管活性物质作用,引起肺小动脉痉挛收缩;此外,由于白细胞和血小板的黏附,造成肺毛细血管网的栓塞,也是肺循环阻力增加的因素之一。晚期由于肺纤维化使肺毛细血管床破坏,肺血管阻力的增加,使右心室后负荷加重,甚至发生右心功能不全。

三、发病机制

ALI及ARDS发病机制错综复杂,是细胞和体液因素相互作用下炎性反应和免疫调节失控的结果。除有些致病因素对肺泡膜的直接损伤外,更重要的是多种炎性细胞(巨噬细胞、中性粒细胞、血小板)及其释放的炎性介质和细胞因子间接介导的肺炎性反应,最终引起肺泡膜损伤、毛细血管通透性增加和微血栓形成;并可造成肺泡上皮损伤,肺表面活性物质减少或消失,加重肺水肿和肺不张,从而引起肺的氧合功能障碍,导致顽固性低氧血症。目前参与ALI/ARDS发病过程的细胞学与分子生物学机制,尚有待深入研究。中性粒细胞在肺内聚集、激活,并通过"呼吸爆发"释放氧自由基、蛋白酶和炎性介质,以及巨噬细胞、肺毛细血管内皮细胞的参与是ALI/ARDS发病的重要细胞学机制。生理情况下,衰老的中性粒细胞以凋亡的形式被吞噬细胞清除,但目前研究发现,很多导致ALI发生的因素能够延迟中性粒细胞凋亡,使中性粒细胞持续发挥作用,引起过度和失控的炎性反应,因此促进中性粒细胞凋亡有可能成为ALI/ARDS颇具希望的治疗手段之一。除中性粒细胞外,巨噬细胞及血管内皮细胞可分泌肿瘤坏死因子-a(tumor necrosis factor-α,TNF-a)、白细胞介素-1(interleukin-1,IL-1)等炎性介质,对启动早期炎性反应与维持炎性反应起重要作用。肺内炎性介质和抗炎介质的平衡失调,是ALI/ARDS发生、发展的关键环节。除炎性介质增加外,还有IL-4、IL-10、IL-13

等抗炎介质释放不足。随着全身炎性反应综合征(systemic inflammatory response syndrome, SIRS)和代偿性抗炎性反应综合征(compensatory anti-inflammatory response syndrome, CARS)概念的提出,使人们对炎症这一基本病理生理过程的认识更为深刻。根据近年研究进展,可将 ARDS 归结为 SIRS 与 CARS 的失衡。

SIRS 是指各种严重的感染、损伤等原因引起的全身炎性反应的一种临床过程。在 ARDS 发病过程中,致病因子作用于机体,可导致多种炎性细胞的激活和一系列炎性介质的释放,造成机体的损伤。但更重要的是,这些炎性介质可再激活炎性细胞,以自分泌和旁分泌的方式,释放更多的炎性介质和细胞因子,形成瀑布式炎性反应,使机体的损伤信号进一步增大和加强。这种炎性反应是全身性的,如果肺脏受损即为 ALI 或 ARDS。CARS 指机体在创伤、感染和休克等引起的 SIRS 的同时伴发代偿性抗炎性反应,释放内源性抗炎介质以对抗炎症过程,这有助于防止和减轻 SIRS 引起的自身组织损伤。目前发现的内源性抗炎介质有 IL-1 受体拮抗剂、可溶性肿瘤坏死因子受体和 IL-8 自身抗体等。

ARDS 在炎性反应发展过程中逐渐形成,可分为三个阶段:①局限性炎性反应阶段。局部损伤或感染导致炎性介质在组织局部释放,诱导炎性细胞向局部聚集,促进病原微生物清除和组织修复,对机体发挥保护作用。②有限全身炎性反应阶段。少量炎性介质进入循环诱发 SIRS,由于内源性抗炎介质释放增加导致 CARS,使二者处于动态平衡状态,炎性反应仍为生理性,可增强局部防御作用。③SIRS 与 CARS 失衡阶段。二者失衡可表现为大量炎性介质释放入循环引起炎性介质瀑布样释放,而内源性抗炎介质又不足以抵消其作用,结果导致严重 SIRS。另一种情况为内源性抗炎介质释放过多导致过度 CARS。失衡的后果是炎性反应扩散和失控,使其由保护性作用转变为自身破坏作用,不但损伤局部组织细胞,同时也打击远隔器官,可导致 ARDS 等器官功能损害。

第三节 临床表现

一、症状和体征

1.症状 ALI/ARDS 多于创伤、休克或大手术等原发病起病后 5 天内发生,约半数发生于 24 小时内。除原发病的相应症状和体征外,最早出现的症状是呼吸加快,呼吸频率可达 30~50 次/分,呼吸困难呈进行性加重。随着呼吸增快、呼吸困难症状的发展,缺氧症状也愈明显,患者常伴有烦躁、焦虑、出汗等。ARDS 患者呼吸困难的特点是呼吸深快、费力,常感到胸廓紧束、严重憋气,即呼吸窘迫,不能用通常的吸氧疗法改善,亦不能用其他原发心肺疾病(如气胸、肺气肿、肺不张、肺炎、心力衰竭)解释。

2.体征 发病早期除呼吸频率加快以外,体征可无异常,或仅在双肺闻及少量细湿啰音;随着病程进展,多可闻及水泡音,可有管状呼吸音。此外,在疾病后期,多伴有肺部感染,表现为发热、畏寒等症状。

二、影像学所见

1.X 线胸片 ARDS 患者早期胸片常为阴性,或呈轻度间质改变,进而出现肺纹理增加和斑片状阴影,后期为大片实变阴影,并可见支气管充气征。ARDS 时的 X 线改变往往在临床症状出现后 12~24 小时才出现,而且受治疗干预的影响很大。为纠正休克而大量液体复苏时,常使肺水肿加重线胸片上斑片状阴影增加,而加强利尿使肺水肿减轻,阴影减少;机械通气,特别是呼气末正压(PEEP)和其他提高平均气道压力的手段,也增加肺充气程度,使胸片上阴影减少,但气体交换异常并不一定能缓解。

2.CT 与正位胸片相比,CT 能更准确地反映病变肺区域的大小。通过病变范围可较准确地判定气体交换和肺顺应性病变的程度。另外,CT 可发现气压伤及小灶性的肺部感染,并且与气体交换及肺顺应性具有较好的相关性。

三、实验室检查

1.动脉血气分析 动脉血气分析是评价肺气体交换的主要临床手段。ARDS 患者典型的改变为 PaO_2 降低,$PaCO_2$ 降低,pH 升高。根据动脉血气分析和吸入氧浓度可计算肺氧合功能指标,如肺泡-动脉氧分压差 $[P_{(A-a)}O_2]$、肺内分流 (Q_s/Q_t)、呼吸指数 $[P_{(A-a)}O_2/PaO_2]$、PaO_2/FiO_2 等指标,对建立诊断、严重性分级和疗效评价等均有重要意义。目前在临床上以 PaO_2/FiO_2 最为常用。其具体计算方法为 P_aO_2 的 mmHg 值除以吸入氧分数(FiO_2,吸入氧的分数值)。PaO_2/FiO_2 降低是诊断 ARDS 的必要条件。正常值为 400~500,在人 11 时名 300,入 1108 时忘 200。在早期,由于过度通气而出现呼吸性碱中毒,P^H 可高于正常,$PaCO_2$ 低于正常。在后期,如果出现呼吸肌疲劳或合并代谢性酸中毒,则 PH 可低于正常,甚至出现 $PaCO_2$ 高于正常。

2.肺力学监测 肺力学监测是反映肺机械特征改变的重要手段,可通过床边呼吸功能监测仪监测。主要改变包括顺应性降低和气道阻力增加。

3. 肺功能检测肺容量和肺活量、FRC 和残气容积均减少；呼吸无效腔增加，无效腔量/潮气量>0.5；肺动-静脉分流量增加。

4. 血流动力学监测　血流动力学监测对 ARDS 的诊断和治疗具有重要意义。心脏超声和 Swan-Ganz 导管检查有助于明确心脏情况和指导治疗。通过置入 Swan-Ganz 导管可测定肺动脉楔压（PAWP），这是反映左心房压较可靠的指标。一般情况下，PAWP<12mmHg，若 PAWP>18mmHg 则支持左心衰竭的诊断。ARDS 的血流动力学常表现为 PAWP 正常或降低。监测 PAWP，有助于与心源性肺水肿的鉴别；同时，可直接指导 ARDS 的液体治疗，避免输液过多或容量不足。

5. 支气管肺泡灌洗液　支气管肺泡灌洗液（BALF）及保护性支气管刷片是诊断肺部感染及细菌学调查的重要手段。ARDS 患者 BALF 的检查常可发现中性粒细胞明显增高（非特异性改变），可高达 80%（正常小于 5%）。BALF 中发现大量嗜酸粒性细胞，对诊断和治疗有指导价值。另外，测定 BALF 中蛋白浓度或 BALF 蛋白浓度与血浆蛋白浓度的比值，可反映从肺泡毛细血管中漏入肺泡的蛋白量，是评价肺泡毛细血管屏障损伤的常用方法。ARDS 患者毛细血管通透性增加，引起大量血浆蛋白外渗，支气管液与血浆蛋白渗透压的比值>75%，即所谓"肺毛细血管渗漏综合征"。

6. 经胸热稀释法测定　血管外肺水肺泡毛细血管屏障功能受损是 ARDS 的重要特征，ARDS 患者的血管外肺水含量明显高于心源性肺水肿患者。近年来，使用脉搏指数连续心排出量（pulse indicator continuous cardiac output, PiCCO）监测系统进行血流动力学监测已经广泛应用于重症患者。PiCCO 系统将肺热稀释法与动脉脉搏波形分析技术结合，具备连续监测心排出量和容量指标的功能，并可以监测血管阻力的变化以及血管外肺水指数。PiCCO 是可以对血管外肺水进行量化监测的一种方法。血管外肺水在胸腔内血容量所占的比例，即肺通透性指数的正常值为 20%~30%，升高则为通透性升高型即非心源性肺水肿。此外，PiCCO 可帮助判断脓毒血症诱发急性肺损伤的严重程度及预后。

四、ALI/ARDS 的分期

1. 第一期（急性损伤期）　损伤后数小时，原发病为主要临床表现。呼吸频率开始增快，导致过度通气，无典型的呼吸窘迫。可不出现 ARDS 症状，血气分析示低二氧化碳血症，PaO_2 尚属正常或正常低值。X 线胸片无阳性发现。

2. 第二期（相对稳定期）　多在原发病发生 6~48 小时后，表现为呼吸增快、浅速，逐渐出现呼吸困难，肺部听诊可闻及湿啰音或少量干啰音。血气分析示低二氧化碳血症,PaO_2下降,肺内分流增加。X 线胸片显示细网状浸润阴影,反映肺血管周围液体积聚增多,肺间质液体含量增加。

3.第三期(急性呼吸衰竭期)　此期病情发展迅速,出现发绀,并进行性加重。呼吸困难加剧,表现为呼吸窘迫。肺部听诊湿啰音增多,心率增快。PaO_2进一步下降,常规氧疗难以纠正。

X 线胸片因间质与肺泡水肿而出现典型的、弥漫性雾状浸润阴影。

4.第四期(终末期)　呼吸窘迫和发绀持续加重,患者严重缺氧,出现神经精神症状如嗜睡、谵妄、昏迷等。血气分析示严重低氧血症、高二氧化碳血症,常有混合性酸碱失衡,最终导致心力衰竭或休克。X 线胸片显示融合成大片状阴影,呈"白肺"(毛玻璃状)。

不同病因所致的 ARDS,发病和临床表现可能会有所差别,肺挫伤、胃酸误吸等直接肺损伤的患者,浅而快的呼吸可能在受伤后 1 小时就出现,但在脓毒症患者气促症状往往在发病后 3~4 天才出现,多数患者急性呼吸衰竭的症状和体征发生于起病 24~48 小时以后。总的来说,ARDS 的病程往往是急性过程,但也有一部分经治疗度过急性期,病程较长,最终可能死于进行性肺纤维化、气压伤和难以纠正的顽固性低氧血症。

第四节　诊断与治疗

一、诊　断

1.诊断依据　具有全身性感染、休克、重症肺部感染、大量输血、急性胰腺炎等引起 ARDS 的原发病;疾病过程中出现呼吸频数、呼吸窘迫、低氧血症和发绀,常规氧疗难以纠正缺氧;血气分析示肺换气功能进行性下降;X 线胸片示肺纹理增多,边缘模糊的斑片状或片状阴影,排除其他肺部疾病和左心衰竭。

2.诊断标准　目前临床上广泛应用的为 1994 年美国欧洲联合会议提出的诊断标准,该标准如下:

(1)急性起病。

(2)低氧血症:ALI 时 PaO_2/FiO_2 在 300;ARDS 时 PaO_2/nO_2 在 200(无论是否使用 PEEP)。

(3)X 线胸片:示双肺浸润影。

(4) 肺动脉楔压(PAWP)≤18mmHg或无左房压力增高的临床证据。

目前,此诊断标准已被我国等许多国家广泛认可和采用。在过去的十几年里,该诊断标准对于ARDS患者的诊断与治疗发挥了巨大的作用。然而,该标准在具体实际使用过程中也存在一些问题。首先,急性起病的期限没有界定,不同的医师在对其做出诊断时存在着很大的主观随意性。其次,在使用不同的PEEP时,患者的氧合状态是可以改变的。另外,胸片的表现和诊断也存在不可靠性。最后,如何排除心源性肺水肿的问题也较为突出,临床上的监测指标往往是不准确的,而且右心导管的使用越来越少,PAWP的监测也随之减少。即使监测了PAWP,其值往往在18mmHg上下波动,临床上难以界定,并且心力衰竭也不是引起PAWP升高的唯一因素。

针对上述问题,欧洲重症医学会于2011年在柏林召开会议,并于2012年在权威医学杂志JAMA上发表了新的诊断标准。该诊断标准在上述标准的基础上进行了修正,去除了ALI这一阶段,而是根据不同PEEP下的氧合指标以及胸部影像学检查所显示的双肺浸润范围将ARDS分级。在排除心源性肺水肿时,不再强调PAWP的监测。在发病的时间范围上也给予了明确的界定。

二、鉴别诊断

ARDS应与其他原因引起的急性肺水肿和呼吸衰竭相鉴别。

1.心源性肺水肿 常见于高血压性心脏病、冠心病、主动脉瓣膜病变、心肌炎、心肌病等引起的左心衰竭。患者均有心脏病史和相应的体征。结合胸部X线和心电图变化,一般诊断不难。要注意心源性肺水肿和ARDS可同时存在,特别是在老年患者。心源性肺水肿的形成主要由于肺静脉压增高,其水肿液蛋白质含量不高,使用利尿剂、血管扩张剂降低肺动脉压可使肺水肿缓解;ARDS引起的肺水肿主要由于肺毛细血管内皮损伤,通透性增加,其水肿液蛋白质含量较高。心源性肺水肿引起的呼吸困难常可因吸氧而缓解,但ARDS引起的呼吸窘迫吸氧不能奏效。

2.非心源性肺水肿 ARDS属于非心源性肺水肿的一种,但其他多种疾病也可导致非心源性非水肿。如输液过量,肺静脉闭塞性疾病如纵隔肿瘤、肺静脉纤维化,血浆胶体渗透压降低如肝硬化、肾病综合征、营养不良等,其他还可见于胸腔抽液过快所致的复张性肺水肿。此类患者的共同特点为有明确的病史,肺水肿的症状、体征及X线征象出现较快,治疗后消失也快。低氧血症一般不重,通过吸氧比较容易纠正。而ARDS患者低氧血症比较顽固,肺部阴影一旦出现,短期内难以消失。

3.急性肺栓塞血栓　多来自下肢深静脉和盆腔静脉,手术后或长期卧床不起者多见,脂肪栓塞常见于长骨骨折。本病起病突然,以呼吸困难、胸痛、咯血、发绀等为主要临床表现。血气分析 PaO_2 与 $PaCO_2$ 均降低,与 ARDS 有些相似,但胸部 X 线检查肺内可见典型的圆形或三角形阴影,心电图 I 导联出现 S 波加深,Ⅱ导联出现大 Q 波及倒置 T 波。放射性核素肺扫描及肺动脉造影可明确诊断。

4.慢性阻塞性肺疾病并发呼吸衰竭　此类患者既往有慢性胸、肺疾患病史,常于感染后发病;临床表现为发热、咳嗽、气促、呼吸困难和发绀;血气分析示 PaO_2 降低,多合并有 $PaCO_2$ 升高。而 ARDS 患者既往心肺功能正常,血气分析早期以低氧血症为主,p_aCO_2 正常或降低;常规氧疗不能改善低氧血症。可见,根据病史、体征、X 线胸片、肺功能和血气分析等检查不难与 ARDS 鉴别。

5.特发性肺间质纤维化　病因不明,临床表现为刺激性干咳、进行性呼吸困难、发绀和持续性低氧血症,逐渐出现呼吸衰竭,可与 ARDS 相混淆。但本病起病隐袭,多属慢性经过,少数呈亚急性;肺部听诊可闻及高调的、爆裂性湿啰音,声音似乎非常表浅,如同在耳边发生一样,具有特征性;血气分析表现为 PaO_2 降低,$PaCO_2$ 降低或不变;X 线胸片可见网状结节影,有时呈蜂窝样改变;血清免疫学检查示 IgG 和 IgM 常有异常;病理上以广泛间质性肺炎和肺间质纤维化为特点;肺功能检查可见限制性通气功能障碍和弥散功能降低。

三、治疗

目前对 ALI 及 ARDS 尚无特效的治疗方法,其治疗原则是消除原发病因、支持呼吸、改善循环和组织氧供及防治并发症,维护重要脏器的功能。在治疗上可分为病因治疗和支持治疗。治疗上要取得突破,必须探索有效的病因治疗手段,并改进支持治疗措施。

(一)病因治疗

1.原发病的治疗　原发病是影响 ARDS 预后和转归的关键,及时去除或控制致病因素是 ARDS 治疗最关键的环节。主要包括充分引流感染灶、有效的清创和合理应用抗菌药物。

2.抗感染与控制炎性反应　治疗感染、创伤后的全身炎性反应是导致 ALI/ARDS 的根本病因,遏制其导致的全身失控性炎性反应是预防和治疗 ALI/ARDS 的必要措施。ALI/ARDS 患者易并发感染,所以对于所有患者都应怀疑感染的可能,除非有明确的其他导致 ALI/ARDS 的原因存在。积极防治各种感染能避免肺损伤进一步加重。ARDS 作为机体过度炎性反应的后果,SIRS 是其根本原因,调控炎性反应不但是 ARDS 病因治疗的重要手段,而且也可能是控制 ARDS、降低病死率的关键。近年来研究表明:糖皮质激素、前列腺素 E_1、环氧化酶抑制剂、己酮可可碱、酮康唑、内毒素及细胞因子单克隆抗体等对调控过度炎症反应可能具有一定作用,但有些研究结果还存在争议,其在 ALI/ARDS 中的治疗价值尚不确定,目前不足以支持在临床常规应用。

(二)机械通气支持治疗

1.机械通气　支持治疗的目的与策略机械通气的主要目标是维持合适的气体交换和充分的组织氧合,避免或减少对血流动力学的干扰,减少呼吸机相关肺损伤(ventilator induced lunginjury,VILI)的发生,避免发生氧中毒,为病因治疗和肺损伤的修复赢得时间。早期有效的呼吸功能支持对保证全身氧输送,改善组织细胞缺氧具有重要作用。患者一旦发生低氧血症,首先应采用面罩法持续气道正压治疗;如效果不佳,则应该尽快实施气管插管机械通气。近些年来,机械通气进行呼吸功能支持已经取得了长足的进步,并系统地提出了机械通气治疗的策略,其内容主要包括以下几个方面:

(1)肺保护性通气策略:在对重症监测治疗病房中的患者治疗时发现,一些通气技术可导致或加重肺损伤,即"呼吸机相关肺损伤(VILI)",故临床上提倡采用肺保护性通气策略。该策略的核心内容为采用低潮气量(6~8ml/kg)或严格限制通气压(平台压<30cmH$_2$O),加用适度 PEEP 的通气方式满足患者呼吸需求,避免了高潮气量和高气道平台压力对气道造成的损伤。

小潮气量通气是 ARDS 病理生理改变的要求和结果。大量研究显示,常规或大潮气量通气易导致肺泡过度膨胀和气道平台压力过高,激活炎性细胞,促进炎性介质释放增加,引起或加重肺泡上皮细胞和肺泡毛细血管内皮细胞损伤,产生肺间质或肺泡水肿,导致呼吸机相关肺损伤以及肺外器官如肠道、肾脏损伤,诱发多器官功能障碍综合征(MODS)。而许多动物实验与临床研究结果均表明,小潮气量通气可以降低炎性因子的水平,减轻肺损伤。

采用小潮气量的同时,经常会导致动脉血二氧化碳分压($PaCO_2$)的升高,而$PaCO_2$升高的不利影响主要是引起中枢神经系统及心血管系统功能的改变。在权衡了 VILI 和高二氧化碳的危害性后,允许 $PaCO_2$ 有一定程度的升高,即所谓"允许性高碳酸血症"。虽然目前尚缺乏大规模随机对照研究,但小规模非随机试验已经表明,ARDS 采用小潮气量和限制气道平台压力通气并发的中等程度高二氧化碳血症是安全的。

(2)肺泡复张策略:ARDS 广泛肺泡萎陷和肺水肿不但导致顽固性低氧血症,

而且导致可复张肺泡反复吸气复张与呼气萎陷产生剪切力,导致呼吸机相关肺损伤。所以,促进萎陷肺泡复张并防止呼气末肺泡萎陷对 ARDS 的治疗具有重要意义。大量研究结果表明,适当水平PEEP可以防止呼气末肺泡萎陷,改善通气/血流比值失调和低氧血症。PEEP能够消除肺泡反复开放与萎陷产生的剪切力损伤。另外,PEEP 还可减少肺泡毛细血管内液体渗出,减轻肺水肿。因此,ARDS 患者应采用适当水平的 PEEP 进行机械通气。目前 ARDS 最佳 PEEP 的水平存在争议,其设置方法也缺乏大规模、前瞻、随机、对照研究,无统一标准。目前主要有以下两种方法:

①肺泡充分复张后依据 PEEP 变化引起的 PaO_2 变化来选择 PEEP:复张萎陷肺泡后逐步降低 PEEP,当 PaO_2 较前一次 PEEP 对应的值降低 5% 以上时提示肺泡重新萎陷,则 PaO_2 显著降低前的 PEEP 为最佳 PEEP。②测定恒定流速、容量控制通气条件下气道压力时间曲线吸气支的应激指数(stress index)来确定 ARDS 患者的 PEEP 水平:应激指数为 0.9~1.1 时,提示萎陷肺泡充分复张,该指数对应的 PEEP 为最佳 PEEP。在临床上,有些情况下仅靠 PEEP 无法达到足够的压力使已经塌陷的肺泡复张,因此在机械通气时可采用高频通气、叹息样呼吸模式或逐步增加平均气道压的方法来复张肺。此外,也可在小潮气量通气时或高频通气时给予较高的压力($30~45cmH_2O$)持续 20~120 秒,使塌陷的肺充分开放。

(3)尽可能保留自主呼吸:采用保留部分自主呼吸的通气模式可部分减少对机械通气的依赖,降低气道峰压值,减少对静脉回流和肺循环的影响,从而可能通过提高心排出量而增加全身氧输送;有助于使萎陷肺泡复张,而改善通气/血流比值;可减少镇静药和肌松药的使用,保留患者主动运动能力和呼吸道排痰能力,减少对血流动力学和胃肠运动的干扰,同时,有助于早期发现并发症。当然,部分通气支持尚存在一些问题,例如自主呼吸引起胸腔内压降低,可能使肺泡的跨肺压增大,有可能增加气压伤的危险性,需进一步研究观察。

(4)限制吸入氧浓度:大量研究已经证实,长时间吸入高浓度氧可导致氧中毒,诱导类似于 ARDS 的肺损伤,其机制可能主要与高氧环境下机体会释放大量氧自由基从而损伤肺实质细胞有关;此外,吸氧浓度过高还可能导致吸收性肺不张。因此,长时间吸入高浓度氧可使 ARDS 病情加重。对 ARDS 治疗时,应该在保证机体足够氧合的基础上尽量降低吸入氧浓度,FiO_2 应避免高于 60%,如仍存在严重的低氧血症,可吸入纯氧,但不宜超过 24 小时。

2.通气模式的选择　在遵循上述策略的基础上,多种机械通气模式均可用于 ARDS 患者的治疗。目前认为,对于 ARDS 患者在治疗过程中采用减速气流的通气模式可能更为有益。常用的支持自主呼吸的压力预设通气主要包括气道压力释放通气(APRV)、压力支持通气(PSV)、容量支持通气(VSV)及双相气道正压(BiPAP)等。气道压力释放通气可以在限制压力的同时允许自主呼吸存在,这样就可减少镇静药、镇痛药和肌松药的使用。VSV 是 PSV 的改进模式,通过自动调节 PSV 支持水平,使潮气量保持恒定,具有较好的应用前景。BiPAP 是一种定时改变 CPAP 水平的通气模式,可支持患者的自主呼吸。高水平 CPAP 促使肺泡扩张,CPAP 的压力梯度、肺顺应性、气道阻力及转换频率决定肺泡通气量。目前认为 BiPAP 是实施低潮气量通气的最佳模式之一。成比例通气(PAV)是一种新型的通气模式,该模式能够在吸气期提供与患者吸气气道压力成比例的辅助压力,而不控制患者的呼吸方式。采用 PAV 时患者较舒适,能减少人机对抗和对镇静药的需求量,同时也有利于恢复和提高患者的呼吸控制能力,适应自身通气的需求。

3.机械通气时的一些辅助方法　由于对 VILI 的逐步认识,各种改善机械通气效果并减少其并发症的方法愈来愈受到人们的重视。①俯卧位通气:可以促进分泌物引流和肺内液体移动,促进萎陷肺组织的复张、减少肺内分流,有效改善通气/血流比值,明显改善氧合。对于常规机械通气治疗无效的重度 ARDS 患者,可考虑采用俯卧位通气。严重的低血压、室性心律失常、颜面部创伤及未处理的不稳定性骨折为俯卧位通气的相对禁忌证。改善 ARDS 患者的氧合,是一种简便有效的机械通气辅助手段。②部分液体通气:是在常规机械通气的基础上经气管向肺内注入相当于功能残气量的全氟碳化合物(PFC)以消除肺泡内的气液界面,改善通气的方法。全氟化碳具有比重高、低表面张力、携氧能力强等特点,因此可促进肺泡复张、提高肺顺应性、改善通气/血流比值失调,从而纠正低氧血症。③气管内吹气和无效腔内气体吸出技术:在小潮气量通气条件下能够有效促进解剖无效腔内 CO_2 排出,防止 $PaCO_2$S 度增高,主要用于允许性高碳酸血症的实施和调节中。④经气管注入的肺表面活性物质可降低肺泡表面张力,有助于肺泡复张并改善低氧血症。但大规模临床观察表明,效果并不确切,这可能与给药方法和给药时机不当有关。

4.无创机械通气　(NIV)在 ALI 和 ARDS 患者中的应用与气管插管患者相比,无创机械通气患者呼吸机相关肺损伤(VILI)、呼吸机相关肺炎(VAP)及严重全身感染发生率显著降低,因此无创机械通气逐渐开始使用于 ARDS 患者。使用该方法时应注意患者的选择必须满足下列条件:①病情稳定,可与医务人员合作,能够排出气道分泌物;②无多器官系统功能衰竭;③简化急性生理评分(simplified acute physiology score H ,SAPS II) <34 分者。在以下情况时不适宜应用 NIV:①神志不

清;②血流动力学不稳定;③气道分泌物明显增加而且气道自洁能力不足;④因面部畸形、创伤或手术等不能佩戴鼻、面罩;⑤上消化道出血、剧烈呕吐、肠梗阻和近期食管及上腹部手术;⑥危及生命的低氧血症。免疫功能低下的患者发生 ALI/ARDS,早期可首先试用 NIV。使用过程中必须密切观察患者的生命体征及治疗反应,防止呼吸骤停引起严重后果。如果在无创机械通气 1 小时后患者的 PaO_2/FiO_2 ≤175mmHg,应立即行气管插管通气。

5.机械通气　患者镇静、镇痛药及肌松药的使用适度合理地使用镇静、镇痛药和肌松药可以缓解患者焦虑、躁动、疼痛,减少氧耗。对机械通气的 ARDS 患者应用镇静药时应确定镇静水平并根据镇静评分调整药量。应避免持续镇静,必要时实施每日唤醒,这样患者的机械通气时间、ICU 住院时间和总住院时间均可明显缩短。应用肌松药可能延长机械通气时间、导致肺泡塌陷和增加 VAP 发生率,机械通气的 ARDS 患者除非在严重的人机对抗情况下,应尽量避免使用肌肉松弛药物。

(三)其他治疗

1.营养代谢　支持 ARDS 患者分解代谢增强,处于负氮平衡和能量摄入不足状态,这些均影响损伤肺组织的修复,严重时机体免疫和防御功能下降而易发生感染,故应尽早给予强有力的营养支持治疗。肠道内营养可预防肠黏膜萎缩及肠道细菌和内毒素移位,可优先采用,而对于病情急重、消化功能差者也可采用全胃肠外营养。

2.液体管理　液体管理是 ARDS 治疗的重要部分。对于 ARDS 患者,应在维持足够心排出量的前提下,通过利尿和适当限制输液量,保持较低前负荷,使 PAWP 不超过 12mmHg。ARDS 时补液的种类,如输注胶体或晶体,一直存在争议。由于毛细血管通透性增加,胶体物质可渗至肺间质,所以目前一般主张在 ARDS 早期输注晶体液;当血浆白蛋白浓度降低时,可输注胶体液如血浆和羟甲淀粉制品,必要时应用白蛋白。对于创伤出血多者,最好输新鲜血;用库存 1 周以上的血时,应加用微过滤器,以免发生微栓塞而加重 ARDS。

3.氧自由基清除剂和抗氧化剂　氧化代谢产物在中性粒细胞介导的急性肺损伤中起重要作用,因而抗氧化剂被用于治疗 ARDS。常用药物有蛋白性氧自由基清除剂和水溶性氧自由基清除剂,前者包括超氧化物歧化酶、过氧化氢酶等,后者包括别嘌醇、甘露醇和谷胱甘肽等。抗氧化剂 N-乙酰半胱氨酸(NAC)和丙半胱氨酸(procysteine)通过提供合成谷胱甘肽(GSH)的前体物质半胱氨酸,提高细胞内 GSH 水平,依靠 GSH 氧化还原反应来清除体内氧自由基,从而减轻肺损伤。此外,可溶性抗氧化剂如维生素 E、维生素 C 等也可试用。

4.体外膜肺氧合(extracorporealmembrane oxygenation,ECMO)　由体外循环发展而来的生命支持技术,是将静脉血引到体外经膜氧合器使其动脉化后再泵回患者体内的治疗方法,可部分或完全替代肺脏,使受损的肺脏得到休息和修复。ECMO 主要用于患者肺脏不能维持氧合以满足机体需要时,如严重 ARDS 患者。使用 ECMO 可进行较长时间的心肺支持,最适用于治疗可逆性呼吸衰竭,尤其是新生儿和小儿 ARDS 的存活率可明显提高。由于使用了肝素处理膜氧合器和管路使 ECMO 更为安全,但因技术设备复杂、价格昂贵、创伤较大应用受到限制。

5.一氧化氮吸入　外源性一氧化氮可选择性扩张肺血管、降低肺动脉压力,抑制血小板聚集和白细胞黏附,理论上可减轻 ALI,但目前其临床效果还不确切,建议在其他疗法无效时试用吸入 NO。

6.维护重要脏器功能,防止多器官功能障碍综合征　由于肺脏接受全身的血液循环并具有最为丰富的毛细血管内皮等因素,ALI 和 ARDS 可能是 SIRS 的首发表现。随着病情的发展,可能序贯出现多个脏器衰竭,也可由于 ALI 和 ARDS 导致的严重缺氧、合并感染以及不适当的治疗使其他脏器损伤,而肺外器官功能的衰竭反过来又可加重 ARDS。在有力的通气功能支持下,因严重低氧血症死亡者已较少见,多器官功能障碍综合征在病程后期是主要死因。所以,在 ARDS 治疗中应对循环功能、肾功能、肝功能及胃肠等器官功能予以支持和监测,如减轻心脏负荷、加强心肌血供,监测肾功能、防治消化道出血,监测凝血机制和预防 DIC 的发生等。

第十三章 呼吸治疗

呼吸治疗(respiratory care)是一门心肺功能支持和康复的治疗学科。学科体系主要以心肺生理学、病理生理学和医学工程学为基础,由呼吸与重症医学、麻醉学、物理治疗、康复和护理等多学科交叉渗透而成。呼吸治疗的核心是专注于心肺功能的支持和康复。呼吸治疗的目的是通过各种手段改善患者的呼吸功能,维持机体的氧供需平衡,改善预后,提高患者生存质量。氧气是维持人生命所必需的物质,但人体自身储备的氧极少,维持机体代谢所需的氧全靠呼吸系统不断地从外界摄取,借助循环和血液系统运往全身各个器官系统。氧进入人体细胞的任何环节受损均会导致组织缺氧。因此采取积极有效的呼吸治疗策略是十分必要的。

在我国大多数医院,呼吸治疗工作是由医师和护士共同承担的,仅在少数单位有专业的呼吸治疗师(respiratory care practitioner, RCP)。RCP是从事呼吸治疗的专业技术人员,在医师的指导下,运用专业手段对呼吸功能障碍者给予评价、治疗和指导功能训练等。工作内容主要包括:人工气道的建立与管理、机械通气模式与参数的调节、胸部物理治疗、家庭治疗及健康宣教等。无论呼吸治疗工作是由谁承担,患者对此项工作的需求是不变的,这些需求也正是呼吸治疗学科体系所关注的。因此,在一个健全的学科体系的指引下,对RCP进行严格规范的专业培训,对于保证工作质量和提高临床疗效具有重要意义。

第一节 氧治疗

氧是机体进行有氧代谢、产生能量所必需的特殊"药物"。氧疗(oxygen therapy,简称氧疗)是通过不同的供氧装置或技术,使患者的吸入氧浓度(FiO_2)高于大气的氧浓度(21%),以达到纠正低氧血症和组织缺氧的目的。氧气从外界空气输送到组织细胞的这一供应过程需要呼吸、循环和血液系统的协同作用,气道开口与组织细胞间存在的氧分压差决定了氧在体内的转运方向。氧气由肺从外界大气摄入,在肺泡与血液进行气体交换后,通过血液循环输送到组织器官,其分压呈梯级逐渐降低,形成多级瀑布样落差。因此,在氧的交换和转运过程中,任何原因在任何环节上所造成的氧分压差明显缩小都将导致缺氧。氧气作为一种特殊药物,既有其有益的治疗作用,又可能带来不良的反应甚至毒性。因此,必须结合病情的特点和变化,严格把握吸入浓度与时间,以提高治疗效果,增强安全性。

(一) 缺氧和低氧血症

循环功能的好坏是输送氧的关键,而氧供(oxygen delivery, DO_2)取决于动脉血氧合的程度、血液携氧能力、心排出量以及组织细胞利用氧的能力。

1.缺氧症(hypoxia) 是指组织细胞水平的氧不足而引起的全身性缺氧。引起缺氧症的原因有:①低氧性缺氧:指氧跨肺泡毛细血管膜弥散的量降低,使动脉血氧分压(PaO_2)低于正常值。原因包括:FiO_2降低、肺内分流增加、心排出量降低等。②贫血性缺氧:指血红蛋白含量低或其质量发生变化,引起血液携氧能力降低。原因包括:贫血、一氧化碳中毒、正铁血红蛋白含量增加以及氧解离曲线右移等。③缺血性缺氧:是指由于心排出量降低、组织灌注压低或血液循环迟滞等原因,引起组织或器官的血流灌注不足,不能输送足够的氧到达组织而导致的缺氧。④中毒性缺氧:是指组织细胞利用氧的能力受损害,如氰化物中毒等。

2.低氧血症(hypoxemia) 是指PaO_2低于正常。引起低氧血症的原因包括吸O_2低、肺泡通气不足或肺弥散障碍、肺内真正分流量增加和通气/血流比值失调等。如果FiO_2在0.50以上,而PaO_2仍低于60mmHg,或当FiO_2增加0.20,而PaO_2上升低于10mmHg时,称为顽固性低氧血症,是肺内真正分流量增加的结果。由于通气/血流比值失调引起的低氧血症,对氧治疗的反应较好,可通过增加FiO_2来改善PaO_2。

(二) 氧治疗的适应证

因任何原因引起的组织氧合障碍都应进行氧治疗,但应针对引起低氧血症或缺氧的原因进行治疗。因为氧治疗并不能治疗所有的缺氧症。

1.纠正低氧血症 吸氧可以提高FiO_2,当患者的通气功能无障碍时,其肺泡氧浓度也相应升高。结果,肺泡气和肺毛细血管血的氧分压差增加,有利于氧由肺泡向血流方向弥散,使PaO_2升高。但是,当肺泡完全萎陷,或肺泡的血液灌流完全停止,则气体交换不能进行。这时肺泡氧分压再高,也难以进入血液中。当因各种原因引起的吸入氧浓度降低或肺泡通气/血流比例失调而导致的低氧血症,如轻度通气不足、肺部感染、肺水肿等,对氧治疗较为敏感,疗效较好。对于其他原因引起的缺氧,必须针对病因治疗,如贫血性缺氧必须纠正贫血,心排出量降低者必须改善循环状态等。

2.阻断因缺氧而引起的不良反应 缺氧可引起呼吸频率增快和呼吸幅度加深

进行代偿,但代偿的结果是呼吸做功明显增加,氧消耗量也增加,并可因呼吸肌疲劳而导致呼吸衰竭。当氧治疗使 PaO_2 上升,纠正了缺氧症后,即可阻断因缺氧引起的恶性循环。同样,心血管系统对缺氧和低氧血症的反应是增加心肌收缩力和心率,以增加心排出量来增加向组织输送的氧量。但代偿的结果是增加了心脏做功和心肌耗氧量,有可能导致循环功能障碍或衰竭,尤其是缺血性心脏病和有心功能障碍者,危险性更大。氧治疗可阻断以上代偿反应,从而降低心脏做功和心肌耗氧量。

3.氧治疗的临床病症　包括呼吸衰竭、心力衰竭或心肌梗死,任何原因引起的休克,因烧伤、复合伤或严重感染引起的代谢增加,心搏骤停进行复苏者,术后患者及一氧化碳中毒等。

(三)氧治疗的方法和装置

临床吸氧的方法及供氧装置较多,但从输送氧浓度的恒定程度和可控性来说,主要分为两种:低流量系统和高流量系统。

1.低流量系统　低流量系统供气的流速低于患者吸气时的最大吸气流速,患者的每分通气量不能完全由供氧装置来提供,而需要吸入一定量的空气。因此,其 FiO_2 是不稳定的,并受供氧的流速、供氧装置及人体的解剖无效腔量,以及肺泡通气量的影响。在氧流量不变时,如果患者的每分通气量增加,FiO_2 即降低,因为吸入空气的比例增加了;相反,每分通气量减少,FiO_2 将升高,因为吸入的空气减少了。为了能进一步提高 FiO_2,可在吸氧装置上附加一贮气囊。在呼气末相,贮气囊内可充满100%氧,当患者吸气时,贮气囊则可供给氧气,提高 FiO_2。

常用吸氧方法有:①双鼻导管吸氧法:两个开口分别插入两侧鼻孔内;②鼻导管吸氧法:将单孔导管插入一侧鼻孔内或置于鼻咽部;③面罩吸氧法:面罩可使无效腔量增加,使氧贮存量增加,可提高 FiO_2;④氧囊面罩:使贮存的氧量增加,使 FiO_2 进一步提高。

2.高流量系统　该系统提供气体的流速超过患者吸气时的最高气流速度,患者的每分通气量全部由供氧装置提供。供气流速至少为患者每分通气量的4倍,才能满足吸气时最高气体流速的需要。高流量系统吸氧可以比较准确地调节 FiO_2,并维持稳定。常用方法为文丘里(Venturi)面罩吸氧。其原理是通过氧气高速流过一特定口径的管道时,在其周围产生负压(即 Venturi 效应),空气即可通过侧孔进入并与氧气混合,形成更高的气流量。通过改变氧流量、管道口径和侧孔的大小,可以调控吸入空气的流量以调节 FiO_2。(四)氧治疗的并发症

1.急性通气功能障碍　多发生在 COPD 患者,平常即有 CO_2 潴留和高碳酸血

症,延髓呼吸中枢已适应了 CO_2 的升高,其呼吸功能主要依靠低 PaO_2 刺激颈动脉体的化学感受器引起反射性兴奋来维持。如果提高 PaO_2 使 PaO_2 突然升高,可抑制这种反射机制而导致呼吸抑制和通气不足。因此,对 COPD 患者进行氧治疗时,应控制或限定 FiO_2,以避免 PaO_2 突然升高。

2.吸收性肺不张　吸入高浓度氧后可将氮气置换出来,结果使肺泡失去了氮气的支撑。随着氧的吸收,肺泡的直径逐渐变小,结果可发生肺萎陷或肺不张。因此,PaO_2 在 0.5 以下较为安全。

3.氧中毒　长时间吸入 100% 氧可使肺泡表面活性物质减少或活性降低,气管的纤毛运动被抑制,肺泡壁增厚,肺毛细血管壁通透性增加导致肺水肿。氧在细胞内代谢后产生氧自由基,使肺泡 I 型细胞破坏并被肺泡 n 型细胞所取代。氧中毒的早期表现为肺间质和肺泡内水肿,内皮细胞被破坏和坏死,肺泡充血和渗出;后期表现为渗出吸收和肺间质病变。临床表现为顽固性低氧血症,肺萎陷和肺顺应性降低。

第二节　胸部物理疗法

胸部物理治疗(chest physiotherapy,CPT)是采用专业的呼吸治疗手段稀释和清除肺内痰液,防治肺不张和肺部感染,改善呼吸功能的一类治疗方法。CPT 主要由两个基本钚节构成:第一,松动痰液,降低黏稠度,促进其由外周向中央气道移动;第二,指导或辅助患者咳嗽或模拟咳嗽动作,加强咳嗽能力,将痰液咳出体外,必要时采用负压吸痰。

(一)松动痰液

该环节主要包括:体位引流、胸部叩拍与振动等经典技术,以及呼气末正压、高频胸壁振动、气道内振动和肺内叩击通气等改良技术。

1.体位引流　是根据气管、支气管树的解剖特点,将患者摆放于一定的体位,借助重力作用促使各肺叶、肺段支气管内痰液向中央大气道移动。引流原则为病变部位在上,引流支气管开口向下。肺上叶引流可取坐位或半卧位,中、下叶各肺段的引流取头低脚高位,并根据各引流部位的不同转动身体角度。应避免污染物引流入健侧肺。夜间咳嗽次数减少,痰液容易潴留,故清晨行体位引流效果较好。适用于气道痰液过多、咳痰无力者;COPD 急性加重、肺不张、肺部感染;支气管扩张、囊性肺纤维化伴大量咳痰。年老体弱、长期卧床的患者。

2.胸部叩拍与振动　适用于各种排痰障碍的患者,结合其他手段促使痰液排出。操作方法：

(1)叩拍：将手掌微曲成弓形，五指并拢，以手腕为支点，借助上臂力量有节奏地叩拍患者胸部，叩拍幅度以10cm左右为宜，叩拍频率2~5次/秒，每个治疗部位重复3~5分钟。单手或双手交替叩拍，可直接或隔着衣物(不宜过厚)叩拍。重点叩拍需引流部位，沿着支气管走向由外周向中央叩拍。

(2)振动：用双手掌交叉重叠在引流肺区的胸壁上，双肘关节保持伸直，嘱患者深吸气，在呼气的同时借助上肢重力快速振动胸壁，频率12~20次/秒，每个治疗部位振动3~5分钟。目前，振动排痰机已应用于临床，可代替手工叩拍与振动以促进痰液松动和排出。

3.呼气末正压 是指患者在呼气时需对抗一定阻力，在气道内形成一定的压力，从而维持气道在整个呼气相开放，促使痰液松动及向中央大气道排出。一般每天2~4次，每次不超过20分钟。可分组进行，每组10-20次呼吸，每组结束后行2~3次指导性咳嗽。

(二)促进咳嗽

有效咳痰是胸部物理治疗的关键环节之一。任何其他治疗手段所取得的效果，如痰液松动及向中央大气道的移动等，最终都需要借助咳嗽功能将痰液排出呼吸道。该环节主要包括：

1.指导性咳嗽 通过指导患者主动咳嗽或模仿咳嗽动作，达到咳嗽的目的。指导性咳嗽可使患者进行正确有效的咳嗽、咳痰，具体步骤如下：①患者取坐位，上身略前倾，双肩放松。②缓慢深吸气，若深吸气会诱发咳嗽，可分次吸气，以使肺泡充气足量。③屏气1秒，张口连咳3次，咳嗽时收缩腹肌。咳嗽无力者，医护人员将双手掌放在患者的下胸部或上腹部，在咳嗽的同时给予加压辅助。④停止咳嗽，缩唇将剩余气体缓慢呼出。⑤缓慢深吸气，重复以上动作，每次训练可重复2~3个以上动作。

2.用力呼气技术 嘱患者深慢吸气后，做出1~2次中小潮气量的主动呼气，要求患者发出"哈"声，以开启声门。其目的是清除大气道内痰液，同时减少胸腔压的变化和支气管的塌陷。多用于阻塞性肺气肿、肺囊性纤维化以及支气管扩张患者。

3.主动呼吸周期 是将呼吸控制、胸廓扩张运动以及用力呼气三种技术以一定的步骤组合起来，以达到清除气道内痰液的咳嗽训练形式。一般认为，主动呼吸周期与体位引流联合应用效果较好，用于囊性纤维化患者，更能维持患者氧合。

4.自然引流 是让患者保持站立，进行不同肺容积和呼气流速的膈式呼吸以清除痰液的一种改良咳嗽技术。与胸部叩拍与振动相比较,自然引流同样具有类似的痰液清除功能,同时能较好地维持患者氧合,并且患者更能耐受。但该技术掌握难度较大,不适用于儿童和危重症患者。

5.纤维支气管镜(简称纤支镜)吸痰　当患者无力排痰,大量黏稠分泌物或痰痂、血痂阻塞气道时,一般吸痰方法难以奏效,在纤支镜可视下进行操作,不仅可将气管内痰液吸出,而且能吸出因无力咳嗽聚集在肺深部和小支气管的黏痰、痰痂及因行气管插管或气管切开导致的血痂,有利于保持呼吸道通畅,减轻肺部感染。

6.气道内给药　气道内给药可直接作用于治疗部位,起效快、给药剂量低、全身副作用少,临床疗效显著。目前常用的气道内给药方法主要是雾化吸入。支气管扩张剂、激素、促进痰液引流的祛痰剂及抗生素是雾化吸入治疗中最常用的几类药物,其中祛痰剂应用较多。临床常用的祛痰剂有:①乙酰半胱氨酸:为黏液溶解剂,其分子式中含有巯基(-SH),可使多肽链中的双硫键(—S—S—)断裂,降低痰液的黏度;②氨溴索:能增加呼吸道黏膜浆液腺的分泌,减少黏液腺分泌,从而降低痰液黏度;促进肺表面活性物质的分泌,增加支气管纤毛运动,使痰液易于咳出。

7.吸入气加温湿化　正常上呼吸道对吸入气体有加温加湿作用,使进入肺泡的气体达到体温,并被水蒸气饱和。接受氧治疗或建立人工气道的患者,呼吸道的加温加湿功能部分或全部丧失,造成呼吸道纤毛活动减弱或消失,黏膜干燥、分泌物干结、排痰不畅,甚至发生气道阻塞、肺不张和下呼吸道感染等严重并发症。因此,呼吸道的加温和湿化是呼吸治疗的重要手段之一。

适应证:湿化治疗的目的在于减轻或消除患者在吸入干燥医用气体时的湿度差,适应证包括:①上呼吸道旷置者:包括气管内插管和气管切开;②过度通气者:每分通气量增大,气道丢失水分和热量增加;③痰液黏稠和排痰困难者;④高热脱水者。

加温湿化的标准:目前国际上尚无统一的湿化加温标准,现常用的是1987年美国呼吸治疗协会(American Association for Respiratory Care, AARC)制订的指南。目前常用的吸入气加温湿化装置有:主动加热湿化器、被动加热湿化器(人工鼻)、气泡式湿化器和雾化器等。

第三节　机械通气治疗

机械通气是指临床上利用机械辅助通气的方式,达到维持、改善和纠正患者因各种原因所致的急/慢性重症呼吸衰竭的一种呼吸支持和治疗措施。呼吸衰竭可分为肺氧合功能障碍或衰竭和通气功能衰竭。前者是因为肺的病理生理改变引起肺泡气与血液之间的气体交换障碍,表现为低氧血症。通气功能衰竭主要是影响CO_2的排出,但也可继发低氧血症。

一、适应证

(一)预防性机械通气

危重患者有时虽然尚没有发生呼吸衰竭,但是如果从临床疾病的病理过程、呼吸功能、心肺功能储备等诸方面判断,存在发生呼吸衰竭的高危因素。预防性机械通气能减少呼吸功和氧消耗,从而减轻患者的心、肺的负担。其指征如下:

1.有发生呼吸衰竭高危因素者 长时间休克,严重头部创伤,严重慢性阻塞性肺疾病(chronic obstructive pulmonary disease,COPD)的患者行腹部或剖胸手术后,术后严重败血症,重大创伤后等。

2.减轻心血管系统的负荷 心脏术后,心脏储备功能降低或冠状动脉供血不足的患者进行大手术后。

(二)治疗性机械通气

临床上当患者出现呼吸衰竭的表现时,或患者不能维持自主呼吸,近期内预计也不能恢复有效的自主呼吸时,可应用机械通气治疗。

1.机械通气治疗的呼吸生理标准

(1)呼吸频率(RR)>35次/分。

(2)肺活量(VC)<10~15kl/kg(体重)。

(3)$P_{(A-a)}O_2$>50mmHg(FiO_2=0.21)。

(4)最大吸气力(MIF)<25cmH_2O。

(5)$PaCO_2$>50mmHg,COPD患者除外。

(6)生理无效腔/潮气量(V_D/V_t)>60%。

2.不同基础疾病情况下机械通气治疗的适应证

(1)慢性阻塞性肺疾病(COPD):慢性呼吸衰竭急性恶化合理氧疗后,仍有pH<7.2,PaO_2<50mmHg,$PaCO_2$>75mmHg;潮气量<200ml,呼吸频率>35次/分;有早期肺性脑病改变。

(2)重度持续性支气管哮喘:常规治疗后,出现下述情况之一:呼吸抑制,神志模糊;呼吸肌疲劳现象;PaO_2逐渐下降且<60mmHg,S_aO_2≤90%,$PaCO_2$逐渐升高且>45mmHg,血pH<7.25;一般状态逐渐恶化。

(3)急性呼吸窘迫综合征(ARDS):经氧疗后(FiO$_2$ > 60%)PaO$_2$ 仍低于 60mmHg;或 PaO 在 60mmHg 以上,但合并呼吸性酸中毒。

(4)头部创伤、神经肌肉疾患引起的呼吸衰竭。

(5)因中枢性呼吸抑制而引起的呼吸衰竭,吸氧后改善不理想,或呼吸频率 30~40 次/分、咳嗽反射减弱、咳痰无力时。

(6)心肌梗死或充血性心力衰竭合并呼吸衰竭,吸氧浓度已达 60% 以上,PaO$_2$ W<60mmHg,可谨慎进行机械通气。

临床实践表明,对危重患者行肺功能测定较为困难,难以应用肺功能数据判断患者是否需要机械通气治疗。血气分析可为通气治疗提供必要的佐证。如 PaCO$_2$ 升高(>55mmHg)是通气治疗的直接指征。COPD 患者因可耐受较高的 PaCO$_2$,一般当 PaCO$_2$>70~80mmHg,且保守治疗无效,才考虑机械通气治疗。pH 也是通气治疗的指标,急性呼吸衰竭患者,当出现严重呼吸性酸中毒伴 pH 低于 7.25 时,应接受机械通气治疗。

总之,机械通气的适应证常因疾病种类和患者的具体情况而异,统一的具体指标很难确定,要综合临床实际病情和治疗条件等进行考虑。有些咳嗽、排痰无力者,呼吸衰竭对全身状态影响较大者,宜早用机械通气治疗;当发现多器官功能衰竭时,才想到机械通气,往往失去抢救意义。

二、机械通气模式

1.控制通气(controlledventilation, CV) CV 是指呼吸机完全代替患者的自主呼吸,其频率、潮气量或气道压力、吸/呼比及吸气流速均按预置值进行。CV 通常用于严重呼吸抑制、呼吸衰竭或呼吸停止患者。它可最大限度降低呼吸功,有利于疲劳的呼吸肌恢复。但参数设置不当时常发生通气过度或通气不足;当患者自主呼吸恢复及增强时容易发生人机对抗现象。应用 CV 时间过长,易致呼吸肌萎缩而产生呼吸机依赖。因此,只要情况许可,应尽量采用部分通气支持。目前常用的有容量控制(volume control, VC)模式和压力控制(pressure control,PC)模式两种形式。

2.辅助通气(assistedventilation,AV) AV 是在患者自主吸气的触发下,呼吸机开始送气以辅助通气。AV 为同步部分通气,呼吸机按预设潮气量或压力、频率及吸/呼比进行送气。压力切换型呼吸机提供压力辅助,而容积切换型则提供容量辅助。AV 是常用的呼吸模式,正确使用的关键是预设好潮气量或送气压力及触发灵敏度。

3. 辅助-控制通气(assist-control ventilation，A/CV) A/CV是AV及CV的结合，患者吸气负压或者通过吸气流量触发呼吸机送气，并需要设定通气频率。当患者无力触发或自主呼吸频率低于预设频率时，呼吸机按预设频率及潮气量或压力进行送气，即有触发时为AV，无触发时为CV。

4. 同步间歇指令通气(synchronized intermittent mandatory ventilation，SIMV) SIMV是预先设置呼吸频率、潮气量、吸气时间或流速以及触发灵敏度等的基础上，呼吸机按预设指令对患者提供正压通气，但每次送气都是在患者吸气力的触发下发生的，两次指令呼吸之间允许患者自主呼吸。SIMV属于部分通气支持，既保留了自主呼吸功能，又可逐渐降低呼吸机支持的水平，因而有利于撤机。

5. 压力支持通气(pressure support ventilation，PSV) 在患者自主呼吸时，吸气相一开始呼吸机即开始送气，并使气道压迅速上升到预置的压力值，并维持气道压在这一水平。当自主吸气流速降低到最高吸气流速的25%时，气道压则回到基线水平，开始呼气。因此，PSV时患者是自主呼吸，呼吸频率和吸/呼时间比例由患者控制；潮气量可增加，但增加的幅度取决于压力的高低和胸肺顺应性；在达到同样潮气量时，呼吸做功明显降低。PSV主要用于减少患者自主呼吸时的呼吸做功，可作为撤离呼吸机的一种方法。应用PSV的前提是有自主呼吸，中枢驱动不足或不稳定者，不应使用此模式。

6. 分钟指令通气(mandatory minute ventilation，MMV) MMV在临床上又可理解为呼吸机辅助通气患者所需的最小通气量(smallest minute ventilation，SMV)，当患者自主呼吸每分通气量大于预设值时，呼吸机不额外给予送气支持。而当其低于预设值时，呼吸机送气以补给。常用于由机械通气到完全自主呼吸的平稳过渡。MMV的缺点在于自主呼吸浅快的患者，其通气量虽已达预设值，但无效腔通气增加，肺泡有效通气量不足，仍可导致缺O_2及CO_2潴留。

7. 压力释放通气(pressure release ventilation，PRV) PRV是以间歇释放PEEP，降低气道压和减少功能残气量来增加肺泡通气。PRV的优点是气道峰压低、胸内压低、气压伤少，对血流动力学影响也较小。在理论上，气道峰压可降低30%~75%，从而降低了呼吸机所致肺损伤的危险。缺点是其潮气量受肺顺应性及压力释放时间的影响。正常情况下成人压力释放时间约为1.5秒，但当气道阻力增加时，压力释放时间则需延长。通常PRV与PSV联合使用，因为患者要克服呼吸机回路的气道阻力而使呼吸做功增加，应用5cmH_2O的吸气压力支持可防止患者发生呼吸肌疲劳及增加舒适感。

8. 双相气道正压(biphasic positive airway pressure，BiPAP)与持续气道正压

(continuous positive airway pressure, CPAP) CPAP 是患者通过高速气流系统进行自主呼吸时,由于气流速度高于自主呼吸吸气时的流速,结果使呼、吸两相的气道压均大于大气压。CPAP 可防止肺泡塌陷,增加功能残气量,改善肺顺应性及氧合。BiPAP 则是在 CPAP 的基础上,在呼/吸时相提供水平不同的高低两种压力,通过两种压力水平间转换,引起呼吸容量变化,达到辅助通气的目的。这两种模式在有创和无创通气的条件下均可实施。

9.压力调节容积控制通气(pressure-regulatedvolume control ventilation, PRVCV) 呼吸机在保证预置的潮气量和每分通气量的基础上,可根据微机测定的呼吸系统顺应性,调节并控制气道压力,以最低气道压力达到最佳肺泡通气。PRVCV 具有压力支持的优点,但仍然是容量控制型。PVRCV 吸气气流波形呈递减型,当气道阻力增加时,递减波形可使气体层流成分增加,降低气道阻力和峰压值,而肺泡通气量保持不变。PRVCV 的优点是同步性能好,减少人机对抗;潮气量稳定;气道峰压降低,减轻肺损伤和对循环功能的扰乱;患者舒适,镇静药和肌松药用量减少。

10.适应性支持通气(adaptivesupport ventilation, ASV) ASV 是利用微机控制系统综合监测患者的即时情况,自动调整和设置呼吸机参数来适应患者的呼吸能力和通气需要。无论患者有无自主呼吸能力,该模式都能适应。当患者无力呼吸或中枢性呼吸停止时,ASV 自动提供指令性通气;当患者自主呼吸功能恢复时,ASV 又自动转为支持通气。ASV 所提供的无论是控制通气还是支持通气,都是在患者当时的呼吸状态下以最低气道压、最佳呼吸频率来适应患者的通气目标。其优点:适应性广,自动调节能力强,有利于早期撤机;减少并发症,如机械通气相关肺损伤等。

三、PEEP

在正常自主呼吸时,呼气末的气道压为零,即等于大气压。呼气末正压(positive endexpiratory pressure, PEEP)是指在呼气相结束时,气道压仍然高于大气压。

1.PEEP 对肺功能的影响 ①PEEP 可促进肺顺应性较差部位的间质水向顺应性较好的间质移动(如支气管周围和肺门部),改善肺顺应性和氧的弥散。②增加 FRC:PEEP 可使小的开放肺泡膨大,使萎陷肺泡再膨胀,结果使 FRC 增加。其效果与 PEEP 的高低有关。当 PEEP 在 $10cmH_2O$ 以下时主要作用是使肺泡膨大;而欲使已经萎陷的肺泡再膨胀,所需 PEEP 一般应大于 $10cmH_2O$。③对肺顺应性的影响:在 ARDS 患者中,因肺泡萎陷而使肺顺应性曲线向左下移位,即顺应性降低,应用 PEEP 后,可使已萎陷的肺泡再膨胀,肺顺应性曲线向右上移位,尤其是 PEEP 大小合适时,曲线可接近正常 FRC 水平,使肺顺应性明显改善。④对氧合功能的影响:在 ARDS 患者中,应用 PEEP 治疗可使通气较差的肺泡扩张,并使已萎陷的肺泡再膨胀,结果使肺内分流降低,氧合状态明显改善。如果应用 PEEP 适当,可使 PaO_2 成倍升高。⑤对无效腔通气的影响:PEEP 可使正常肺泡过度膨胀,压迫周围血管而减少灌注,结果使无效腔通气增加。当有病变的肺泡应用合适的 PEEP 时,肺泡的扩张和再膨胀可改善通气/血流比值(V/Q),而对无效腔通气无明显影响。

2.PEEP 对心排出量的影响　①降低回心血量:因 PEEP 可增加胸腔内压力,导致体循环静脉回流受阻,可降低心脏的每搏量,使心排出量降低。②降低右心室排血功能:因 PEEP 可增加胸腔内压力和肺血管阻力,使右心室的后负荷升高。在 PEEP 过高时,或者心肌收缩性异常,可明显降低右心室射血分数(RVEF)。③对左心室功能的影响:因 PEEP 可使右心室后负荷增加和容积扩大,引起室间隔向左移位,导致左心室的形状、容积和舒张末压发生改变。结果影响了左心室的充盈,使心排出量降低。④PEEP 可降低冠脉血流:其原因可能是胸膜腔内压升高,压迫心脏和冠脉所致。也可能与心肌氧耗量降低有关。

3.应用 PEEP 的适应证

(1)急性呼吸衰竭者,常合并有小气道早期关闭、肺不张、肺内分流增加。PEEP 治疗可恢复肺容量,增加 FRC,防止肺不张,使 PaO_2 升高。当 FiO_2 高于 0.6 时仍不能维持 PaO_2 高于 60mmHg 时,应该选择 PEEP 治疗。

(2)ARDS 和急性肺损伤者,常出现严重的低氧血症,应选用 PEEP 治疗。

(3)建立人工气道者,也主张应用 5~10cmH_2O 的 PEEP,这样可以预防经人工气道呼吸时,功能残气量(FRC)的降低,并可改善氧合功能。

(4)肺水肿患者,应用 5~10cmH_2O 的 PEEP 可预防小气道早期闭合,有利于氧合和降低呼吸做功。

(5)腹部和胸内手术后患者,应用 PEEP 不仅可预防术后低肺容量综合征的发生,改善氧合功能,而且可降低术后肺部并发症。

4.PEEP 的临床应用开始时一般应用 5cmH_2O,并根据肺功能、循环功能、肾功能以及中枢神经系统功能的变化,来调节 PEEP 的大小,每次可增减 2~5cmH_2O。用多大 PEEP 合适较难肯定。一般认为,PEEP 不应超过 15~20cmH_2O。理想的 PEEP 应达到:①最大的肺顺应性;②最小的肺内分流;③最高的氧运输量;④最低

的 FiO_2(<0.5 或 0.6)。

四、机械通气的并发症

1. 机械通气诱发的肺损伤 机械通气相关的肺损伤包括:

(1) 容量/气压性损伤:因肺泡过度膨胀或肺内压升高导致肺泡直接损伤和肺泡-毛细血管膜通透性增加。对 ARDS 患者实施小 V_T、允许性高碳酸血症的通气策略,是基于避免肺泡过度膨胀。

(2) 生物性损伤:由于炎性介质的产生并释放到肺泡或体循环,引起肺或其他器官的损伤。

(3) 肺不张损伤:由于肺泡膨胀不全或萎陷导致的肺损伤。肺泡反复膨胀和萎陷所产生的剪切力,可造成肺炎性反应和肺泡-毛细血管膜通透性增加。对于 ARDS 患者,这种损伤机制可能更加突出。应用适宜 PEEP 可避免剪切力对肺组织的损伤,通常为 10~15 cmH_2O。

2. 对体循环的影响 正压通气增加胸腔内压,使静脉回流减少,右心室前负荷降低。同时肺泡压超过肺静脉压时,将造成肺循环阻力升高和右心室后负荷增加,结果导致右心排出量降低。由于气道平均压是影响血流动力学的主要因素,如果 PEEP 应用不适当对循环的影响更为明显,常表现为心排出量降低和血压下降。补充血容量可对抗 PEEP 对血流动力学的影响。右心排出量降低和左心室舒张受限,影响到左心室的充盈。但是机械通气对左心排出量的影响依患者的情况不同而不同。心源性肺水肿患者,左心室已处于充盈过度状态,正压通气造成的左心室前负荷降低,反而使左心功能曲线左移,左心排出量增加。

机械通气期间可发生多种类型的心律失常,其中以室性和房性期前收缩多见。发生原因与低血压、缺氧、酸中毒、碱中毒、电解质紊乱及烦躁等因素有关。出现心律失常应积极寻找原因,进行针对性治疗。

3. 对脑血流的影响 PEEP 使胸膜腔内压升高,颈内静脉回流受阻,颅内压(ICP)升高。加上 PEEP 造成的 MAP 降低,导致脑灌注压(CPP)降低(CPP = MAP - ICP)。对于脑血流自身调节机制健全的个体,CPP 在一定范围内降低尚不致造成脑血流下降。而对于自身调节机制受损的患者,如重度颅脑创伤,脑血流将随 CPP 的下降而减少,可能造成继发性缺血损害。因此,对于脑损伤患者,在进行机械通气支持的同时,应监测 ICP,目的是对脑血流灌注进行评估。

4. 医院内感染 机械通气患者由于自身抵抗力降低、广谱抗生素和激素的应用、人工气道的建立和吸痰等操作,可使污染机会增加。机械通气者的院内感染主要为支气管-肺部感染(呼吸机相关肺炎,VAP)和人工气道周围感染、鼻窦炎、中耳炎及可能继发的全身性感染。其中 VAP 最为重要,占 ICU 内院内获得性肺炎(HAP)的 90%,并且 VAP 的死亡率较普通 HAP 高 2~10 倍。

常见致病菌为革兰阴性杆菌(肠杆菌或假单胞菌)、金黄色葡萄球菌及真菌等。支气管-肺部感染在 X 线胸片上的浸润影有时难以与肺间质水肿、小灶性肺不张、肺梗死、肺出血、胃内容物吸入等相鉴别。动态监测痰培养结果、纤支镜保护性毛刷(PSB)取痰及行支气管肺泡灌洗(BAL)后取液送培养对确定诊断有较大帮助。一旦明确诊断,即应根据药敏结果选择抗生素进行治疗。

5.氧中毒　长时间吸入高浓度氧会对机体产生毒性作用,即氧中毒。氧中毒可发生于中枢神经系统、红细胞生成系统、内分泌系统和呼吸系统。机械通气患者则以呼吸系统的表现最突出,其作用机制主要为高浓度氧产生的大量氧自由基和诱发的炎性细胞对肺泡上皮的损伤。氧中毒的关键在于预防,应尽可能将 FiO_2 控制在 50% 以下。

五、机械通气的撤离

机械通气的撤离(weaning of mechanical ventilation)是指正在进行机械通气治疗的患者,从机械通气过渡到完全自主呼吸的过程。为了成功地撤离呼吸机,必须正确判断患者的呼吸功能及全身情况,掌握好撤机的时机。

(一)撤机的标准

1.临床一般情况　①循环功能稳定,血压和心率基本在正常范围,器官组织的灌注良好,没有严重的心律失常,不用或少量应用血管活性药物;②严重感染得到有效控制;③严重的代谢紊乱已得到纠正,包括体液、电解质及酸碱平衡失调,特别是血浆钾、钠、镁和钙应该维持在正常值范围;④没有严重的呼吸运动障碍;⑤需要机械通气治疗的原病因已基本恢复。

2.呼吸功能测定　根据所测定的呼吸参数来决定能否撤离呼吸机、什么时候开始撤机或完全撤机。

3.其他因素　①中枢神经系统的功能基本恢复,神志清楚,能合作,咳嗽和吞咽反射恢复;②营养状况好,但应避免摄取过量的糖类而导致 CO_2 产量增加;③患者主动活动能力基本恢复,如能自行翻身、坐起等,应经常帮助患者改变体位或主动进行活动。

(二)呼吸机撤离方法

1.T 形管吸氧法　让患者脱离呼吸机后自主呼吸,以 T 形管吸氧一段时间,然后再机械通气一段时间,自主呼吸与机械通气交替应用,并逐渐延长自主呼吸时间,直到完全脱离呼吸机。在自主呼吸期间应密切观察和评价呼吸肌的功能。当出现呼吸肌疲劳时,应立即行机械通气以恢复呼吸肌力。

2.CPAP 撤机法 CPAP 与 T 形管吸氧不同,治疗效果也不一样。因为 CPAP 有一按需活瓣,通过活瓣行自主呼吸时可稍增加呼吸做功,有时反而更容易引起呼吸肌疲劳。但当患者的肺容量较低,或仍需要 PEEP 治疗才能维持适当 PaO_2 时,选用 CPAP 较好。

3.SIMV 撤机法 是目前较常用的撤机方法。因为 SIMV 允许患者自主呼吸,当开始撤机标准达到后,即可逐渐减少 SIMV 的频率,直到完全脱离呼吸机。由于 SIMV 能维护呼吸肌的活力,减少镇静药的用量,并能维持适当的通气/血流比值,是一种从机械通气过渡到自主呼吸较安全的方法。

4.PSV 撤机法用 PSV 撤机时,开始调至一定压力以获得足够的潮气量。然后在维持适当的肺泡通气量的基础上,逐渐降低压力并过渡到完全自主呼吸。临床上常将 PSV 与 SIMV 联合应用,以降低患者自主呼吸时的呼吸做功,并逐渐减少 SIMV 的频率。然后再降低 PSV 的压力,以达到完全撤离呼吸机的目的。

5.无创正压通气(MPPV) 撤机 OTPPV 是指不需要建立人工气道而进行的辅助机械通气。NIPPV 用于撤机可适当提前拔出气管内插管的时间,以减少人工气道引起的并发症。尤其适用于 COPD 患者因支气管-肺部感染和呼吸衰竭,建立有创人工气道行机械通气者。

总之,各种撤机方法都有一定的优点和不足。但目前还没有一种方法适合于所有病例,多数病例用上述方法都能成功地撤机,但也遇到一些撤机困难的病例。如果用某种方法撤机困难或失败,可试用别的方法,只要撤机的标准基本达到,撤机总会成功的。

第十四章　体外循环和体外膜肺氧合

第一节　体外循环

一、基本概念和原理

(一) 基本概念

广义体外循环(extracorporeal circulation, ECC)：将人体血液由体内引至体外，经过物理和化学处理后再注入体内，主要用于生命支持、器官替代和功能调控等目的。

狭义体外循环(又称心肺转流，cardiopulmonary bypass, CPB)：将人体血液由体内引至体外进行气体交换和(或)循环，从而代替或辅助循环和呼吸功能。主要用于心脏直视手术。

(二) 基本原理

如图14-1所示，未经氧合的血液通过静脉管从右心房(或上下腔静脉)以重力引流方式至静脉回流室。在引流管上有氧饱和度监测装置，可连续监测和判断机体的氧供和氧耗的平衡情况。在静脉引流管上有一流量调控装置，可控制静脉回流量或心脏充盈情况。静脉回流室同时接受心外吸引和心内吸引的血液(或液体)。心外吸引俗称为右心吸引，一般通过吸引头和滚压泵将心腔外或手术视野的血液(或液体)吸至回流室。心内吸引(即左心吸引)一般以一特制导管置于左心房，通过滚压泵将心内非可见血液吸至回流室，它可防止左心膨胀。

第十四章 体外循环和体外膜肺氧合

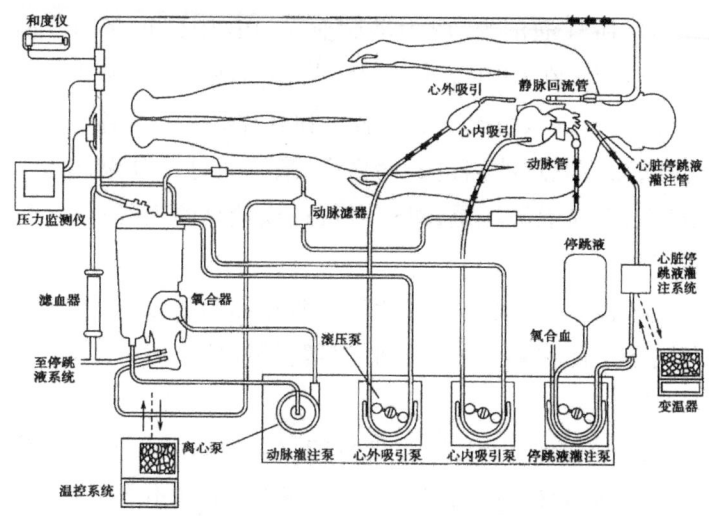

图 14-1 CPB 原理示意图

变温器一般和氧合器合成为一体,回流室的血液通过滚压泵或离心泵注入变温器和氧合器。气体混合器将一定浓度的氧送至氧合器使血液在其内发生氧合,氧合器的血流经动脉滤器去除栓子,通过动脉插管至患者体内,在动脉管道还有饱和度监测装置和气泡监测装置。动脉滤器连有压力监测装置和循环排气管道,为了心肌保护专有一滚压泵和管道负责晶体和血流混合停跳液的灌注,在其管道亦有压力监测装置。另外,为了维持水电解质稳定,在上述管道上还可安装超滤器。

二、CPB 主要装置

此处主要介绍氧合器和灌注泵。

（一）氧合器

心脏直视手术中 CPB 的任务之一就是将静脉血氧合成动脉血。这一过程是靠人工肺(氧合器)来完成的。目前主要有鼓泡式氧合器和膜式氧合器(简称"膜肺")。

1.鼓泡式氧合器 鼓泡式氧合器由氧合室、变温装置、祛泡装置、储血室所组成。氧气在氧合室内与血液混合形成无数个微血泡,同时进行血液变温,再经祛泡装置成为含氧丰富的动脉血。氧合室是鼓泡式氧合器的关键部分。一侧的气体通过发泡板进入另一侧血液中即形成微泡。将纯氧通过发泡板吹入血中,形成无数微血泡,为血液的气体交换提供了丰富的面积。根据气体交换的原理,因静脉血的 PO_2 低,PCO_2 高,即在血泡形成过程向气泡内摄取氧,排出二氧化碳。当血气泡流过含硅油的滤网时,血气泡消失,成为动脉血。CPB中因很多因素需要将温度降低,如停循环、低流量等,在CPB结束时又需将体温恢复到正常水平。这要求氧合器有很强的变温能力。一般情况下变温装置和氧合器合为一体。经过发泡、氧合、变温、消泡的过程,血液通过滤网进入储血室,最终通过动脉泵注入体内。鼓泡式氧合器的预充量大,对血液破坏重,对患者可造成较高的炎性反应,氧合性能也有限,现使用已越来越少。

2.膜式氧合器(膜肺) 膜肺的设计是参照肺部的呼吸方式,气体在膜肺进行气体交换分三步:①气体在膜一侧被吸收溶解;②气体在膜内扩散;③气体从人工膜另一侧释放出来。

气体的弥散过程是按照Fick法则进行的。聚丙烯微孔的薄膜具有很强的气体通透性。血液与微孔膜接触时,立即产生血浆的轻微变化和血小板黏着,在微孔膜上形成极薄的蛋白膜,使血液与气体隔离,易于气体扩散,减轻了血浆蛋白的变性和血小板的黏着。薄膜上微孔的形状不一,筛孔越小,单位孔面积越大,气体交换能力越强。同时血液附在筛孔上的蛋白膜可承受很大的压力,不易发生血浆渗漏。中空纤维管外走血,管内走气,是解决血液层流和阻力的好方法。血液在流动中不是直线运动,而是不断地改变方向,使血球血浆充分混合以达到单位面积的最佳氧合,氧合可靠性高,同时大大减少中空纤维的用量,减少氧、气合器的预充量(图14-2)。

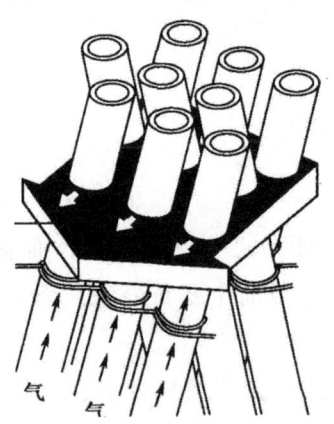

图14-2 膜肺原理示意图

膜肺的氧合原理类似人肺,气血不直接接触,没有鼓泡式氧合器时的气泡产生和消除过程,对红细胞的损伤较轻。膜肺可减轻血小板的消耗。CPB中补体大量被激活,可作用于白细胞膜上特异性受体使白细胞聚集,在肺毛细血管内大量沉积。白细胞趋化作用加强,释放溶酶体酶和组胺等炎性介质使血管通透性增加,这与术后急性呼吸窘迫综合征有密切关系。膜肺可减轻 CPB 中补体的激活,从而减少白细胞在肺毛细血管中的沉淀。这对减少 CPB 肺部并发症具有积极意义。在短时间的 CPB,膜肺和鼓泡式氧合器无明显差异,但在长时间的灌注中,膜肺的优势可得以充分体现。

(二) 灌注泵

灌注泵是血液的驱动装置,目前主要应用的灌注泵为滚压泵和离心泵。

1. 滚压泵 滚压泵是 CPB 最常用的泵,它由泵管和泵头组成。泵头又分滚压轴和泵槽两部分。泵管置于泵槽中,通过滚压轴对泵管外壁以固定方向滚动挤压,推动管内液体向一定的方向流动。泵管要有很好的弹性和抗挤压能力,目前主要有硅胶、硅塑和塑料三种管道。滚压泵一般有两个同圆心等距离滚压轴,能自身旋转,可减少滚压中的摩擦。泵槽为半圆形,和滚压轴同一圆心,表面光滑。在灌注过程中滚压轴有可调性,即快速可达每分钟 200 多转,慢则每分钟 1 转。滚动均匀,无噪声。泵流量和泵转速及泵管内径成正比,泵管内径越大,每转滚压灌注的流量越多。一般大口径泵管适用于成人,小口径泵管适用于小儿。因为管内径小而流量大时,增加滚压轴的旋转次数,增加血液挤压机会,可加重血液破坏。管内径大而流量小时,不利于流量的精细调节。克服的办法是用适当口径泵管并保证一定转速。泵流率是滚压轴压泵管一圈排出的血量乘以每分钟的转速。由于泵管内径不同,在更换新泵管时,需对流量进行准确的校正。泵管在泵槽内放置应舒展,在泵槽进出口两端应固定。泵管安装时要注意方向,如果装反会产生严重后果。如主动脉泵管装反将使血液回抽,心内吸引泵管装反将使气体输入心内。

2. 离心泵 具有一定质量的物体在做同心圆运动时产生离心力,它与转速和质量成正比。容器内的液体在做高速圆运动时,由于离心力受到容器壁的限制,液体将顺着容器的壁向上延伸,如果将容器密封,液体将对容器周边形成强大的压力,根据上述物理现象,人们设计了离心泵。液体在一个高速运动器内,圆心中部为负压区,外周为高压区,如果在腔的中心部位和外周部位各开一孔,液体就会因压差产生流动,当周边的压力高于腔外的阻力时,液体即可产生单方向运动。

离心泵可分为驱动部分和控制部分。

血液进入高速旋转的离心泵内,自身能产生强大的动能向机体驱动。离心泵内表面光滑,可减少血液进入其内产生的界面摩擦,可避免压力过高,使离心泵破坏血液轻微。离心泵可视为无瓣膜开放泵,当高速旋转产生的离心力高于输出的阻力,血液即输入体内。泵的转速越高,产生压力越大,泵输出量就越高。同时也受输出端阻力的影响,外周阻力高,流量会相应减少,这就是压力依赖性。如果泵输出端管道扭折闭合,管内压力上升而不易崩脱,因为离心泵是开放性的,管内高压难以形成。离心泵的压力依赖性使其在操作上和滚压泵有所不同,其灌注压是由转速来控制的。由于它是开放性,要求 CPB 开始前和停止前维持一定的转速,不能用滚压泵逐渐加速和减速的方法,否则外周阻力高于泵压力而形成血液倒流。在灌注过程中,外周阻力不断变化,虽然转速相同但流量会有相应的变化,这就需要随时调整流量。

第二节 体外膜肺氧合

一、原理

体外膜肺氧合(extracorporeal membrane oxygenation, ECMO)是将血液从体内引到体外,经膜肺氧合再用泵将血灌入体内,可进行长时间心肺支持。ECMO 治疗期间,心脏和肺得到充分的休息,全身氧供和血流动力学处在相对稳定的状态。此时膜式氧合器可进行有效的二氧化碳排除和氧摄取,驱动泵使血液周而复始地在机体内流动。为肺功能和心功能的恢复赢得宝贵时间。

二、ECMO 对呼吸和循环支持的优越性

1.可较长时间(一般 3~8 天,长者可达数周) 对呼吸、循环进行支持,为心肺功能的恢复赢得时间。因为膜式氧合器是基于仿生学原理而设计的,材料的生物相容性及 CPB 措施的改善,使得氧合过程中血液损伤很轻,延长 ECMO 使用的时间。

2.有效改善低氧血症 氧合器能将静脉血氧合为动脉血,每分钟流量可达 1~6L,可满足机体组织细胞的氧需要,并排出二氧化碳。

3.可避免长期吸入高浓度氧所致的氧中毒 因为给空气时膜式氧合器就可达到正常肺的氧合效果。

4.避免了机械通气所致的肺损伤 ECMO 治疗期间,机械通气的目的是为了避免肺萎陷,而对气道压力和肺膨胀程度的要求不高。

5.有效的循环支持 ECMO 治疗期间可进行右心辅助、左心辅助或全心辅助,并可通过调节静脉回流,降低心脏前负荷。在没有或较少的正性肌力药物条件下,心肌可获得充分休息。

三、循环途径

(一)V-V ECMO

1.插管位置　可采用左股静脉—右股静脉,或右颈静脉—右股静脉,或单管双腔(右颈静脉—右心房)。

2.适合单纯呼吸辅助,无循环辅助功能。

(二)V-A ECMO

1.插管位置　静脉可采用股静脉、颈静脉或右心房。动脉可采用股动脉、升主动脉、颈动脉。

2.可同时呼吸辅助和循环辅助。

3.尽量采用周围插管,以减少出血和感染。

四、临床应用

(一)ECMO 的适应证

ECMO 治疗效果主要取决于心脏和肺功能结构是否能恢复,而对多脏器功能衰竭的婴幼儿的支持效果不佳。

1.可逆性呼吸衰竭　如急性休克、误吸、严重损伤、感染等造成的呼吸功能不全者,均可考虑用 ECMO。新生儿先天性膈疝由于肺泡膨胀严重受限,在第 1 个 24 小时的死亡率达 50%,及时应用 ECMO 易于成功。ECMO 呼吸支持指征为:①氧合功能障碍,$P_aO_2 < 50mmHg$ 或 $D_{(A \cdot a)}O_2 > 620mmHg$;②急性肺损伤后,$PaO_2 < 40mmHg$,$pH < 7.3$ 达 2 小时;③人工呼吸 3 小时后,$PaO_2 < 55mmHg$;④人工呼吸出现气道压伤。

2.ECMO 的循环支持　ECMO 的循环支持日渐普遍,应用 ECMO 对严重心力衰竭患者进行循环支持取得良好效果,生存率可达 70%。急性心力衰竭 ECMO 治疗的关键是心脏功能可恢复;心脏手术后 ECMO 循环支持的关键是排除其他心脏畸形和保证原有畸形得到矫正;心肌缺血-再灌注损伤有可复性。在 ECMO 治疗前进行仔细检查和评估非常必要。

3.ECMO 可作为需要心脏和(或)肺移植患者等待合适供体的过渡手段。

(二)ECMO 的禁忌证

1.有颅内出血或出血体征的患儿,因为 ECMO 时需肝素化,加上凝血因子消耗,可能加重出血。一旦颅内出血发生,严重地威胁生命,死亡率达 94%。

2.单纯机械通气治疗长达 7 天为相对禁忌证,长达 10 天为绝对禁忌证。因为长时间的人工呼吸可导致肺组织纤维化和严重的肺损伤等不可逆改变。虽然

ECMO 可对患儿的心肺进行有效的支持,但不能治愈肺的不可逆损伤。

3.严重的先天性肺发育不全、严重的膈肌发育不全的患儿用 ECMO 也难以纠正其先天性发育不全。大量资料表明,合并心肺以外其他重要脏器严重损伤或畸形和 ECMO 的死亡有密切关系。

(三)并发症

ECMO 早期并发症以出血最多见,以脑出血最为严重。晚期并发症以脑缺血最常见。在 ECMO 中凝血功能发生很大变化,表现在肝素应用,血液和异物表面接触血小板活性物质释放、凝血因子消耗。在机体内部可发生出血,也可出现严重的凝血现象。长时间 ECMO 还可带来感染的危险。

六、ECMO 的阶段管理

(一)开始阶段

1.ECMO 要进行充分的准备,组织精干的医疗小组,包括体外循环医师、麻醉科医师、ICU 医师、护理人员等,动静脉切开置管时需要外科医师的参与。

2.经皮穿刺或切开动静脉插管可在 ICU 或手术室中,在麻醉条件下进行。先以肝素化盐水预充膜肺和管道;动脉管尖端应到达理想部位,静脉管尖端应到达下腔静脉的心房入口;插管位置可通过 X 线确认。若静脉引流不畅,可考虑用其他静脉缓解。

3.ECMO 开始的 15 分钟在维持一定回流室液平面的情况下,尽量提高灌注流量,可很快改善机体缺氧状况。此后根据心率、血压、CVP 等调整流量,并根据血气分析结果维持水、电解质和酸碱平衡。约 2 小时后进入 ECMO 支持阶段。

(二)支持阶段

1.应让肺和心脏得到充分休息,尽量不用血管活性药,以充分发挥人工心肺的辅助作用。ECMO 中的机械通气非常重要,通常采取低压、低频的呼吸治疗,既可使肺得到休息,又可降低肺血管阻力。具体设置:峰值压为 $20\sim24cmH_2O$,频率 $10\sim15$ 次/分,FiO_2 21%~50%。

2.掌握好氧供和氧耗的平衡。氧供反映膜肺氧合功能,氧耗反映组织有氧代谢的情况。ECMO 中可因温度降低、麻醉和肌松药的应用、自身心肺的休息状态使氧耗下降,也可因肌颤、高儿茶酚胺、高温、感染等使氧耗增加。氧供和氧耗的比值一般情况下为 4:1。如果动脉血氧合完全、机体的代谢正常,混合静脉血氧饱和度应为 70%~75%。氧供明显减少时,氧耗量也会下降,而无氧代谢增加并伴有酸中毒。

3.在 ECMO 开始的 8 小时内,每 2 小时检查一次动脉血气,病情稳定后可 4~8 小时检查一次。应维持 PaO_2 在 80~120mmHg, $PaCO_2$ 维持在 35~45mmHg。

4.ECMO 过程中应维持 ACT 在 120~200 秒;血小板维持在 $(5~7)×10^9/L$; Hct 在 35% 左右。

5.一般情况下 ECMO 期间溶血较轻。如果溶血较严重,出现血红蛋白尿,应适当碱化尿液,促进游离血红蛋白的排除,保护肾功能。

6.ECMO 期间应根据 CVP、皮肤弹性等维持水电解质平衡。ECMO 期间的水丢失不可忽视,37℃ 时通过硅胶膜膜肺损失的水量为 $5~10ml/(m^2·h)$。过多的水分应尽量应用利尿药由肾排除,也可用人工肾滤水。

7.ECMO 期间血压可偏低,特别是在 ECMO 初期,平均动脉压维持在 50~60mmHg 即可。

8.保持体温:在温度太高,机体氧耗增加;温度太低,易发生凝血机制和血流动力学的紊乱。保持环境清洁,定时空气消毒,预防感染。因长期肝素化、气管插管可使口腔、鼻腔出血或分泌物增加,要经常良好的护理。

9.重视能量补充,可通过 CO_2 产量计算出能量的消耗,平均每天补充的热量为 57kcal/kg。

10.长时间 ECMO 膜肺可出现血浆渗漏、气体交换不良、栓塞等情况,严重时应更换膜式氧合器。

11.其他注意事项

(1)为保持适当体温,床垫应安放变温毯。

(2)患者应定期适度翻身,避免压疮的发生。

(3)根据临床情况选用适当抗生素。注意伤口无菌术,及时更换敷料,防止感染并发症。

(4)维持尿量>1ml/(kg·h);维持胶体渗透压在 2.0kPa(15mmHg)以上。

(5)辅助时间过长者,注意补充新鲜血浆、凝血因子及血小板。

(6)手术中适当使用止血类药,以减少术后出血及输血量。

(三)终止阶段

1.随着 ECMO 支持的延长,患者肺功能逐渐恢复。当循环流量仅为患者血流量的 10%~25% 即能维持正常代谢时,可考虑终止 ECMO。

2.在终止 ECMO 1~3 小时后,如病情稳定,可拔除循环管道。

3.拔除循环管道后,对损伤血管进行修复。

4.在 ECMO 5~14 天后有下述情况应终止 ECMO。
(1)不可逆的脑损伤。
(2)其他重要器官功能严重衰竭。
(3)顽固性出血。
(4)心肺部出现不可逆损伤。

第十五章 血流动力学的监测和临床应用

血流动力学监控是临床麻醉和ICU重要的工作内容之一,它包含血流动力学监测(hemody-namic monitoring)和血流动力学调控(hemodynamic regulation)两个部分。血流动力学监测又分为无创伤性和有创伤性两大类;血流动力学调控涉及心脏前负荷、后负荷及心肌收缩力三个方面。理论上,监测和调控是两个不同的部分,但在临床实践中二者密不可分。监测的目的是正确地估计病情、明确诊断、指导治疗,为调控提供依据和准确判断调控效果;而调控的目的是维持血流动力学稳定,调控的效果则体现在血流动力学参数变化上。二者共同为危重患者的麻醉手术、术后恢复,以及抢救提供保障。因此,对血流动力学的监控不仅要熟悉和掌握血流动力学监测的方法、适应证和临床意义,而且要连续、动态地监测血流动力学调控的效果,全面、深入地了解心血管系统功能的变化,从而正确、及时地分析、判断和处理病情。

近年来,连续性和无创性是血流动力学监测的发展趋势。例如,超声技术在血流动力学监测中就发挥着越来越重要的作用。不仅可在超声引导下行动、静脉穿刺,还可以通过超声检查评估患者的循环状况、血容量和心肌收缩力等情况,推动了血流动力学监测的发展。

第一节 血流动力学的临床监测

一、动脉压监测

动脉压是指血流对动脉血管壁的侧向压力,循环系统内的血液充盈和心脏射血是形成血压的基本因素。血压与心排出量、血容量、周围血管阻力、血管弹性和血液黏度等因素有关,是反映心脏负荷、心肌氧耗及组织灌注的重要指标。

(一)测定方法

血压的监测是最基本、最重要的血流动力学监测之一。监测方法分为无创、间接测压法和有创、直接动脉内测压法。

1.无创动脉压监测　是一种间接测压法,有听诊测压法和自动无创测压法。

听诊测压法利用柯氏音的原理,将在袖带放气过程中听到第一声响亮的柯氏音时对应的压力记为收缩压,柯氏音变音时的压力记为舒张压。该方法仍是目前最标准的血压测定法。自动无创测压法采用振荡技术,以含有压力换能器、自动充气泵和微机处理系统的测压仪,定时、间断地测定血压,并以数据显示收缩压、舒张压和平均动脉压(mean artery pressure, MAP)。临床所用监护仪即是采用此种方法测量无创血压。

无创动脉压监测法具有无创伤、操作简便、适用范围广、可按需按时进行测压等优点,但不能迅速、实时、连续地显示动脉压力的改变。此法在危重患者抢救和大手术时不能满足临床的需要,尤其当外周血管严重收缩、血容量不足等导致血压远超过正常范围和(或)血压波动快速、剧烈时不易准确及时地测定动脉血压。

2.有创直接动脉测压　是将导管置于外周动脉内,连接压力换能器,在显示屏上连续显示动脉压力波形和数值的方法。桡动脉、肱动脉、足背动脉和股动脉是临床上常采用的穿刺部位。有创直接动脉测压主要适用于:①需连续、实时地进行术中动脉血压监测时,包括:血流动力学有较大波动的手术,如嗜铬细胞瘤切除术等;大量失血的手术,如巨大脑膜瘤切除术、海绵窦瘘修复术、动脉瘤切除术等;有特殊要求的手术,如需进行术中血液稀释、控制性降压的手术等;②心脏及大血管手术、危重患者手术等;③需实时监测收缩压及脉搏变异以观察患者容量变化的情况,如各类休克、严重高血压、心功能不全等;④需要反复采取动脉血样时;⑤需要监测动脉波形时;⑥无创测压失败时。

直接动脉测压具有实时、准确、连续等优点,且能直接显示动脉压力波形,有助于评估患者的循环状态。对危重患者和大手术患者的血流动力学监测有重要意义。动脉穿刺的并发症主要包括动脉栓塞、肢端缺血、出血、血肿、动脉瘤形成、动静脉瘘、感染和周围神经损伤等。

(二)临床意义

动脉血压是反映心肌收缩力和组织灌注情况的重要指标。麻醉过程中,患者的内环境和血流动力学情况常会发生波动。正常情况下,在一定血压范围内(MAP 50～150mmHg),各器官可通过自动调节机制使血流量维持恒定以满足组织氧供,故在该范围内的暂时的低血压不致引起组织供血不足。但在麻醉状态下,该自动调节机制被削弱,血压波动易造成组织灌注不足。因此,常规监测血压和维持血压于正常范围内十分重要。目前一般认为,成年人普通手术中至少需每5分钟测一次血压,并需根据患者和手术情况调整时间间隔或测压方式。

正常成年人的收缩压范围为90～140mmHg,舒张压范围为60～90mmHg。

MAP 大约等于舒张压加 1/3 脉压,它取决于通过血管的血流量即心排出量、血管的弹性和阻力即外周血管阻力,反映一个心动周期中动脉血压的平均值。动脉压随动脉干的不同而有所差异,通常股动脉或桡动脉收缩压高于主动脉或肱动脉收缩压,而周围动脉舒张压比中央动脉舒张压低,即外周动脉的脉压大于主动脉的脉压(图 15-1)。

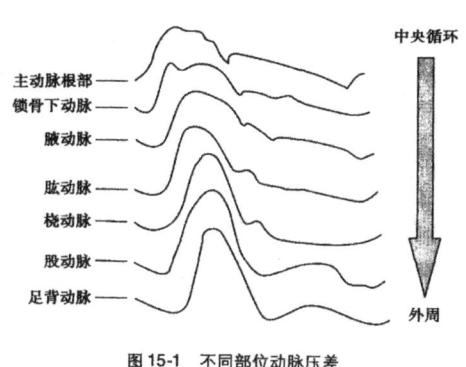

图 15-1 不同部位动脉压差

无主动脉瓣狭窄时,收缩压反映左室最大压力,可用于监测左心室后负荷。舒张压反映动脉内血流速度和血管弹性,取决于舒张期压力下降的速率和时程,并决定着冠状动脉的灌注压。对于危重患者,还可通过对动脉压力波形变化的持续监测指导治疗并判断疗效。

正压通气(如机械通气)的患者,吸气时因肺膨胀挤压肺静脉,左室回心血量增加,增加的胸膜腔内压又促使左室后负荷减小,前后负荷的变化使左室射血量增加,动脉压相应增高;同时,增高的胸膜腔内压却使右心回流(右室前负荷)减少,肺膨胀使肺循环阻力(右室后负荷)增加,结果导致右室射血量减少。呼气时,左室回心血量(左室前负荷)因右室射血量下降而减少,胸内压力下降使体循环阻力增加,左室射血量减少,动脉血压随之下降。这种血压随呼吸周期性的变化称作收缩压变异(systolic pressure variation,SPV)。SPV 作为一个动态血流动力学参数,可经由有创动脉波形测得,正常值为 7～10mmHg。像这样由呼吸所致胸膜腔内压和肺容积的变化而引起周期性变化的循环参数还包括:脉压变异(pulse pressure variation,PPV)及每搏量变异(stroke volumevariation,SVV)。SPV、PPV 及 SVV 均属于动态参数,在评估容量负荷方面有较高的参考价值。如患者 SPV 超过正常范围,即使动脉血压正常,仍可能有容量不足。

二、中心静脉压

中心静脉压(central venous pressure, CVP)是指位于胸腔内的上、下腔静脉近右心房入口处的压力,主要用于反映右心室前负荷。

(一)测定方法

临床常经右颈内静脉或右锁骨下静脉穿刺置管进入上腔静脉,左颈内静脉及股静脉也可选用。将置入上、下腔静脉的中心静脉导管连接换能器即可以测出CVP。置入的中心静脉导管不仅可测量CVP,还可作为靠近心脏的大静脉通道,紧急情况下(如大失血时)可用于快速补液及各种药物(如各类高渗的静脉营养液、血管活性药物、电解质、化疗药物等)的输注。还可经中心静脉导管采集血样做检验分析。

中心静脉穿刺置管是一种常用的监测及治疗方法,适应证主要有:①严重创伤、各类休克的危重患者;②长期输液,或接受完全胃肠外营养治疗,或接受化疗药物的患者;③各类大手术或可能引起血流动力学显著变化的手术,如心血管、嗜铬细胞瘤手术等;④需要大量、快速输血补液的患者;⑤需经中心静脉安装起搏器或放置漂浮导管的患者;⑥外周静脉通道难以建立时;⑦需反复经静脉采集血样时。

对凝血机制严重障碍者和血气胸患者行颈内静脉及锁骨下静脉穿刺应非常谨慎,局部皮肤感染者应另选穿刺部位。中心静脉穿刺及护理不当可引起血肿、气胸、心脏压塞、血胸、血气胸、空气栓塞、感染等并发症。

(二)临床意义

CVP正常值为5~12cmH$_2$O,取决于心功能、血容量、静脉血管张力、胸膜腔内压、静脉血回流量和肺循环阻力等因素,并可反映右心室对回心血量的排出能力。因为CVP在舒张期三尖瓣开放时与右心室压力相当,常被用来估计右心室前负荷。一般来说,前负荷的评估可通过测定心室充盈压,进而估计心室容量来进行。而心室充盈压是由大血管及心腔内压力与血管及心脏外所受压力的差值(即跨壁压)所决定的。由于CVP并不能代表跨壁压,所以也不能很好地反映右心室的前负荷。有研究表明,血容量明显变化时,CVP可以仅有轻度变化或基本没有变化。因此,单次的CVP测量或CVP的绝对值并不能很好地反映循环状况。CVP与动脉压不同,不应强调所谓正常值,也不能将其作为评估血容量及体液治疗的唯一指标,更不要强求输液以维持所谓的正常值而引起输液过荷。若要将CVP用于评估机体血容量及指导液体治疗,必须结合其他指标如血压、尿量等,同时动态观察该项指标的变化趋势,综合判断机体循环状况。一般而言,当 CVP 不高或偏低时补充血容量是安全的。心排出量和 CVP 之间的关系可描绘成心功能曲线,在一定限度内,心排出量随 CVP 升高而增加;超过一定限度,进一步增加 CVP 可引起心排出量下降或无变化。监测 CVP 的目的是提供适当的充盈压以保证心排出量。由于心排出量不能常规测定,因此,在临床工作中对左右心功能一致、无心脏瓣膜疾患和肺疾患的患者,可依据动脉压、脉压、尿量及临床症状和体征,结合 CVP 变化对病情做出判断,指导治疗。三、肺动脉压和肺动脉楔压

肺动脉压是指血流对肺动脉壁的侧压力,包括肺动脉收缩压(pulmonary artery systolic pres-sure,PASP)、肺动脉舒张压(pulmonary artery diastolic pressure,PADP)和平均肺动脉压(mean pul-monary artery pressure,MPiVP)。

(一)测定方法

将肺动脉漂浮导管(Swan-Ganz 导管,图 15-2)经颈内静脉、锁骨下静脉或股静脉置入上腔静脉或下腔静脉,而后进入右心房,再将导管远端气囊充气,利用心脏搏动时血流的推送,使导管远端漂流通过右心室,进入肺动脉主干,到达肺小动脉。当漂浮导管远端位于肺小动脉后,导管远端气囊未充气时,导管远端测定的是肺动脉压。导管远端气囊充气后,阻断了肺小动脉内前向血流,此时测得的压力是肺动脉楔压(pulmonary artery wedge pressure,PAWP)。PAWP 反映的是肺静脉系统及以远的左心房的压力。由于肺静脉压仅较左房压(left atrium pressure,LAP)高 1 而舒张期二尖瓣开放时 LAP 能反映左心室舒张压,故 PAWP 可间接反映左心室前负荷。

置入漂浮导管过程中记录到的连续压力变化曲线,以及肺动脉楔压与肺动脉压之间关系见图 15-2。

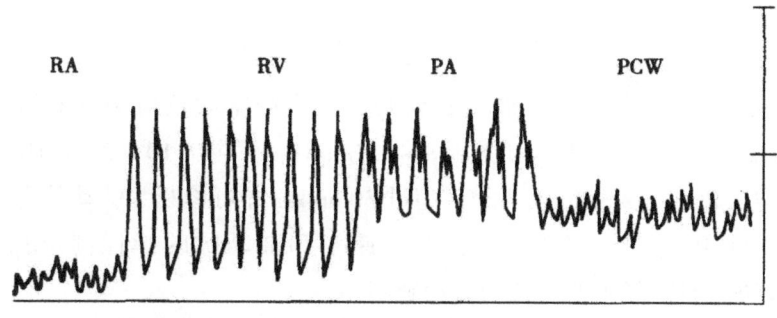

图 15-2 漂浮导管放置过程中压力波形变化

近年来,肺动脉导管不断得到改进,用途有所增加。含有光导纤维的漂浮导管可持续测定能反映全身氧供/氧耗平衡的混合静脉血氧饱和度(SvO_2);带有快反应热敏电阻的漂浮导管可测定右心室射血分数(right ventricular ejection fraction, RVEF);在离肺动脉导管的顶端14-25cm处加上热电热丝,通过血液热稀释法可连续监测心排出量;如在漂浮导管上安装超声探头,还可连续测定肺动脉血流。

肺动脉压监测是一项操作复杂、价格昂贵的有创性检查,且伴有较高的风险。肺动脉导管在放置和监测过程中的常见并发症有:心律失常,导管扭曲、打结、折断,血栓形成、肺栓塞、肺动脉破裂、出血及感染等。2003年美国麻醉医师协会(American Society of Anesthesiologists, ASA)公布了最新的肺动脉压监测指南。该指南指出,应综合考虑患者情况、手术危险程度及配套设施三方面因素,确定患者可从该项检查中获益后再进行。下列情况下可考虑行肺动脉压监测:

1.面临明显血流动力学不稳定危险的患者,如严重心脏疾病、严重肺功能不全、肾功能不全者;合并其他可能导致血流动力学不稳定因素的患者,如高龄、内分泌系统紊乱、脓毒症、创伤、烧伤等。

2.ASA Ⅳ~Ⅴ级患者合并血流动力学紊乱、可能导致器官功能不全者。

3.可导致大量体液丢失,引起血流动力学紊乱,并可能引起重要脏器功能损伤的高危手术患者。对于体液丢失不多,无严重血流动力学紊乱,不会导致高死亡率的中、低危手术可不行该项检查。决定实施该项监测时,还应充分评估操作者的熟练程度、配套的仪器设备、导管的护理及对并发症的处理等多方面情况,确保患者从该项检查中的获益大于风险。

肺动脉压监测并无绝对禁忌证,对于三尖瓣或肺动脉瓣狭窄、右心房或右心室内肿瘤、法洛四联症等病例一般不宜使用。严重心律失常、凝血功能障碍、近期放置起搏导管者常作为相对禁忌证,可根据病情需要及操作者熟悉程度,权衡利弊决定取舍。

(二)临床意义

肺动脉压大约只有主动脉压的1/5,是反映右心室后负荷的重要指标。其正常值为:收缩压15~28mmHg,舒张压8~15mmHg,平均压10~25mmHg。静息时肺动脉平均压超过25mmHg或活动后超过30mmHg即可诊断为肺动脉高压。肺动脉收缩压(PASP)取决于右室功能、射血速率和肺动脉的弹性;肺动脉舒张压(PADP)取决于右室舒张期时长和肺动脉阻力。

当二尖瓣功能正常时,PAWP仅比LAP高1~2mmHg,可较准确地反映肺静脉压和LAP,因此可用于评价肺循环阻力和左心室前负荷。如肺血管无病变,PADP

仅比PAWP高1故PADP可反映PAWP水平,进而反映LAP和左心室前负荷。而且PADP可连续测量,比PAWP更方便。

PAWP有助于鉴别心源性肺水肿和非心源性肺水肿。当患者左心室功能不全时,CVP不能反映左心室的功能,而PAWP可反映左房压,并可间接反映在左室舒张末期压力。PCWP升高的常见原因为左心衰竭或输液过量。当PAWP>18mmHg时可发生肺淤血,当PAWP>25$_{mm}$Hg时,发生肺水肿的可能性明显增加。

对于循环不稳定、心功能不全的危重患者,可通过Swan-Ganz导管同时监测PAWP和心排出量,绘制出左心功能曲线图,根据心功能曲线所处位置进行分析、判断和治疗,并可根据治疗后心功能曲线变化的趋势及时调整方案,从而进一步指导容量治疗、正性肌力药物和血管活性药物等的应用(图15-3)。

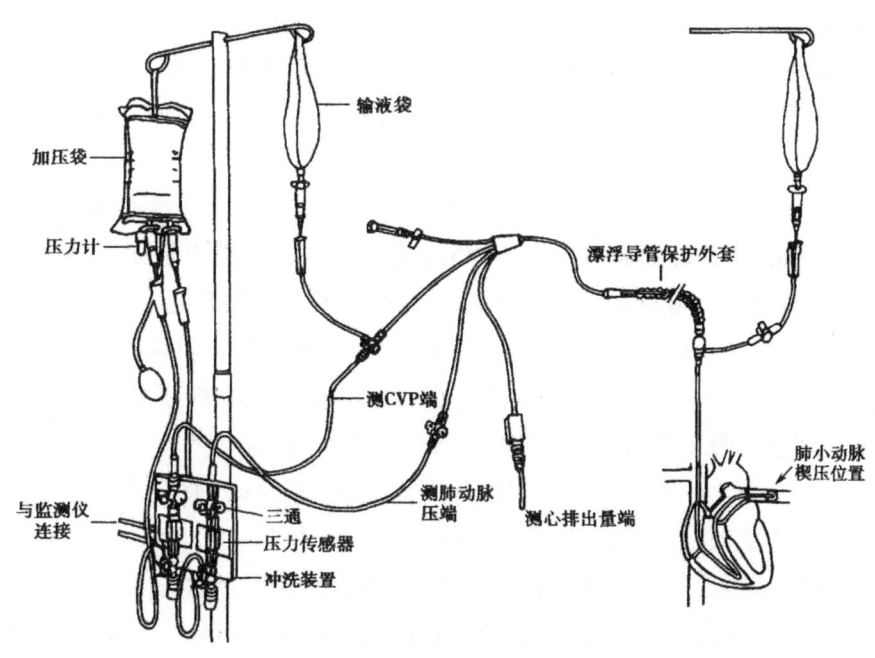

图15-3 漂浮导管和测压装置示意图

四、心排出量

心排出量(cardiac output,CO)是指单位时间内心脏的射血量,是反映心泵功能的重要指标,受心率(heart rate,HR)、心肌收缩性、前负荷和后负荷等因素影响。

(一)测定方法

CO测定方法可分为有创性和无创性两大类。无创性CO测定包括心阻抗血流图、超声心动图、多普勒技术和二氧化碳无创 CO 测定等。有创性 CO 测定包括 Fick 氧耗量法、指示剂稀释法和热稀释法。其中利用 Swan-Ganz 热稀释漂浮导管进行床旁 CO 测定具有安全、简便和精确的特点,至今仍是临床上最常采用的方法。将室温(25)或冷(0~5)的生理盐水或 5%葡萄糖液 10ml(小儿 5ml)从漂浮导管头端 30cm(小儿 15cm)开口于右心房的管腔内快速注入,注入的溶液随即被血液稀释,温度随之升高;距导管尖端 4cm 处的热敏电阻连续测定温度的变化,根据温度-时间曲线计算得到 CO,一般需要测定 3 次,取其平均值。

CO 除以体表面积可得到心脏指数(cardiac index, CI)。CO 除以心率可获得每搏量(strokevolume, SV)。近年新一代的肺动脉导管在距其尖端约 15~25cm 处有内置的电热丝,通过周期性地对流经上腔静脉的血液间断加温,可连续获得温度-时间曲线来测定心排出量。不仅如此,新一代 Swan-Ganz 导管在连续监测 CO 及循环功能变化时,还可以同时测定混合静脉血氧饱和度(SvO_2),这有助于了解全身氧供需平衡的情况。加之经肺动脉导管测得的 CVP、PASP、PADP、PAWP 等指标,可以对机体血流动力学情况进行良好的综合评估。

随着医学科技的发展,可连续进行 CO 监测的脉搏指数连续心排出量(pulse indicator contin-uous cardiac output, PiCCO)监测系统也应用于临床。该监测系统将经肺热稀释法与动脉脉搏波形(pulse contour)分析技术结合起来,不仅可通过经肺热稀释法测得 CO,还可连续监测脉搏轮廓心排出量(pulse contour cardiac output, PCCO)等指标。与经典热稀释法 CO 测量相比,PiCCO 系统无须须肺动脉导管,仅需外周动脉导管及中心静脉导管即可完成。经肺热稀释法是经中心静脉注入冰盐水(0~4℃),而后通过内置于外周大动脉(股动脉、腋动脉、肱动脉)导管内的热敏电阻测得温度变化,进而测得 CO。之后可根据 CO 进一步计算得出 CI、胸内血容量(intrathomcicblood volume, ITBV)、全心舒张末容积(global end diastolic volume, GEDV)、血管外肺水(extravas-cular lung water, EVLW)、肺血管通透性指数(pulmonary vascular permeability index, PVPI)等参数。通过经肺热稀释法对动脉脉搏轮廓法进行校正后,可连续监测 PCCO、HR、SV、MAP、SVV、PPV、外周血管阻力指数(systemic vascular resistance index, SVRI)、左心室收缩力指数(dPmax)等重要参数。研究表明,经肺热稀释法测出的 CO 与经典热稀释法测得的 CO 相关性良好。由于该系统具有实时、连续、动态监测和操作更为简单等特点,又可同时评估前、后负荷及心肌收缩力,目前在临床应用较为广泛。

经 Swan-Ganz 热稀释导管仍是测量 CO 的经典方法,而且还可直接测量肺动脉压、肺动脉楔压及混合静脉血氧饱和度,后者是全身氧供需平衡的重要指标。故肺动脉压力测量系统在血流动力学监测中仍具有不可取代的作用。

(二)临床意义

1. 监测心泵功能　心血管系统完整的泵功能最终体现在 CO 的多少。健康成年男性在静息状态下,CO 为 5～6,并随不同生理需要而改变。剧烈运动时,在复杂的神经和体液调节下,CO 可增加 4~7 倍。因此,监测 CO 变化、了解心泵功能非常重要。临床上影响 CO 的因素有很多种,除了心血管系统所有单元(静脉系统、右心、肺血管系统、左心、动脉系统和血液)协同作用外,主要取决于 HR(速率和节律)和 SV(前负荷、心肌收缩力和后负荷)。监测 CO 不仅可对心泵功能的变化进行全面、动态的分析和判断,而且可根据心功能曲线指导输液和血管活性药物的应用。

2. 计算血流动力学参数　结合其他指标,利用 CO 可计算 CI、SV、SVI、SVV、PPV、SVR、PVR、GEDV、EVLW 等参数。PPV、SVV 与 SPV 一样,均是由呼吸引起的循环指标变异参数,PPV 正常值为小于 13%,SVV 正常值为不超过 10%。当超过正常值时,均提示容量负荷不足。GEDV 是经肺热稀释法计算出的容量负荷指标,有研究表明,GEDV 较同为静态参数的 CVP、PAWP 等压力负荷指标与 SV 有更好的相关性,更适宜指导液体治疗。而另一容量负荷指标 EV-LW 则可用于判断心源性或非心源性肺水肿,且目前已成为重症患者的一个独立危险因素,受到越来越多的重视。

3. 判断组织氧供需平衡通过监测血红蛋白浓度、心排出量、动脉血氧饱和度以及混合静脉血氧饱和度(SvO_2),可以分别计算氧供(DO_2)和氧耗(VO_2),了解组织灌注、氧合和代谢状态,指导临床治疗和评价疗效。SvO_2 不反映局部器官的氧合状态,而是用以衡量机体氧供需平衡的综合指标。SvO_2 不仅反映呼吸系统的氧合功能,也反映循环功能和代谢的变化;正常值范围为 70%～75%,相对应的 PvO_2 为 35～40mmH_g。SvO_2 小于 60% 反映全身组织氧合受到威胁,小于 50% 表明组织严重缺氧,大于 80% 提示氧利用不充分,大于 90% 提示组织分流显著增加。SvO_2 受 CO、Hb、S_aO_2 和 $_2$ 的影响。由于监控血流动力学的最终目的是维持机体的氧供需平衡,故 SvO_2 是血流动力学监测中一个非常重要的指标。

五、外周血管阻力和肺血管阻力

心脏射血面临的阻力为后负荷,左心室后负荷用外周血管阻力(systemic vascular resistance, SVR)表示,右心室后负荷则用肺血管阻力(pulmonary vascular resistance, PVR)表示。临床上外周血管阻力及肺血管阻力均不是由监测直接测得,而是由直接测量指标计算而来。

(一)外周血管阻力

SVR 是指小动脉和微动脉对血流的阻力,计算公式为 SVR = 80(MAP-RAP)/CO,其中 RAP 为右房压,测量困难时可用 CVP 替代。SVR 正常值是 900~1000(dyn·S)/cm^5。将 SVR 标准化后,可计算外周血管阻力指数(SVRI),SVRI = 80(MAP-RAP)/CI,正常值为 1700~2600(dyn·S)/cm^5。心力衰竭、心源性休克时交感神经系统和肾素-血管紧张素系统张力增加,以维持一定的灌注压,此时 SVR 显著升高。

(二)肺血管阻力

PVR 是反映肺循环状态的重要指标,计算公式为 PVR = 80(MPAP-LAP)/CO,LAP 测量困难时可用 PAWP 代替。PVR 正常值是 20~130(dyn·s)/cm^5。肺血管阻力指数(pulmonary vascularresistance index,PVRI)的计算公式是 PVRI = 80(MPAP-LAP)/CI,正常值为 70 WO(dyn·s)/cm^5。PVR 升高可能是有可逆的异常情况存在,如心力衰竭或低氧血症;也可能为不可逆的解剖改变,如原发性肺动脉高压或重度左向右分流的先天性心脏病。需要确定升高的 PVR 能否很快降低,以便临床制定正确的治疗方案。

六、超声技术在血流动力学监测中的应用

超声技术是通过超声探头发射超声波进入人体,超声波在体内可能被组织吸收而衰减,在遇到不同组织界面时还会发生反射及折射。因为不同组织的反射与折射以及吸收超声波的程度各不相同,返回的声波经过探头接收、仪器处理后,可显示出不同的波形、曲线或影像,这在一定程度上克服了视觉不能透视的局限性,成为超声诊断和引导操作与治疗的基础。近年来,超声技术以其无创、连续、准确、实时和便捷等优点在血流动力学监测方面得到了很大程度的应用。

1.超声技术　在动静脉穿刺置管中的应用动脉穿刺不仅可通过扪及动脉搏动后进行,还可在超声引导下进行实时穿刺,熟练掌握后可大大提高成功率,最大限度地减轻穿刺损伤。在一些特殊情况下(如患者外周动脉搏动微弱,或难以扪及或盲穿失败)更是具有很大的优势。

中心静脉穿刺时,可能因为损伤周围重要结构(动脉、肺尖等)导致气胸、血胸等严重并发症。引入超声技术后,血管及周围各结构可在超声下清晰显示,运用超声定位或在超声引导下穿刺,可以最大限度地避免穿刺不当造成的损伤,减少并发症,大大提高穿刺的成功率和安全性,熟练掌握后可明显缩短穿刺时间。对于血管变异及合并不适于穿刺情况(如血管栓塞等)的患者,超声技术的应用更是十分必要。目前超声技术在中心静脉穿刺中的应用已经逐渐得到越来越多临床医师的重视。

2.超声心动图 对血流动力学的评估超声心动图(echocardiography)用于心脏及大血管检查和血流动力学评估,可分为经胸超声心动图(transthoracic echocardiography,ITE)及经食管超声心动图(transesophageal echocardiography,TEE)。TEE检查时,食管内的超声探头位于心脏的后方,靠近心脏的位置可使其较TTE获得更为清晰、优质的图像,尤其是位于心脏背面的结构(如左心耳、肺静脉等)可有很好的显示。在临床麻醉中,TEE的应用相对更加广泛一些。

TEE不仅可清晰显示心脏及大血管的结构,而且还可实时监测心排出量、心室收缩及舒张能力,评估心室前负荷及后负荷状态、心脏射血及充盈情况,并能灵敏地发现心肌缺血。

tee通过测定降主动脉血流速度及降主动脉横断面积并计算出二者乘积,得到心排出量。心室收缩功能的评估则是通过测定心室舒张末期容量(end diastolic volume,EDV)及收缩末期容量(end systolic volume,ESV)并计算出面积变换率[fraction area change, FAR, FAR =(EDV-ESV)/EDV]来进行评估的;通过观察跨瓣膜血流情况来评估心室舒张功能;利用TEE观察节段性室壁运动异常,可早期发现心肌缺血的情况。有研究表明,TEE对心肌缺血的发现可早于心电图。

tee检查具有无创、迅速、连续、实时等优点,其快速评估的能力大大超过有创监测,在血流动力学监控中已占有十分重要的地位。尤其对于循环不稳定的患者,可在建立有创监测前即迅速提供前、后负荷及心肌收缩力等指标,有效指导临床治疗,并可及时反映治疗结果。可以预见,超声技术在未来的血流动力学监控领域还将发挥更大的作用。

尽管TEE是一项无创检查,相对安全,适用范围广,但其使用也有禁忌证。绝对禁忌证包括:患者拒绝,不稳定颈椎(如颈椎骨折、脱位等)及可能造成食管或胃壁穿孔的各种情况(如食管狭窄、肿瘤、创伤、瘘、憩室等)。相对禁忌证包括:凝血功能异常,巨大膈疝,食管静脉曲张及上消化道出血等情况。

第二节 血流动力学的调控

血流动力学监测的目的在于通过及时准确地监测血流动力学指标参数变化,评估心血管功能、血流动力学状态和组织灌注,并据此进行血流动力学的调控治疗,从而保证组织器官的灌注。组织器官的灌注不足将导致缺血缺氧,器官功能暂时或永久性的障碍。组织器官的灌注不足若得不到及时的纠正,可导致全身多脏器的功能障碍、衰竭,甚至患者的死亡。因此,维持围术期血流动力学的稳定和适当的组织灌注,对保障患者安全以及改善患者预后至关重要。

临床上引起血流动力学变化的主要因素包括前负荷、心肌收缩力和后负荷三个方面。因此维持血流动力学稳定的关键在于:维持适当的静脉回心血量及有效循环血量,维持良好的心功能状态和维持适当的血管张力。对血流动力学进行调节时,除了持续动态地监测动脉压、中心静脉压和肺动脉楔压等指标外,仍需结合患者机体本身的体征和对治疗的反应如心率、皮肤色泽温度、尿量及末梢循环等变化,并根据这些变化的趋势及演变过程,对血流动力学进行准确评估和分析,并采取针对性的治疗方案。

一、前负荷的调节

适当的前负荷应该是有助于心脏发挥其代偿功能,同时不降低心肌收缩力,不增加心肌氧耗。心脏前负荷的状态主要通过对患者失血和体液丢失情况以及输血和补液前后 HR、BP、CVP、PAWP 的变化趋势进行判断。若有条件可应用 TTE 或 TEE,通过腔静脉充盈度及其在呼吸过程中的变异以及心腔的充盈度,结合射血分数等指标判断前负荷状态。

(一)前负荷过低的处理

1.调整体位头低位或患者平卧时抬高下肢可立即增加回心血量和前负荷。

2.补充有效血容量根据失血、体液丢失情况和 CVP、PAWP 的变化趋势,以及超声对血容量的评估,有效循环血容量不足时可输注血浆和白蛋白等血液制品,或者胶体液(如明胶制剂、低分子右旋糖酐、羟乙基淀粉等),或者晶体液(如乳酸钠林格注射液、生理盐水等)。补液过程中应考虑到大量失血、体液丢失以及大量补液可能造成的酸碱及水电解质平衡的紊乱。

3.调节胸膜腔内压正在进行正压通气的患者,适当降低通气压力和 PEEP 可增加前负荷。

4.解除急性的静脉回流受阻如孕妇仰卧位时子宫及胎儿对腔静脉的压迫可影响静脉回流,适度左侧卧位或仰卧位时将子宫稍推向左侧可解除下腔静脉回流受阻。

(二)前负荷过高的处理

1.调整体位半卧位或坐位垂腿可立即减少静脉回心血量和前负荷。

2.利尿剂通过抑制肾脏水、钠重吸收而降低前负荷、减轻肺淤血、改善心室功能。使用利尿剂时可能引起新的水电解质紊乱,如患者使用利尿剂后,钾随尿液大量排出,可能发生低钾血症。

3.血管扩张药 血管扩张药通过扩张容量血管可减轻心脏前负荷、减少心肌耗氧、改善心室功能。临床上以硝酸甘油最为常用,扩张静脉的作用比扩张小动脉的作用强,降低前负荷的作用明显。心力衰竭伴高容量负荷时可首选硝酸甘油,静脉泵注起始剂量为 0.5^§/(kg·min),以后根据 CVP、PAWP 和动脉血压进行调整,短期内最大剂量可达 l(Vg/(kg·min)。

4.调节胸膜腔内压 机械通气过程中通过提高通气压力或 PEEP 而增加胸膜腔内压也可减少回心血量、降低前负荷,但必须警惕静脉回心血流过度受阻必将引起外周静脉淤血。

5.超滤 体外循环过程中的超滤或普通超滤均可除去血管内多余水分和一些小分子物质。前负荷过重的急性左心衰竭为急诊超滤的指征之一。体外循环过程中,通过控制静脉回流管路的方法也可减少回心血量、降低前负荷。

6.其他 心律失常、心脏压塞、二尖瓣狭窄、心室壁肥厚顺应性下降等造成的前负荷变化需经相应的处理和治疗。

二、后负荷的调节

适当的后负荷有助于维持血压以及心、脑、肾等重要脏器的灌注,且不至于使心脏负荷过高、增加心肌做功和耗氧量。心脏后负荷主要取决于外周血管阻力,其状态可通过平均动脉压(MAP)和心排出量(CO)进行评估。后负荷的调节需要血管活性药物,使用时应尽量通过中心静脉等大血管给药(特别是强缩血管药物),并避免药物渗漏至皮下引起皮肤缺血坏死。

(一)后负荷过高的调节主要是扩血管药物的应用。

1.硝普钠 扩张小动脉的作用比扩张静脉的作用强,因而降低后负荷的作用更强。心力衰竭伴后负荷高(血压高、低心排出量)者首选硝普钠。静脉泵注起始剂量为 0.1 kg/(kg·min),以后根据动脉血压及患者反应进行调整,最大剂量可达 0.1 kg/(kg·min)。长期或大量使用硝普钠应警惕氰化物中毒。

2.钙通道阻滞药 可扩张动脉(包括冠状动脉),降低血管阻力,抑制心肌收缩,抑制房室传导。尼卡地平、硝苯地平、非洛地平、尼莫地平等属于二氢吡啶类钙通道阻滞药,可扩张小动脉平滑肌,降低后负荷。地尔硫䓬、维拉帕米等属于非二氢吡啶类钙通道阻滞药,适用于血流动力学稳定的窄 QRS 室上性心动过速。尼卡地平常用静脉泵注剂量为1~10pg/(kg·min)。硝苯地平、氨氯地平、非洛地平等通常口服给药,起效较慢,一般作为高血压治疗的长期用药。

3. 受体拮抗药 受体分布于血管平滑肌及瞳孔开大肌。酚苄明、酚妥拉明等叫受体拮抗药可扩张血管,主要用于嗜铬细胞瘤患者的术前准备和术中高血压危象的处理。神经节阻断药和嘌呤衍化物的副作用较多,在急性血流动力学调控中受到限制。

4. 前列腺素、西地那非和一氧化氮(NO) 为相对选择性肺血管扩张剂,常用于肺动脉高压的治疗。一般从小剂量开始,逐渐加大剂量至满意疗效或临床最大剂量。由于NO能被血红蛋白结合而迅速失效,吸入NO能选择性扩张通气区域的肺血管,近年来广泛应用于肺动脉高压和右心功能障碍的治疗,临床常用吸入浓度为5~20ppm。

(二)后负荷过低的调节

应考虑使用缩血管药物,维持适当的血管阻力对血流动力学的稳定非常重要。在使用缩血管药物时需首先保证心肌有足够的收缩能力,同时尽量维持适当的前负荷,并应考虑到后负荷的增大,通常会增加心脏做功和心肌耗氧量,必要时可合用正性肌力药。感染性休克患者对液体复苏和血管加压药物不敏感时,应考虑使用糖皮质激素,首选氢化可的松。

1. 去甲肾上腺素 通过激动α受体产生强烈的收缩血管作用(对冠状动脉起扩张作用),增加后负荷。在感染性休克的治疗中,去甲肾上腺素可作为一线用药,在容量治疗的同时,可维持适当的血管阻力、提高血压、改善灌注。去甲肾上腺素半衰期短,需持续泵注给药以维持药效。常用剂量为0.03~1.5mg/(kg·min),剂量超过1.0μg/(kg·min)可因对β受体的兴奋作用加强而增加心肌做功与氧耗。感染性休克时血中血管升压素水平较正常显著降低,故在去甲肾上腺素等儿茶酚胺类无效时可考虑使用血管升压素;但必须小剂量使用(0.01~0.04U/min),大剂量使用时可使包括冠状动脉在内的内脏血管强力收缩,从而加重内脏器官缺血。

2. 去氧肾上腺素 通过激动α受体产生缩血管作用。相对于去甲肾上腺素而言,去氧肾上腺素的作用较弱而持久。常用剂量为以0.01%的浓度每次0.2mg静脉注射,按需每隔10~15分钟给药1次。

3. 间羟胺 通过激动α受体产生缩血管作用,并且可以间接促使去甲肾上腺素的释放。缩血管作用弱于去甲肾上腺素,作用时间短于去氧肾上腺素。常用剂量为以0.01%的浓度,每次0.2~0.5mg静脉注射。短期内反复给药可导致快速耐受。

三、心肌收缩力的调节

适当的心肌收缩力是维持心脏功能的基础。临床中除通过心率、血压、中心静脉压、补液试验等间接反映心肌收缩力外,还可通过经体表或经食管超声心动图的实时监测,定性或者定量地评估心肌收缩力,并在超声的持续监测下实时连续地调节心肌收缩力。在保证适当的前负荷与后负荷的情况下,心肌收缩力差引起的低心排出量应考虑使用正性肌力药。

(一)正性肌力药的应用

(参考《中国国家处方集》2010年版)

1. 洋地黄类 洋地黄类药通过抑制心肌细胞膜 Na^+-K^+-ATP 酶,提高心肌细胞内 Ca^{2+} 浓度,增加心肌收缩力。洋地黄类药目前仍广泛应用于慢性心力衰竭的治疗;但由于起效较慢、消除时间长、可控性差、易于出现中毒等缺点,使其在急性心力衰竭(尤其在手术过程中)的使用大受限制。快速房颤合并充血性心力衰竭可首选毛花苷 C 静脉缓慢注射,成人用5%葡萄糖注射液20ml稀释后缓慢静脉注射,2周内未用过洋地黄毒苷或在1周内未用过地高辛的患者,初始剂量0.4~0.6mg,以后每2~4小时可再给0.2~0.4mg,24小时总剂量不超过1~1.6mg。地高辛口服常用于慢性心力衰竭的治疗。洋地黄类药使用前应关注血钾,并警惕洋地黄中毒。

2. 拟交感胺类

(1)肾上腺素:兼具 α、β 受体激动作用。通过激动 β 受体增快心率、增加心肌收缩力。在成人给予 1~2μg/min 时以 β 受体作用为主,2~10μg/min 时同时有 α、β 受体作用,10~20μg/min 时以 α 受体作用为主。肾上腺素为强烈而短效的正性肌力药,在急性左心衰竭成人单次给予 2~8μg 可产生较强的心脏兴奋作用,持续1~5分钟。现多主张在持续监测下通过中心静脉以微量泵持续输注,0.03~0.1μg/(kg·min)可用于其他拟交感胺类正性肌力药效果不佳时。不良反应为心动过速、心律失常和持续外周血管收缩所引起的外周组织低灌注,常与血管扩张药合用以改善外周组织灌注。肾上腺素除可激动 β 受体外,对 α 受体与 β 受体也有激动作用,可收缩外周血管、提高外周阻力、舒张支气管平滑肌、改善通气,是过敏性休克的首选用药。建立静脉通道困难时,可于皮下或肌内注射,剂量为每次0.5mg。

(2)多巴酚丁胺:通过激动心肌 P_1 受体增加心肌收缩力;激动 β 受体的作用较

弱,外周的受体激动导致的血管收缩与 P_2 受体激动导致的血管扩张共同作用,表现为较弱的血管扩张作用。多用于心脏术后和急性心肌梗死后的急性心力衰竭及慢性充血性心力衰竭急性恶化时。多巴酚丁胺增加心肌收缩力、降低外周阻力和室壁张力的作用强于多巴胺,而增加心率的作用较弱。

(3) 多巴胺:可激动 α、β 受体及多巴胺受体。对受体的作用与剂量有关,0.5~1μg/(kg·min)时开始作用于多巴胺受体,2~3μg/(kg·min)时作用最强,可激动肾脏和其他内脏血管的多巴胺受体,增加肾血流和肾小球滤过率,但不具有肾脏保护作用(《2008 年拯救严重脓毒症与感染性休克治疗指南》);2~6μg/(kg·min)时心脏 p 受体激动作用明显,可增加心率和心肌收缩力;大于 5μg/(kg·min)时外周 α 受体作用明显而表现为血管收缩,外周阻力增大。因此,多巴胺一般用于既需要强心又需要收缩血管的急性心力衰竭患者或在其他心力衰竭患者与血管扩张药合用。小剂量应用多巴胺时,可利用多巴胺受体激动后的扩血管作用来克服其他拟交感胺类的缩血管作用。

3. 磷酸二酯酶(PDE)-抑制剂 PDE-IH 抑制剂可分为双吡啶类(氨力农和米力农)和咪唑类(依诺昔酮)。其对心肌及平滑肌产生不同效应的机制是由于 cAMP 激活心肌钙通道,促进收缩时钙内流;而 cAMP 不激活平滑肌钙通道,促使钙经内膜外流,导致血管扩张。米力农(milrinone)是第二代 PDE-DI 抑制剂,既有正性肌力作用,又有血管扩张作用,正性肌力作用约为氨力农的 20 倍。米力农能改善心肌舒张功能和冠脉灌注,其机制是降低左室壁张力,增加左室充盈,使心肌血流和氧供处于最佳状态。用药方法是先给负荷剂量 5(μg/kg 静脉推注(10~15分钟内),继之以 0.25 持续输注以保证最佳血浆浓度。由于 PDE-IE 抑制剂不依赖肾上腺素能受体起效,必要时可与肾上腺素能药物联用。钙对于肌肉的兴奋和收缩至关重要,在需要使用正性肌力药的时候,须维持适当的血钙水平。

(二) 负性肌力药的应用

在心肌收缩力过强导致血流动力学剧烈波动、血压过高,急需解除的心室流出道梗阻(如法洛四联症缺氧发作或肥厚型梗阻性心肌病),以及控制性降压等情况时,可在密切监测下使用负性肌力药。负性肌力药主要有 β 受体拮抗药和钙通道阻滞药两类。

1. β 受体拮抗药 通过阻滞心脏 β 受体降低心肌收缩力和减慢心率。目前临床常用的静脉制剂有艾司洛尔和拉贝洛尔。艾司洛尔为短效 β 受体拮抗药,用于围术期高血压或心动过速,初始剂量按 0.5mg/kg,1 分钟内静脉注射,然后以 0.05mg/(kg·min)持续静脉输注,以后根据患者反应调整剂量,最大维持剂量为 0.

2mg/(kg·min)。拉贝洛尔为中长效β受体拮抗药,兼有α受体拮抗作用,常用剂量为每次25~50mg,以10%葡萄糖注射液稀释后于5~10分钟内静脉注射,必要时可15分钟后重复给药,总剂量不应超过200mg。对嗜铬细胞瘤患者,可通过静脉持续给药,总剂量可达300mg以上。

2.钙通道阻滞药 在钙通道阻滞药中维拉帕米(verapamil)的心肌抑制作用最强,静脉注射剂量一般为每次5~10mg(0.075~0.15mg/kg),注射时间3~5分钟;维持静脉输注的剂量为3~5mg/(kg·min)。如剂量过大,可出现心动过缓、窦性停搏、低血压、心源性休克、心脏传导阻滞甚至无收缩等。钙剂或正性肌力药可拮抗维拉帕米的负性肌力作用,而维拉帕米引起的心动过缓和房室传导阻滞则需用异丙基肾上腺素或暂时性起搏处理。

适当的前负荷、后负荷与心肌收缩力是维持血流动力学稳定的三大要素。对血流动力学的调控虽可通过上述三个环节进行原则性处理,但临床实践中远非如此简单。单纯的前负荷、后负荷或心肌收缩功能不全引起的血流动力学变化仅占少数,通常这几个因素相互掺杂在一起,而且病情还在不断地变化。因此,对于血流动力学的调控,一方面必须充分依据血流动力学监测结果及变化趋势制定调控方案,另一方面须将这几个因素有机结合进行综合判断与治疗,再根据血流动力学参数在治疗中的变化对调控措施进行动态的调整,必要时可通过同时测定的CO和PCWP绘制出左心功能曲线(图15-4),并通过心功能曲线变化判断循环状态,帮助指导采取正确的治疗。例如患者经血流动力学监测和计算获得如下数据:血压80/40mmHg、心率90次/分、心脏指数2.0(min·m^2)、PCWP18mmHg、周围血管阻力350(1kPa·s)/L[3500(dyn·s)/cm^5]。在心功能曲线图上位于点1,提示患者心功能不全、低血压、周围血管阻力增加以及可能伴有容量过荷等情况。处理时当选用增加心肌收缩力的药物(如多巴胺),将使点1向上并略向左移至点2;此时虽可增加CO和增高血压,但PCWP仍在较高水平。如选用扩张血管药物(如硝普钠)使后负荷降低,能使点1移至点3.除增加CO外,还可使PCWP显著下降。但若硝普钠的用量过大使容量血管过度扩张,或应用利尿药后尿量显著增加,就会造成前负荷过分降低,使点1移至点4,出现血压和CO进一步降低,显然在治疗中应避免。理想的治疗方案是正性肌力药和扩张血管药配合使用,则可使点1移至点5,既增加CO和血压,也使PCWP回到正常范围(图15-4)。当存在低心排出量伴周围血管阻力增加时,则采用周围血管扩张药如硝普钠等较恰当。

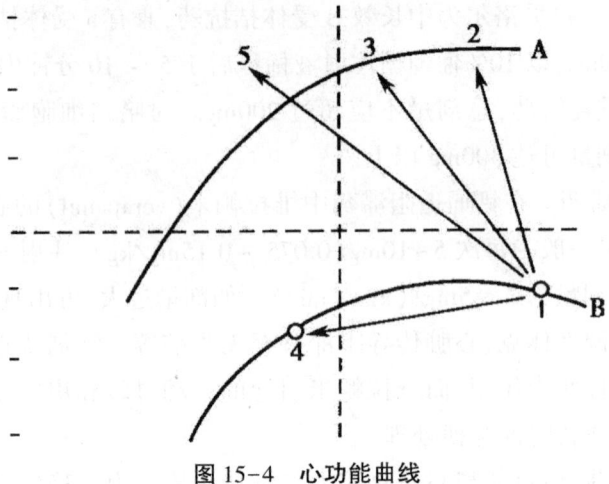

图 15-4 心功能曲线

对于病情严重的患者,如通过正性肌力药物治疗等措施后心排出量仍然很低,且周围血管阻力不高、前负荷仍很高,则提示心肌功能很差且难以改善,即所谓难治性心力衰竭。这类患者多需机械装置支持以渡过难关。临床上最常采用的机械装置是主动脉内球囊反搏泵。此外,目前还可根据鉴别左、右心功能不全,分别选择左、右心室辅助装置,或全心辅助(ECMO)以提高此类患者生存率,为进一步治疗赢得时间。

参考文献

[1] 戴体俊,刘功俭.麻醉学基础[M].上海:第二军医大学出版社,2013.
[2] 海特米勒(美).约翰·霍普金斯麻醉学手册[M].北京:人民军医出版社,2013.
[3] 李玉兰,周丕均.临床麻醉学[M].长春:吉林大学出版社,2012.
[4] 卿恩明,赵晓琴.胸心血手术麻醉分册[M].北京:北京大学医学出版社,2011.
[5] 田玉科.小儿麻醉[M].北京:人民卫生出版社,2013.
[6] MichaelF,Mulroy.实用区域麻醉技术翻译版[M].北京:科学出版社,2011.
[7] 赵鑫.实用临床麻醉技术[M].南京:江苏科学技术出版社,2012.
[8] 古妙宁.妇产科手术麻醉[M].北京:人民卫生出版社,2013.
[9] 余奇劲,肖兴鹏.围术期麻醉相关高危事件处理[M].北京:人民军医出版社,2011.
[10] 邓小明.2013麻醉学新进展[M].北京:人民卫生出版社,2013.
[11] Wilton C,Levine.麻省总医院临床麻醉手册中文翻译版[M].北京:科学出版社,2012.
[12] 姚尚龙.高危患者麻醉技术[M].北京:人民卫生出版社,2012.
[13] 赵俊.中华麻醉学[M].北京:科学出版社,2013.
[14] 邓小明,曾因明(主译).米勒麻醉学[M].北京:北京大学医学出版社,2011.
[15] 北京协和医院医务处.麻醉科诊疗常规[M].北京:人民卫生出版社,2012.
[16] 孙大金,杭燕南,王祥瑞,等.心血管麻醉和术后处理[M].北京:科学出版社,2011.
[17] 王国林,徐铭军,王子千.妇产科麻醉学[M].第2版.北京:科学出版社,2012.
[18] 王淑华,林大林,邱宏智(译).麻醉护理手册[M].第4版.台湾爱思唯尔有限公司,2012.
[19] 谭冠先.椎管内麻醉学[M].北京:人民卫生出版社,2011.
[20] 杨拔贤,李文志.麻醉学[M].北京:人民卫生出版社,2013.